中医经典必读丛书

黄帝内经素问

（第2版）

何 永 马 君 何敬华 / 校注

全国百佳图书出版单位
中国中医药出版社
·北京·

图书在版编目（CIP）数据

黄帝内经素问 / 何永，马君，何敬华校注 . —2 版 . —
北京：中国中医药出版社，2022.9
（中医经典必读丛书）
ISBN 978-7-5132-6049-7

Ⅰ . ①黄⋯　Ⅱ . ①何⋯　②马⋯　③何⋯　Ⅲ . ①《素问》
Ⅳ . ① R221.1

中国版本图书馆 CIP 数据核字（2019）第 297595 号

中国中医药出版社出版

北京经济技术开发区科创十三街 31 号院二区 8 号楼
邮政编码　100176
传真　010-64405721
河北品睿印刷有限公司印刷
各地新华书店经销

开本 787×1092　1/32　印张 13.75　字数 184 千字
2022 年 9 月第 2 版　2022 年 9 月第 1 次印刷
书号　ISBN 978 - 7 - 5132 - 6049 - 7

定价　58.00 元
网址　www.cptcm.com

服 务 热 线　010-64405510
购 书 热 线　010-89535836
维 权 打 假　010-64405753

微信服务号　**zgzyycbs**
微商城网址　**https://kdt.im/LIdUGr**
官 方 微 博　**http://e.weibo.com/cptcm**
天猫旗舰店网址　**https://zgzyycbs.tmall.com**

如有印装质量问题请与本社出版部联系（010-64405510）
版权专有　侵权必究

前　言

　　中医药学是中华民族的伟大创造，是中国古代
科学的瑰宝，也是打开中华文明宝库的钥匙，为中
华民族繁衍生息做出了巨大贡献，对世界文明进步
产生了积极影响。中医药学作为具有中国特色的生
命科学，数千年来，在人民医疗卫生保健方面发挥
了巨大作用。《黄帝内经》《伤寒论》《金匮要略方
论》以及《叶香岩外感温热篇》《薛生白湿热病篇》
《温病条辨》等经典名著，是中医药理论体系与临
床经验的重要载体，也是中医学术的基本规范以及
学术传承的核心内容，其中所论述的医学原理至今
仍然是指导临床的准则。

　　近代以降，随着西学东渐，中国的现代学科体
制逐步形成。然而，从晚清到民国，中医学却始终
难以以自身的完整体系进入这一学科体制。于是，
中医学界开始对整个中医理论体系进行整理，中医

理论体系与临床模式亦因之发生了巨大嬗变，表现在中医教育和课程体系的构建上，就是迅速抛弃传统的知识系统，按照西学的模式去建立新的学科范式。中国文化本身具有内在一致性的知识、价值和思维方式被解构，严重影响了自身的思维训练、意义传递和生成功能。中医理论对于诊疗实践的指导作用日渐淡化，学术界许多有识之士颇感忧虑。因此，中医药界的学者纷纷强调重新审视经典，审视传统，审视近百年来的研究方法，并以构建适合中医药特点的技术方法和标准规范为目标。综观古往今来的贤哲名医，无不熟谙经典、勤于实践，发皇古义、融会新知，不断推动着中医学术的进步。熟读经典，溯本求源，对于训练中医临床思维方法，提高辨证论治水平，培养优秀临床人才，实现中医事业的持续、健康发展，具有十分重要的意义。

本丛书的编纂，缘于国家中医药管理局组织的"优秀中医临床人才研修项目"，以及配合该项目实施，国家中医药管理局科教司组织编写的《中医经典必读》。该书从《黄帝内经素问》《灵枢经》《伤寒论》《金匮要略方论》《温病条辨》《叶香岩外感温热篇》《薛生白湿热病篇》这 7 部中医学经典著作中，选取一部分最重要的条文，集为一册，作为学习中医经典的简易读本。

由于《中医经典必读》节选本所选内容很少，对于完整理解和准确把握中医经典，有一定的局限性。2006 年又策划出版了这 7 种著作的全文本《中医经典必读丛书》，以满足广大读者的迫切需要。受中国中医药出版社委托，由山东中医药大学中医文献与文化研究院组织资深专家，制定统一的校注体例，遴选精善底本，严谨校勘，分工合作，完成了这项重要工作。为方便阅读，前 4 种各自独立为一册，后 3 种温病学著作则合为一册，以《温病条辨》为主，另两种附于其后。

近年来，党和国家为促进中医药传承创新发展，出台了一系列政策法规。2017 年 7 月 1 日《中华人民共和国中医药法》正式实施，2019 年 10 月 20 日中共中央国务院发布《关于促进中医药传承创新发展的意见》，2019 年 10 月 25 日全国中医药大会召开，习近平总书记对中医药工作做出重要指示，强调要传承精华，守正创新。2021 年 1 月 22

日，国务院办公厅印发《关于加快中医药特色发展的若干政策措施》。特别是抗击新冠肺炎疫情的实践，进一步证明了中医经典的生命力，中医药学迎来了发展的春天。全社会对中医经典著作的需求空前高涨。

有鉴于此，我们山东中医药大学中医文献与文化研究院组织资深专家对《中医经典必读丛书》进行了修订。主要工作是：对全部原文根据底本重新进行精心校勘，并遵循《中医古籍整理规范》对校注内容进一步进行规范化整理。

唐代医家王冰《重广补注黄帝内经素问》序云："将升岱岳，非径奚为？欲诣扶桑，无舟莫适。"期望本丛书的出版，能够为广大读者学习和研究中医经典提供一个规范的版本，对中医学的普及与提高有所裨益。

《中医经典必读丛书》

主编　王振国

2021 年 1 月于山东中医药大学

校注说明

　　《黄帝内经素问》(简称《素问》)为我国现存最早的医学典籍之一,与《灵枢经》共同组成了《黄帝内经》。该书创立的中医学理论体系,奠定了中医学发展的基础。书名冠以"黄帝"为后人托名,实由战国至秦汉时期多种医学著作汇编而成。《素问》的命名含义,据宋代林亿所言,乃是通过问答形式,阐明人体形成后发生的疾病问题。

　　现存《素问》分为24卷,共81篇。内容包括阴阳五行、藏象气血、腧穴针道、病因病机、诊法病证、治则治法、医德养生、运气学说等。由于《素问》是我国最早的医学典籍,文辞古奥,不便理解,在历代传抄翻刻过程中,误脱衍倒,文失其真,故对该书的校勘为历代医家所重视。

本次对《素问》的整理，以校勘为主，注释次之。底本选用 1963 年人民卫生出版社校勘铅印本。主要对校本有：元至元五年（1339）胡氏古林书堂刻本（简称元刻本）、上海涵芬楼影印明正统道藏本（简称道藏本）、人民卫生出版社 1956 年据顾从德翻刻宋刻本影印本（简称顾从德本）、明万历十二年（1584）周对峰刻本（简称周对峰本）、明万历四十三年（1615）朝鲜内医院刻本（简称朝鲜本），并参考了现存多种注释本和相关著作。

本次整理，校勘按对校、本校、他校、理校四法进行。凡底本与校本互异，显系底本讹脱衍倒者，予以校改，并出校注明据改的版本或书名；若难以确定是非或两义均通者，则不改底本原文，只在校记中注明互异之处；若显系校本讹误者，则不予处理。对书中异体字、繁体字、俗写字，一律以标准简化字律齐；对古今字，凡能明确其含义者，均以今字律齐，以免造成歧义，如藏与脏、府与腑、支与肢、鬲与膈或隔等。注释仅限于字词古奥，音义难明者；通假字则注明本字本义；不作句、段分析或医理发挥；引注一般用人名，人名不熟悉者则用书名。

在整理过程中，曾得到田代华教授的悉心指导，在此特表衷心感谢。由于编者水平所限，不足之处在所难免，祈望同道示教。

何 永

2021 年 2 月

重广补注黄帝内经素问序

　　臣闻安不忘危，存不忘亡者，往圣之先务；求民之瘼，恤民之隐者，上主之深仁。在昔黄帝之御极也，以理身绪余治天下，坐于明堂之上，临观八极，考建五常。以谓人之生也，负阴而抱阳，食味而被色，外有寒暑之相荡，内有喜怒之交侵，夭昏札瘥，国家代有。将欲敛时五福，以敷锡厥庶民，乃与岐伯上穷天纪，下极地理，远取诸物，近取诸身，更相问难，垂法以福万世。于是雷公之伦，授业传之，而《内经》作矣。历代宝之，未有失坠。苍周之兴，秦和述六气之论，具明于左史。厥后越人得其一二，演而述《难经》。西汉仓公传其旧学，东汉仲景撰其遗论，晋·皇甫谧刺而为《甲乙》，及隋杨上善纂而为《太素》。时则有全元起者，始为之训解，阙第七一通。迄唐宝

应中，太仆王冰笃好之，得先师所藏之卷，大
为次注，犹是三皇遗文，烂然可观。惜乎唐令
列之医学，付之执技之流，而荐绅先生罕言之，
去圣已远，其术晻昧，是以文注纷错，义理混
淆。殊不知三坟之余，帝王之高致，圣贤之能
事，唐尧之授四时，虞舜之齐七政，神禹修六
府以兴帝功，文王推六子以叙卦气，伊尹调五
味以致君，箕子陈五行以佐世，其致一也。奈
何以至精至微之道，传之以至下至浅之人，其
不废绝，为已幸矣。

　　顷在嘉祐中，仁宗念圣祖之遗事将坠于地，
乃诏通知其学者俾之是正。臣等承乏典校，伏
念旬岁。遂乃搜访中外，裒集众本，窥寻其义，
正其讹舛，十得其三四，余不能具。窃谓未足
以称明诏，副圣意，而又采汉唐书录古医经之
存于世者，得数十家，叙而考正焉。贯穿错综，
磅礴会通，或端本以寻支，或沿流而讨源，定
其可知，次以旧目，正缪误者六千余字，增注
义者二千余条，一言去取，必有稽考，舛文疑
义，于是详明，以之治身，可以消患于未兆，

施于有政，可以广生于无穷。恭惟皇帝抚大同之运，拥无疆之休，述先志以奉成，兴微学而永正，则和气可召，灾害不生，陶一世之民，同跻于寿域矣。

国子博士臣高保衡

光禄卿直秘阁臣林亿 等谨上

重广补注黄帝内经素问序

启玄子王冰撰

夫释缚脱艰，全真导气，拯黎元于仁寿，济羸劣以获安者，非三圣道则不能致之矣。孔安国序《尚书》曰：伏羲、神农、黄帝之书，谓之三坟，言大道也。班固《汉书·艺文志》曰：《黄帝内经》十八卷。《素问》即其经之九卷也，兼《灵枢》九卷，乃其数焉。虽复年移代革，而授学犹存，惧非其人，而时有所隐，故第七一卷，师氏藏之，今之奉行，惟八卷尔。然而其文简，其意博，其理奥，其趣深，天地之象分，阴阳之候列，变化之由表，死生之兆彰，不谋而遐迩自同，勿约而幽明斯契，稽其言有征，验之事不忒，诚可谓至道之宗，奉生之始矣。假若天机迅发，妙识玄通，蒇谋虽属乎生知，标格亦资于诂训，未尝有行不由径，出不由户者也。然刻意研精，探微索隐，或识契真要，则目牛无全。故动则有成，犹鬼神幽赞，而命世奇杰，时时间出焉。则周有秦公，汉有淳于公，魏有张公华公，皆得斯妙道者也。咸日新其用，大济蒸人，华叶递荣，声实相副，盖教之著矣，亦天之假也。

冰弱龄慕道，夙好养生，幸遇真经，式为龟镜。而世本纰缪，篇目重迭，前后不伦，文义悬隔，施行不易，披会亦难，岁月既淹，袭以成弊。或一篇重出，而别立二名；或两论并吞，而都为一目；或问答未已，别树篇题；或脱简不书，而云世阙；重《经合》而冠《针服》，并《方宜》而为《咳篇》，隔《虚实》而为《逆从》，合《经络》而为《论要》，节《皮部》为《经络》，退《至教》以先针。诸如此流，不可胜数。且将升岱岳，非径奚为？欲诣扶桑，无舟莫适。乃精勤博访，而并有其人，历十二年，方臻理要，询谋得失，深遂夙心。时于先生郭子斋堂，受得先师张公秘本，文字昭晰，义理环周，一以参详，群疑冰释。恐散于末学，绝彼师资，因而撰注，用传不朽，兼旧藏之卷，合八十一篇，二十四卷，勒成一部。冀乎究尾明首，寻注会经，开发童蒙，宣扬至理而已。其中简脱文断，义不相接者，搜求经论所有，迁移以补其处。篇目坠缺，指事不明者，量其意趣，加字以昭其义。篇论吞并，义不相涉，阙漏名目者，区分事类，别目以冠篇首。君臣请问，礼仪乖失者，考校尊卑，增益以光其意。错简碎文，前后重迭者，详其指趣，削去繁杂，以存其要。辞理秘密，难粗论述者，别撰《玄珠》，以陈其道。凡所加字，皆朱书其文，使今古必分，字不杂揉。庶厥昭彰圣旨，敷畅玄言，有如列宿高悬，奎张不乱，深泉净滢，鳞介咸分，君臣无夭枉之期，夷夏有延龄之望。俾工徒勿误，学者惟明，至道流行，徽音累属，千载之后，方知大圣之慈惠无穷。

时大唐宝应元年岁次壬寅序

将仕郎守殿中丞孙兆重改误

朝奉郎守国子博士同校正医书上骑都尉赐绯鱼袋高保衡

朝奉郎守尚书屯田郎中同校正医书骑都尉赐绯鱼袋孙奇

朝散大夫守光禄卿直秘阁判登闻检院上护军林亿

目　录

卷第一

上古天真论篇第一

昔在黄帝，生而神灵，弱而能言，幼而徇齐，长而敦敏，成而登天。乃问于天师曰：余闻上古之人，春秋皆度百岁，而动作不衰；今时之人，年半百而动作皆衰者，时世异耶？将人①失之耶？岐伯对曰：上古之人，其知道者，法于阴阳，和于术数，食饮有节，起居有常，不妄作劳，故能形与神俱，而尽终其天年，度百岁乃去。今时之人不然也，以酒为浆，以妄为常，醉以入房，以欲竭其精，以耗②

---

① 将人：原作"人将"，据《备急千金要方》卷二十七第一改，以与后文"将天数然也"句式合。将，选择连词，有"抑或"之意。

② 耗：新校正云："按《甲乙经》耗作好。"今本《甲乙经》同本经。按"好"者，美色也。与上文"欲"相对为文，义胜。

散其真，不知持满，不时^①御神，务快其心，逆于生乐，起居无节，故半百而衰也。

夫上古圣人之教下也，皆谓之虚邪贼风，避之有时，恬惔虚无，真气从之，精神内守，病安从来。是以志闲而少欲，心安而不惧，形劳而不倦，气从以顺，各从其欲，皆得所愿。故美其食，任其服，乐其俗，高下不相慕，其民故曰朴。是以嗜欲不能劳其目，淫邪不能惑其心，愚智贤不肖不惧于物，故合于道。所以能年皆度百岁而动作不衰者，以其德全不危也。

帝曰：人年老而无子者，材力尽邪^②？将天数然也？岐伯曰：女子七岁，肾气盛，齿更发长；二七而天癸至，任脉通，太冲脉盛，月事以时下，故有子；三七，肾气平均，故真牙生而长极；四七，筋骨坚，发长极，身体盛壮；五七，阳明脉衰，面始焦，发始堕；六七，三阳脉衰于上，面

---

① 时：善也。《诗·小雅·頍弁》："尔殽既时。"《毛传》曰："时，善。"

② 材力尽邪：材力，指体力、精力，此指生殖能力。邪，通"耶"。

皆焦，发始白；七七，任脉虚，太冲脉衰少，天
癸竭，地道不通①，故形坏而无子也。丈夫八岁，
肾气实，发长齿更；二八，肾气盛，天癸至，精
气溢泻，阴阳和，故能有子；三八，肾气平均，
筋骨劲强，故真牙生而长极；四八，筋骨隆盛，
肌肉满壮；五八，肾气衰，发堕齿槁；六八，阳
气衰竭于上，面焦，发鬓颁白；七八，肝气衰，
筋不能动；八八，天癸竭，精少，肾脏衰，形体
皆极②，则齿发去。肾者主水，受五脏六腑之精而
藏之，故五脏盛乃能泻。今五脏皆衰，筋骨解堕，
天癸尽矣，故发鬓白，身体重，行步不正，而无
子耳。

帝曰：有其年已老而有子者何也？岐伯曰：
此其天寿过度，气脉常通，而肾气有余也。此虽
有子，男不过尽八八，女不过尽七七，而天地之
精气皆竭矣。

① 地道不通：月经停止来潮。地道，代指女性生殖器官。
② 天癸竭……形体皆极：此十二字原在上"七八，肝气衰，
筋不能动"句后，《素问绍识》云："推上下文，天癸竭云云四
句，似宜移于八八下，恐是错出。"此说是，故移此。

帝曰：夫道者年皆百数，能有子乎？岐伯曰：夫道者能却老而全形，身年虽寿，能生子也。

黄帝曰：余闻上古有真人者，提挈天地，把握阴阳，呼吸精气，独立守神①，肌肉若一，故能寿敝天地，无有终时，此其道生。中古之时，有至人者，淳德全道，和于阴阳，调于四时，去世离俗，积精全神，游行天地之间，视听八达之外，此盖益其寿命而强者也，亦归于真人。其次有圣人者，处天地之和，从八风之理，适嗜欲于世俗之间，无恚嗔之心，行不欲离于世，被服章②，举不欲观于俗，外不劳形于事，内无思想之患，以恬愉为务，以自得为功，形体不敝，精神不散，亦可以百数。其次有贤人者，法则天地，象似日月，辨列星辰，逆从阴阳，分别四时，将从上古合同于道，亦可使益寿而有极时。

---

① 独立守神：超脱世俗的干扰，坚守精神而不外驰。

② 被服章：穿着官服，从于仕途。被，穿也。服章，古代天子以下公侯的服饰。《左传·宣公十二年》："君子小人，物有服章。"

四气调神大论篇第二

春三月，此谓发陈，天地俱生，万物以荣，夜卧早起，广步于庭，被①发缓形，以使志生，生而勿杀，予而勿夺，赏而勿罚，此春气之应，养生之道也。逆之则伤肝，夏为寒变，奉长者少。

夏三月，此谓蕃秀，天地气交，万物华实，夜卧早起，无厌于日，使志无怒，使华英成秀，使气得泄，若所爱在外，此夏气之应，养长之道也。逆之则伤心，秋为痎疟，奉收者少，冬至重病。

秋三月，此谓容平，天气以急，地气以明，早卧早起，与鸡俱兴，使志安宁，以缓秋刑，收敛神气，使秋气平，无外其志，使肺气清，此秋气之应，养收之道也。逆之则伤肺，冬为飧泄，奉藏者少。

冬三月，此谓闭藏，水冰地坼，无扰乎阳，

---

① 被（pī 批）：古同"披"，披散。

早卧晚起，必待日光，使志若伏若匿，若有私意，若已有得，去寒就温，无泄皮肤，使气亟[1]夺，此冬气之应，养藏之道也。逆之则伤肾，春为痿厥，奉生者少。

天气清净光明者也，藏德[2]不止，故不下[3]也。天明[4]则日月不明，邪害空窍[5]，阳气者闭塞，地气者冒明[6]，云雾不精，则上应白露不下；交通不表[7]，万物命故不施[8]，不施则名木多死；恶气不[9]发，风雨不节，白露不下，则菀槁[10]不荣；贼风数至，暴雨数起，天地四时不相保，与道相失，则

---

① 亟（qì器）：屡次，频数。

② 德：此指天运变化的动力，如日月之行、四时之变等。

③ 下：下泄，引申为泯灭。

④ 天明：天德显露。明，显也。

⑤ 空窍：空，同"孔"。即孔窍。此指自然界的山川。

⑥ 冒明：遮蔽阳光。冒，蒙蔽覆盖也。

⑦ 交通不表：天地之气升降交通不明显，即天地不交之意。表，表露。

⑧ 施（yì易）：延及。《诗·大雅·皇矣》："施于孙子。"

⑨ 不：《太素·顺养》无。据文义及文例，疑当为"大"字。

⑩ 菀（yù玉）槁：菀，茂盛。槁，通"稿"，此泛指禾苗。《广韵》："稿，禾秆。"菀稿，乃指茂盛的禾苗。

未央①绝灭。唯圣人从之，故身无奇病，万物不失，生气不竭。

逆春气，则少阳不生，肝气内变。逆夏气，则太阳不长，心气内洞。逆秋气，则太阴不收，肺气焦满。逆冬气，则少阴不藏，肾气独沉②。

夫四时阴阳者，万物之根本也。所以圣人春夏养阳，秋冬养阴，以从其根，故与万物沉浮于生长之门。逆其根，则伐其本，坏其真矣。故阴阳四时者，万物之终始也，死生之本也，逆之则灾害生，从之则苛疾不起，是谓得道。道者，圣人行之，愚者佩③之。从阴阳则生，逆之则死；从之则治，逆之则乱。反顺为逆，是谓内格④。

是故圣人不治已病治未病，不治已乱治未乱，

---

① 未央：未到终尽之时。央，尽也。

② 独沉：新校正云：《太素》作沉浊。"今本《甲乙经》卷一第二、《太素·顺养》均作"浊沉"。《素问校义》云："独与浊，古字通。"独沉者，浊乱不清而下流也。

③ 佩：违背。《素问识》引《古今注》云："佩，背也。古字通用。"

④ 内格：谓体内阴阳与自然界阴阳不相协调。格，拒也。

此之谓也。夫病已成而后药之，乱已成而后治之，譬犹渴而穿井，斗而铸锥，不亦晚乎！

生气通天论篇第三

黄帝曰：夫自古通天者，生之本，本于阴阳。天地之间，六合之内，其气九州、九窍、五脏、十二节，皆通乎天气。其生五①，其气三②，数犯此者，则邪气伤人，此寿命之本也。

苍天之气，清净则志意治，顺之则阳气固，虽有贼邪，弗能害也，此因时之序。故圣人抟③精神，服④天气，而通神明。失之则内闭九窍，外壅肌肉，卫气散解，此谓自伤，气之削也。

阳气者，若天与日，失其所，则折寿而不彰，

---

① 其生五：指天气衍生木、火、土、金、水五行。

② 其气三：张介宾谓："阴阳盛衰，太少有三。"即三阴三阳。

③ 抟：原作"传"，《素问校义》云："所谓传，当为抟字之误也。"此说是，故据改。抟，专一也。《史记·秦始皇本纪》："抟心揖志。"

④ 服：服从，顺应。

故天运当以日光明。是故阳因而上，卫外者也。

因于寒，欲如运枢，起居如惊，神气乃浮。因于暑，汗，烦则喘喝，静则多言，体若燔炭，汗出而散。因于湿，首如裹，湿热不攘，大筋緛短，小筋弛长，緛短为拘，弛长为痿。因于气^①，为肿。四维相代^②，阳气乃竭。

阳气者，烦劳则张，精绝，辟积于夏，使人煎厥。目盲不可以视，耳闭不可以听，溃溃乎若坏都^③，汩汩乎不可止^④。

阳气者，大怒则形气绝，而血菀于上，使人薄厥。有伤于筋，纵，其若不容^⑤。汗出偏沮，使人偏枯；汗出见湿，乃生痤痱。高梁^⑥之变，足生大

---

① 气：犹风也。《阴阳应象大论》云："阳之气，以天地之疾风名之。"

② 四维相代：指上文寒、暑、湿、风四时邪气相互更代。

③ 坏都：都堰溃坏。都，防水的都堰。

④ 汩汩（gǔ gǔ 古古）乎不可止：言如急流奔泻难以制止。汩汩，急流貌。枚乘《七发》："混汩汩兮。"

⑤ 容：用也。《史记·孔子世家》："夫子之道大，故天下莫能容。"

⑥ 高梁：高，通"膏"；梁，通"粱"。

丁，受如持虚。劳汗当风，寒薄为皶，郁乃痤。

阳气者，精则养神，柔则养筋。开阖不得，寒气从之，乃生大偻；陷脉为瘘，留连肉腠；俞气化薄①，传为善畏，及为惊骇；营气不从，逆于肉理，乃生痈肿。魄汗未尽，形弱而气烁，穴俞以闭，发为风疟。故风者，百病之始也，清静则肉腠闭拒，虽有大风苛毒，弗之能害，此因时之序也。

故病久则传化，上下不并，良医弗为。故阳畜积病死，而阳气当隔，隔者当泻，不亟正治，粗乃败之。

故阳气者，一日而主外，平旦人气生，日中而阳气隆，日西而阳气已虚，气门乃闭。是故暮而收拒，无扰筋骨，无见雾露，反此三时，形乃困薄。

岐伯曰：阴者，藏精而起亟也；阳者，卫外而为固也。阴不胜其阳，则脉流薄疾，并乃狂。阳不胜其阴，则五脏气争，九窍不通。是以圣人

---

① 俞气化薄：指寒气从腧穴侵入而传化内迫。薄，迫也。

陈阴阳，筋脉和同，骨髓坚固，气血皆从。如是则内外调和，邪不能害，耳目聪明，气立如故。

风客淫气，精乃亡，邪伤肝也。因而饱食，筋脉横解，肠澼为痔。因而大饮，则气逆。因而强力，肾气乃伤，高骨乃坏。

凡阴阳之要，阳密乃固，两者不和，若春无秋，若冬无夏，因而和之，是谓圣度。故阳强不能密，阴气乃绝；阴平阳秘，精神乃治；阴阳离决，精气乃绝。

因于露风，乃生寒热。是以春伤于风，邪气留连，乃为洞泄；夏伤于暑，秋为痎疟；秋伤于湿，上逆而咳，发为痿厥；冬伤于寒，春必温病。四时之气，更伤五脏。

阴之所生，本在五味；阴之五宫，伤在五味。是故味过于酸，肝气以津，脾气乃绝；味过于咸，大骨气劳，短肌，心气抑；味过于甘①，心气喘满，色黑，肾气不衡；味过于苦②，脾气不濡，胃气乃

---

① 甘:《太素·调阴阳》作"苦"。
② 苦:《太素·调阴阳》作"甘"。

厚；味过于辛，筋脉沮弛，精神乃央①。是故谨和五味，骨正筋柔，气血以流，腠理②以密，如是则骨气以精，谨道如法，长有天命。

金匮真言论篇第四

黄帝问曰：天有八风，经有五风，何谓？岐伯对曰：八风发邪，以为经风，触五脏，邪气发病。所谓得四时之胜者，春胜长夏，长夏胜冬，冬胜夏，夏胜秋，秋胜春，所谓四时之胜也。

东风生于春，病在肝，俞在颈项；南风生于夏，病在心，俞在胸胁；西风生于秋，病在肺，俞在肩背；北风生于冬，病在肾，俞在腰股；中央为土，病在脾，俞在脊。故春气者病在头，夏气者病在脏③，秋气者病在肩背，冬气者病在四肢。故春善病鼽衄，仲夏善病胸胁，长夏善病洞泄寒

① 央：通"殃"，受损。
② 腠理：原作"凑理"，据《太素·调阴阳》改。
③ 脏：心脏。心为五脏之主，故亦可直言为脏。

中，秋善病风疟，冬善病痹厥。故冬不按跷，春不鼽衄，春不病颈项[①]，仲夏不病胸胁，长夏不病洞泄寒中，秋不病风疟，冬不病痹厥，飧泄而汗出也[②]。夫精者，身之本也。故藏于精者，春不病温。夏暑汗不出者，秋成风疟。此平人脉法也[③]。

故曰：阴中有阴，阳中有阳。平旦至日中，天之阳，阳中之阳也；日中至黄昏，天之阳，阳中之阴也；合夜至鸡鸣，天之阴，阴中之阴也；鸡鸣至平旦，天之阴，阴中之阳也。故人亦应之。夫言人之阴阳，则外为阳，内为阴。言人身之阴阳，则背为阳，腹为阴。言人身之脏腑中阴阳，则脏者为阴，腑者为阳。肝、心、脾、肺、肾五脏皆为阴，胆、胃、大肠、小肠、膀胱、三焦六腑皆为阳。所以欲知阴中之阴、阳中之阳者，何也？为冬病在阴，夏病在阳，春病在阴，秋病在

---

① 春不病颈项：《素问识》简按："前文无病颈项之言，此五字恐剩文。"

② 飧泄而汗出也：新校正云："详飧泄而汗出也六字，据上文疑剩。"

③ 此平人脉法也：新校正以为此句"与上文不相接"。疑衍。

阳，皆视其所在，为施针石也。故背为阳，阳中之阳，心也；背为阳，阳中之阴，肺也；腹为阴，阴中之阴，肾也；腹为阴，阴中之阳，肝也；腹为阴，阴中之至阴，脾也。此皆阴阳、表里、内外、雌雄相输应也，故以应天之阴阳也。

帝曰：五脏应四时，各有收受①乎？岐伯曰：有。东方青色，入通于肝，开窍于目，藏精于肝，其病发惊骇②。其味酸，其类草木，其畜鸡，其谷麦，其应四时，上为岁星，是以春气在头也③，其音角，其数八，是以知病之在筋也，其臭臊。南方赤色，入通于心，开窍于耳，藏精于心，故病在五脏，其味苦，其类火，其畜羊，其谷黍，其应四时，上为荧惑星，是以知病之在脉也，其音徵，其数七，其臭焦。中央黄色，入通于脾，开

---

① 收受：张介宾注："收受者，言同气相求，各有所归也。"

② 其病发惊骇：新校正云："详东方云病发惊骇，余方各阙者，按《五常政大论》委和之纪，其发惊骇，疑此为衍。"《素问识》简按："据下文例，当云故病在头。"

③ 是以春气在头也：《素问识》简按："据文例，当云知病之在筋。"

窍于口，藏精于脾，故病在舌本，其味甘，其类土，其畜牛，其谷稷，其应四时，上为镇星，是以知病之在肉也，其音宫，其数五，其臭香。西方白色，入通于肺，开窍于鼻，藏精于肺，故病在背，其味辛，其类金，其畜马，其谷稻，其应四时，上为太白星，是以知病之在皮毛也，其音商，其数九，其臭腥。北方黑色，入通于肾，开窍于二阴，藏精于肾，故病在溪^①，其味咸，其类水，其畜彘，其谷豆，其应四时，上为辰星，是以知病之在骨也，其音羽，其数六，其臭腐。故善为脉者，谨察五脏六腑，一逆一从^②，阴阳、表里、雌雄之纪，藏之心意，合心于精，非其人勿教，非其真勿授，是谓得道。

---

① 溪：人有四肢八溪，即肘、腋、胯、腘，皆骨节之会也。

② 一逆一从：马莳注："反四时者为逆，顺四时者为从。"

卷第二

阴阳应象大论篇第五

黄帝曰：阴阳者，天地之道也，万物之纲纪，变化之父母，生杀之本始，神明之府也。治病必求于本。

故积阳为天，积阴为地。阴静阳躁，阳生阴长，阳杀阴藏。阳化气，阴成形。寒极生热，热极生寒。寒气生浊，热气生清。清气在下，则生飧泄；浊气在上，则生䐜胀。此阴阳反作，病之逆从①也。

故清阳为天，浊阴为地。地气上为云，天气下为雨；雨出地气，云出天气。故清阳出上窍，浊阴出下窍；清阳发腠理，浊阴走五脏；清阳实四肢，浊阴归六腑。

---

① 逆从：偏义复词，逆而不顺也。

水为阴，火为阳。阳为气，阴为味。味归形，形归气；气归精，精归化。精食①气，形食味；化生精，气生形。味伤形，气伤精；精化为气，气伤于味。

阴味出下窍，阳气出上窍。味厚者为阴，薄为阴之阳；气厚者为阳，薄为阳之阴。味厚则泄，薄则通；气薄则发泄，厚则发热。壮火之气衰，少火之气壮；壮火食气，气食少火；壮火散气，少火生气。气味辛甘发散为阳，酸苦涌泄为阴。

阴胜则阳病，阳胜则阴病；阳胜则热，阴胜则寒。重寒则热，重热则寒。寒伤形，热伤气。气伤痛，形伤肿。故先痛而后肿者，气伤形也；先肿而后痛者，形伤气也。

风胜则动，热胜则肿，燥胜则干，寒胜则浮，湿胜则濡泻。

天有四时五行，以生长收藏，以生寒暑燥湿风。人有五脏化五气，以生喜怒悲忧恐。故喜怒伤气，寒暑伤形。暴怒伤阴，暴喜伤阳。厥气上

---

① 食：消耗。张介宾注："食，如子食母乳之义。"

行，满脉去形①。喜怒不节，寒暑过度，生乃不固。故重阴必阳，重阳必阴。故曰：冬伤于寒，春必温病②；春伤于风，夏生飧泄；夏伤于暑，秋必痎疟；秋伤于湿，冬生咳嗽。

帝曰：余闻上古圣人，论理人形，列别脏腑，端络经脉，会通六合，各从其经。气穴所发，各有处名；溪谷属骨，皆有所起；分部逆从，各有条理；四时阴阳，尽有经纪；外内之应，皆有表里。其信然乎？岐伯对曰：东方生风，风生木，木生酸，酸生肝，肝生筋，筋生心，肝主目。其在天为玄，在人为道，在地为化。化生五味，道生智，玄生神，神③在天为风，在地为木，在体为筋，在脏为肝，在色为苍，在音为角，在声为呼，

---

① 厥气上行满脉去形：《太素》卷三首篇无此八字。按此二句似与上下文不相贯通，疑衍。

② 温病：元刻本、朝鲜本、道藏本、《太素》卷三首篇均作"病温"。

③ 在天为玄……玄生神神：《素问识》云："据下文例，在天以下二十三字，系于衍文，且与肝脏不相干，宜删之。"此说似是。

在变动为握，在窍为目，在味为酸，在志为怒。怒伤肝，悲胜怒；风伤筋，燥胜风；酸伤筋，辛胜酸。

南方生热，热生火，火生苦，苦生心，心生血，血生脾，心主舌。其在天为热，在地为火，在体为脉，在脏为心，在色为赤，在音为徵，在声为笑，在变动为忧①，在窍为舌，在味为苦，在志为喜。喜伤心，恐胜喜；热伤气，寒胜热；苦伤气，咸胜苦。

中央生湿，湿生土，土生甘，甘生脾，脾生肉，肉生肺，脾主口。其在天为湿，在地为土，在体为肉，在脏为脾，在色为黄，在音为宫，在声为歌，在变动为哕，在窍为口，在味为甘，在志为思。思伤脾，怒胜思；湿伤肉，风胜湿；甘伤肉，酸胜甘。

西方生燥，燥生金，金生辛，辛生肺，肺生

———————

① 忧：《香草续校书》云："此忧字，盖当读为嚘。心之变动为嚘，与下文言肺之志忧者不同。忧既为肺之志，自不应复为心之变动也。《玉篇·口部》引《老子》曰：终日号而不嚘。嚘，气上逆也。"此说或是。

皮毛，皮毛生肾，肺主鼻。其在天为燥，在地为金，在体为皮毛，在脏为肺，在色为白，在音为商，在声为哭，在变动为咳，在窍为鼻，在味为辛，在志为忧。忧伤肺，喜胜忧；热伤皮毛，寒胜热[①]；辛伤皮毛，苦胜辛。

北方生寒，寒生水，水生咸，咸生肾，肾生骨髓，髓生肝，肾主耳。其在天为寒，在地为水，在体为骨，在脏为肾，在色为黑，在音为羽，在声为呻，在变动为栗，在窍为耳，在味为咸，在志为恐。恐伤肾，思胜恐；寒伤血，燥胜寒；咸伤血，甘胜咸。

故曰：天地者，万物之上下也；阴阳者，血气之男女也；左右者，阴阳之道路也；水火者，阴阳之征兆也；阴阳者，万物之能始[②]也。故曰：阴在内，阳之守也；阳在外，阴之使也。

帝曰：法阴阳奈何？岐伯曰：阳胜则身热，

---

① 热伤皮毛寒胜热：新校正云："按《太素》作燥伤皮毛，热胜燥。"

② 能始：《札逡》云："能为胎之借字。"能始，即胎始、本始之意。

腠理闭，喘粗为之俯仰，汗不出而热，齿干以烦冤，腹满死，能冬不能夏。阴胜则身寒，汗出身常清，数栗而寒，寒则厥，厥则腹满死，能夏不能冬。此阴阳更胜之变，病之形能①也。

帝曰：调此二者奈何？岐伯曰：能知七损八益②，则二者可调，不知用此，则早衰之节也。年四十，而阴气自半也，起居衰矣。年五十，体重，耳目不聪明矣。年六十，阴痿，气大衰，九窍不利，下虚上实，涕泣俱出矣。故曰：知之则强，不知则老，故同出而名异③耳。智者察同，愚者察异；愚者不足，智者有余。有余则耳目聪明，身体轻强，老者复壮，壮者益治。是以圣人为无为之事，乐恬憺之能④，从欲快志于虚无之守，故寿命无穷，

---

① 形能（tài 态）：即形态。能，通"态"。

② 七损八益：诸说不一。若联系上文，当指阴阳盛衰虚实的变化。七八代指阴阳，以七为阳数、八为阴数也。损益代指盛衰虚实，以损则衰而虚、益则盛而实也。

③ 同出而名异：谓同得天地阴阳之气以生，而有强壮、衰老之不同。

④ 能：音义同"态"，谓情态也。

与天地终，此圣人之治身也。

天不足西北，故西北方阴也，而人右耳目不如左明也。地不满东南，故东南方阳也，而人左手足不如右强也。帝曰：何以然？岐伯曰：东方阳也，阳者其精并于上，并于上则上明而下虚，故使耳目聪明，而手足不便也。西方阴也，阴者其精并于下，并于下则下盛而上虚，故其耳目不聪明，而手足便也。故俱感于邪，其在上则右甚，在下则左甚，此天地阴阳所不能全也，故邪居之。

故天有精[1]，地有形，天有八纪[2]，地有五里[3]，故能为万物之父母。清阳上天，浊阴归地，是故天地之动静，神明为之纲纪，故能以生长收藏，终而复始。惟贤人上配天以养头，下象地以养足，中傍人事以养五脏。天气通于肺，地气通于嗌，风气通于肝，雷气通于心，谷气通于脾，雨气通于肾。六经为川，肠胃为海，九窍为水注之气。

---

① 精：指清轻之气。《春秋繁露·通国身》："气之清者为精。"

② 八纪：指立春、立夏、立秋、立冬、春分、秋分、夏至、冬至八个节气。

③ 五里：指东南西北中五方之里道。

以天地为之阴阳，阳之汗，以天地之雨名之，阳之气，以天地之疾风名之。暴气象雷，逆气象阳。故治不法天之纪，不用地之理，则灾害至矣。

故邪风之至，疾如风雨，故善治者治皮毛，其次治肌肤，其次治筋脉，其次治六腑，其次治五脏。治五脏者，半死半生也。故天之邪气，感则害人五脏；水谷之寒热，感则害于六腑；地之湿气，感则害皮肉筋脉。

故善用针者，从阴引阳，从阳引阴，以右治左，以左治右，以我知彼，以表知里，以观过与不及之理，见微得过，用之不殆。

善诊者，察色按脉，先别阴阳；审清浊，而知部分；视喘息，听音声，而知所苦；观权衡规矩①，而知病所主；按尺寸②，观浮沉滑涩，而知病所生。以治③无过，以诊则不失矣。

---

① 权衡规矩：此喻四时正常脉象。权，秤锤，喻冬之石脉；衡，秤杆，喻秋之毛脉；规，圆规，喻春之弦脉；矩，曲尺，喻夏之洪脉。

② 尺寸：《素问识》云："谓按尺肤而观滑涩，按寸口而观浮沉也。"

③ 治：此后《甲乙经》卷六第七有"则"字。似是。

故曰：病之始起也，可刺而已；其盛，可待衰而已。故因其轻而扬之，因其重而减之，因其衰而彰之。形不足者，温之以气；精不足者，补之以味。其高者，因而越之；其下者，引而竭之；中满者，泻之于内。其有邪者，渍形以为汗。其在皮者，汗而发之。其慓悍者，按而收之。其实者，散而泻之。审其阴阳，以别柔刚，阳病治阴，阴病治阳，定其血气，各守其乡，血实宜决之，气虚宜掣引①之。

阴阳离合论篇第六

黄帝问曰：余闻天为阳，地为阴，日为阳，月为阴，大小月三百六十日成一岁，人亦应之。今三阴三阳，不应阴阳，其故何也？岐伯对曰：阴阳者，数之可十，推之可百，数之可千，推之可万，万之大不可胜数，然其要一也。天覆地

---

① 掣（chè 彻）引：掣，原作"挈"，据《甲乙经》卷六第七、《太素》卷三首篇改。掣引，提而升也。

载，万物方生，未出地者，命曰阴处，名曰阴中之阴；则出地者，命曰阴中之阳。阳予之正，阴为之主①，故生因春，长因夏，收因秋，藏因冬，失常则天地四塞。阴阳之变，其在人者，亦数之可数。

帝曰：愿闻三阴三阳之离合也。岐伯曰：圣人南面而立，前曰广明，后曰太冲，太冲之地，名曰少阴，少阴之上，名曰太阳，太阳根起于至阴，结于命门②，名曰阴中之阳。中身而上，名曰广明，广明之下，名曰太阴，太阴之前，名曰阳明，阳明根起于厉兑③，名曰阴之绝阳④。厥阴之表，

---

① 阳予之正阴为之主：指阳主发生，阴主成形，阴阳各司其职。

② 命门：指目睛而言。《灵枢·根结》云："命门者，目也。"

③ 厉兑：此后《灵枢·根结》《太素·阴阳合》有"结于颡大"四字。

④ 阴之绝阳：原作"阴中之阳"，与太阳经名重。按后文厥阴经云："阴之绝阳，名曰阴之绝阴。"盖"阴之绝阳"乃为本经之名而误书于厥阴，故移此，而删"阴中之阳"四字。阳明为阳之尽，故曰绝阳。

名曰少阳，少阳根起于窍阴[1]，名曰阴中之少阳。是故三阳之离合也，太阳为开[2]，阳明为阖，少阳为枢。三经者，不得相失也，搏而勿浮，命曰一阳。

帝曰：愿闻三阴。岐伯曰：外者为阳，内者为阴，然则中为阴，其冲在下，名曰太阴，太阴根起于隐白[3]，名曰阴中之阴。太阴之后，名曰少阴，少阴根起于涌泉[4]，名曰阴中之少阴。少阴之前，名曰厥阴，厥阴根起于大敦[5]，名曰阴之绝阴[6]。是故三阴之离合也，

---

[1] 窍阴：此后《灵枢·根结》《甲乙经》卷二第五、《太素·阴阳合》均有"结于窗笼"四字。

[2] 开：《太素·阴阳合》作"关"。开、阖、枢之论见后注。

[3] 隐白：此后《灵枢·根结》《甲乙经》卷二第五、《太素·阴阳合》均有"结于太仓"四字。

[4] 涌泉：此后《灵枢·根结》《甲乙经》卷二第五、《太素·阴阳合》均有"结于廉泉"四字。

[5] 大敦：此后《灵枢·根结》《甲乙经》卷二第五、《太素·阴阳合》均有"结于玉英"四字。

[6] 名曰阴之绝阴：此前原有"阴之绝阳"四字，已移于前阳明经。

太阴为开^①，厥阴为阖，少阴为枢。三经者不得相失也，搏而勿沉，名曰一阴。阴阳𩩍𩩍^②，积传为一周，气里形表而为相成也。

阴阳别论篇第七

黄帝问曰：人有四经、十二从^③，何谓？岐伯对曰：四经应四时，十二从应十二月，十二月应

---

① 开：《太素·阴阳合》作"关"。新校正云："按《九墟》云：关折则仓廪无所输隔洞，隔洞者取之太阴。合折则气弛而善悲，悲者取之厥阴。枢折则脉有所结而不通，不通者取之少阴。《甲乙经》同。"据此，则林亿所见《九墟》《甲乙经》并作"关"。然今本《灵枢·根结》《甲乙经》卷二第五俱作"开"，与本经同。按：关于三阳三阴"开、阖、枢"与"关、合、枢"的问题，历代多有争议。从"开、阖、枢"者，乃从经脉生理言之，以太阳、太阴居表，故为开；阳明、厥阴居里，故为阖；少阳、少阴居中，故为枢。从"关、阖、枢"者，乃以户门喻之，关谓门关，主禁者也；阖谓门扉，主开闭也；枢为门枢，主转动也。考《灵枢·根结》有"不知根结，五脏六腑折关败枢开合而走"之文，则作"关、阖、枢"似是。

② 阴阳𩩍𩩍（chōng chōng 冲冲）：指阴阳经脉气血往来不息。

③ 十二从：指十二地支，地顺乎天故曰从。又此前当有"地有"二字。

十二脉。

脉有阴阳，知阳者知阴，知阴者知阳。凡阳有五，五五二十五阳。所谓阴者，真脏也，见则为败，败必死也。所谓阳者，胃脘之阳也。别于阳者，知病处也；别于阴者，知死生之期。三阳在头，三阴在手，所谓一也。别于阳者，知病忌时；别于阴者，知死生之期[1]。谨熟阴阳，无与众谋。所谓阴阳者，去者为阴，至者为阳；静者为阴，动者为阳；迟者为阴，数者为阳。凡持真脏之脉者[2]，肝至悬绝[3]，十八日死；心至悬绝，九日死；肺至悬绝，十二日死；肾至悬绝，七日死；脾至悬绝，四日死。

---

① 别于阳者……知死生之期：《内经辨言》云："按忌当作起，字误也。……忌、起，隶体相似，因而致误。"又滑寿云："二句申前说，或直为衍文亦可。"

② 真脏之脉者：原作"真脉之脏脉者"，文义未安，据《太素·阴阳杂说》改。

③ 悬绝："绝"后原有"急"字，《太素·阴阳杂说》及后四脏均无，衍文可知，故据删。悬绝，脉来悬空欲绝，胃气衰败无根之象。

曰：二阳之病发心脾①，有不得隐曲②，女子不月，其传为风消，其传为息贲者，死不治。曰：三阳为病发寒热，下为痈肿，及为痿厥腨痟③，其传为索泽④，其传为㿗疝。曰：一阳发病少气，善咳善泄，其传为心掣，其传为隔。二阳一阴发病主惊骇背痛，善噫善欠，名曰风厥。二阴一阳发病善胀，心满善气。三阳三阴发病为偏枯痿易⑤，四肢不举。

鼓一阳曰钩，鼓一阴曰毛，鼓阳胜急曰弦，

---

① 二阳之病发心脾：考下文诸条均言"发某病"，而《太素·阴阳杂说》"心脾"作"心痹"，则似当作"心痹"。《四时刺逆从论》云："阳明有余病脉痹身时热，不足病心痹。"正与此合。二阳，指阳明。后仿此。

② 有不得隐曲：有，当作"男"，以与下文"女子"为配。隐曲，王冰谓"隐蔽委曲之事"。不得隐曲，即阳痿也。

③ 腨痟（shuàn yuān 涮渊）：腨，指小腿肚。痟，王冰注："酸疼也。"

④ 索泽：楼英《医学纲目》云："即仲景所谓皮肤甲错也。"

⑤ 痿易（shǐ 始）：痿弱懈弛。《札迻》云："盖痿跛之病，皆由筋骨解弛，故云痿易、跛易，易即弛也。"

鼓阳至而绝曰石，阴阳相过曰溜①。

阴争于内，阳扰于外，魄汗未藏，四逆而起，起则熏肺，使人喘鸣。阴之所生，和本曰和②。是故刚与刚，阳气破散，阴气乃消亡。淖则刚柔不和，经气乃绝。

死阴③之属，不过三日而死；生阳④之属，不过四日而已⑤。所谓生阳、死阴者，肝之心，谓之生阳；心之肺，谓之死阴。肺之肾，谓之重阴；肾

---

① 鼓一阳曰钩……阴阳相过曰溜：《素问识》云："鼓一阳以下二十九字，与上下文不相顺接，是它篇错简在此尔。"又张志聪云"钩当作弦""弦当作钩"。溜，通"流"，张介宾以为"气来柔缓而和，应于脾脉"。

② 阴之所生和本曰和：按此8字与上下文不属，《太素·阴阳杂说》作"阴之所生，和本曰味"，似又与《生气通天论》"阴之所生，本在五味"义近，或乱简错出于此。

③ 死阴：指五脏之病按相克而传者。

④ 生阳：指五脏之病按相生而传者。

⑤ 已：原作"死"。新校正云："按别本作四日而生，全元起注本作四日而已，俱通。详上下文义，作死者非。"《太素·阴阳杂说》亦作"已"。为是，故据改。

之脾，谓之辟阴①，死不治。

结阳者，肿四肢；结阴者，便血一升，再结二升，三结三升。阴阳结斜②，多阴少阳曰石水，少腹肿。二阳结谓之消，三阳结谓之隔，三阴结谓之水，一阴一阳结谓之喉痹。

阴搏阳别谓之有子；阴阳虚肠澼③死；阳加于阴谓之汗；阴虚阳搏谓之崩。三阴俱搏，二十日夜半死；二阴俱搏，十三日夕时死；一阴俱搏，十日平旦④死；三阳俱搏且鼓，三日死；三阴三阳俱搏，心腹满，发尽⑤，不得隐曲，五日死；二阳俱搏，其病温，死不治，不过十日死⑥。

---

① 辟阴：辟，邪也。脾土本制肾水，今肾水反侮脾土，故云辟阴。

② 阴阳结斜：指阴阳经脉皆有邪气结滞不畅。斜，同"邪"。

③ 澼：原作"痹"，新校正云："按全元起本痹作澼。"据改。

④ 平旦：此二字原无，据元刻本、道藏本及《太素·阴阳杂说》补。

⑤ 发尽：言发作到极点。尽，极也。

⑥ 死：新校正云："详此阙一阳搏。"按上文有"三阴三阳俱搏"，无"一阳搏"，必简有错脱。

卷第三

灵兰秘典论篇第八

黄帝问曰：愿闻十二脏之相使，贵贱何如？岐伯对曰：悉乎哉问也！请遂言之。心者，君主之官也，神明出焉。肺者，相傅之官，治节出焉。肝者，将军之官，谋虑出焉。胆者，中正之官，决断出焉。膻中^①者，臣使之官，喜乐出焉。脾胃者，仓廪之官，五味出焉。大肠者，传道之官，变化出焉。小肠者，受盛之官，化物出焉。肾者，作强之官，伎巧出焉。三焦者，决渎之官，水道出焉。膀胱者，州都^②之官，津液藏焉，气化则能

---

① 膻中：此指心包而言。《灵枢·胀论》云："膻中者，心主之宫城也。"

② 州都：水聚之处。州，同"洲"，《说文》："水中可居曰州。"都，同"潴"，《水经注·文水注》："水泽所聚谓之都，亦曰潴。"

出矣。凡此十二官者，不得相失也。故主明则下安，以此养生则寿，殁世不殆，以为天下则大昌。主不明则十二官危，使道闭塞而不通，形乃大伤，以此养生则殃，以为天下者，其宗大危，戒之戒之！

至道在微，变化无穷，孰知其原！窘乎哉，肖者瞿瞿①，孰知其要！闵闵之当，孰者为良！恍惚之数，生于毫氂，毫氂之数，起于度量，千之万之，可以益大，推之大之，其形乃制。黄帝曰：善哉！余闻精光之道，大圣之业，而宣明大道，非斋戒择吉日不敢受也。黄帝乃择吉日良兆，而藏灵兰之室，以传保焉。

六节藏象论篇第九

黄帝问曰：余闻天以六六之节，以成一岁，

① 肖者瞿瞿（qú qú 区区）：肖，原作"消"，新校正云：《太素》作肖者濯濯。"按作"肖"为是，故据改。肖者，善良、优良之人。瞿瞿，谨慎奋勉的样子。

人以九九制会，计人亦有三百六十五节，以为天地久矣，不知其所谓也？岐伯对曰：昭乎哉问也！请遂言之。夫六六之节，九九制会者，所以正天之度①、气之数②也。天度者，所以制日月之行也；气数者，所以纪化生之用也。天为阳，地为阴；日为阳，月为阴。行有分纪，周有道理，日行一度，月行十三度而有奇③焉，故大小月三百六十五日而成岁，积气余而盈闰矣。立端于始④，表正于中⑤，推余于终⑥，而天度毕矣。

帝曰：余已闻天度矣，愿闻气数何以合之？岐伯曰：天以六六为节，地以九九制会，天有十

---

① 天之度：古人将周天定为三百六十五度，太阳每昼夜运行一度，每年运行一周天。

② 气之数：气，节气。古人将一年分为二十四节气，每月两个节气。

③ 奇（ｊ基）：余数。

④ 立端于始：确立岁首之始。端，岁首，即冬至日子时。

⑤ 表正于中：指处于下半月的节气。表，圭表。中，中气。古人用圭表测量日影，根据日影在表上的位置推算时令节气及考定闰月的时间。

⑥ 推余于终：推算节气的盈余直到岁终。

日，日六竟而周甲①，甲六复而终岁，三百六十日法也。夫自古通天者，生之本，本于阴阳。其气九州九窍，皆通乎天气。故其生五，其气三②，三而成天，三而成地，三而成人，三而三之，合则为九，九分为九野，九野为九脏，故形脏四，神脏五，合为九脏以应之也③。

帝曰：余已闻六六、九九之会也，夫子言积气盈闰，愿闻何谓气？请夫子发蒙解惑焉。岐伯曰：此上帝所秘，先师传之也。帝曰：请遂闻之。岐伯曰：五日谓之候，三候谓之气，六气谓之时，四时谓之岁，而各从其主治焉。五运相袭，而皆治之，终期之日，周而复始，时立气布，如环无端，候亦同法。故曰：不知年之所加④，气之盛衰，

---

① 日六竟而周甲：十天干日与十二地支经六次循环配合而成甲子一周，即六十日。

② 夫自古通天者……其气三：按此三十一字已见于《生气通天论》，在此则与上下文义不相贯通，必古文错简也。

③ 三而成天……合为九脏以应之也：此四十五字又见于《三部九候论》，而在此则与上文无涉，必错简文也。

④ 年之所加：指一年之中客气加临的情况。详见《天元纪大论》等篇。

虚实之所起，不可以为工矣。

帝曰：五运之始，如环无端，其太过不及何如？岐伯曰：五气更立，各有所胜，盛虚之变，此其常也。帝曰：平气何如？岐伯曰：无过者也。帝曰：太过不及奈何？岐伯曰：在经有也。

帝曰：何谓所胜？岐伯曰：春胜长夏，长夏胜冬，冬胜夏，夏胜秋，秋胜春，所谓得五行时之胜，各以气命其脏①。帝曰：何以知其胜？岐伯曰：求其至也，皆归始春，未至而至，此谓太过，则薄②所不胜，而乘所胜也，命曰气淫③。至而不至，此谓不及，则所胜妄行，而所生受病，所不胜薄之也，命曰气迫。所谓求其至者，气至之时也。谨候其时，气可与期，失时反候，五治不分，邪僻内生，工不能禁也。

帝曰：有不袭乎？岐伯曰：苍天之气，不得

---

① 各以气命其脏：指时令气候各依五行属性影响五脏。

② 薄：音义同"迫"，此指凌侮。

③ 气淫：气太过也。又此后原有"不分邪僻内生，工不能禁"十字，王冰注："以上十字，文义不伦，应古人错简，次后五治下，乃其义也。"所言极是，故据删。

无常也。气之不袭，是谓非常，非常则变矣。帝曰：非常而变奈何？岐伯曰：变至则病，所胜则微，所不胜则甚，因而重感于邪，则死矣。故非其时则微，当其时则甚也。

帝曰：善。余闻气合而有形，因变以正名。天地之运，阴阳之化，其于万物，孰少孰多，可得闻乎？岐伯曰：悉乎①哉问也！天至广不可度，地至大不可量，大神灵问，请陈其方。草生五色，五色之变，不可胜视；草生五味，五味之美，不可胜极，嗜欲不同，各有所通。天食人以五气，地食人以五味。五气入鼻，藏于心肺，上使五色修明，音声能彰。五味入口，藏于肠胃，味有所藏，以养五气，气和而生，津液相成，神乃自生。

帝曰：藏象何如？岐伯曰：心者，生之本，神之处②也，其华在面，其充在血脉，为阳中之太阳，通于夏气。肺者，气之本，魄之处也，其华

---

① 乎：原脱，据元刻本、道藏本、朝鲜本补。

② 神之处：原作"神之变"，新校正云："详神之变，全元起本并《太素》作神之处。"律以下文，作"神之处"为是，故据改。

在毛，其充在皮，为阳中之太阴，通于秋气。肾者，主蛰，封藏之本，精之处也，其华在发，其充在骨，为阴中之少阴，通于冬气。肝者，罢极之本，魂之居也，其华在爪，其充在筋，以生血气，其味酸，其色苍，此为阳中之少阳，通于春气。脾、胃、大肠、小肠、三焦、膀胱者，仓廪之本，营之居也，名曰器，能化糟粕，转味而入出者也，其华在唇四白，其充在肌，其味甘，其色黄，此至阴之类，通于土气。凡十一脏取决于胆也。

故人迎一盛病在少阳，二盛病在太阳，三盛病在阳明，四盛已上为格阳。寸口一盛病在厥阴，二盛病在少阴，三盛病在太阴，四盛已上为关阴。人迎与寸口俱盛四倍已上为关格，关格之脉羸，不能极于天地之精气，则死矣。

五脏生成篇第十

心之合脉也，其荣色也，其主肾也。肺之合皮也，其荣毛也，其主心也。肝之合筋也，其荣爪也，其主肺也。脾之合肉也，其荣唇也，其主肝也。肾之合骨也，其荣发也，其主脾也。

是故多食咸，则脉凝泣而变色；多食苦，则皮槁而毛拔；多食辛，则筋急而爪枯；多食酸，则肉胝䐢^①而唇揭；多食甘，则骨痛而发落。此五味之所伤也。故心欲苦，肺欲辛，肝欲酸，脾欲甘，肾欲咸，此五味之合五脏之气也^②。

故色见青如草兹者死，黄如枳实者死，黑如炲^③者死，赤如衃血者死，白如枯骨者死，此五色之见死也。青如翠羽者生，赤如鸡冠者生，黄如蟹腹者生，白如豕膏者生，黑如乌羽者生，此五色之见生也。生于心，如以缟裹朱；生于肺，如以缟裹红；生于肝，如以缟裹绀；生于脾，如以缟裹栝楼实；生于肾，如以缟裹紫。此五脏所生

---

① 肉胝䐢（zhī chú 知除）：皮肉粗厚皱缩。胝，皮肉粗厚。䐢，皱缩。

② 此五味之合五脏之气也：原作"此五味之所合也，五脏之气"，新校正云："按全元起本云：此五味之合五脏之气也。连上文。《太素》同。"按全本为是，故据改。

③ 炲（tái 台）：同"炱"，《玉篇·火部》："炱，煤烟尘也。"

之外荣也。

色味当五脏：白当肺、辛，赤当心、苦，青当肝、酸，黄当脾、甘，黑当肾、咸。故白当皮，赤当脉，青当筋，黄当肉，黑当骨。

诸脉者皆属于目，诸髓者皆属于脑，诸筋者皆属于节，诸血者皆属于心，诸气者皆属于肺，此四肢八溪之朝夕也。故人卧血归于肝，肝受血而能视，足受血而能步，掌受血而能握，指受血而能摄。卧出而风吹之，血凝于肤者为痹，凝于脉者为泣，凝于足者为厥。此三者，血行而不得反其空①，故为痹厥也。人有大谷十二分②，小溪三百五十四名③，少十二俞④，此皆卫气之所留止，邪气之所客也，针石缘而去之。

---

① 空：骨空、穴会。即下文所言大谷、小溪、十二俞之类。

② 大谷十二分：张介宾注："大谷者，言关节之最大者也。节之大者无如四肢，在手者肩、肘、腕，在足者髀、膝、髋，各有三节，是为十二分。分，处也。"

③ 小溪三百五十四名：小溪，肉之小会，即腧穴。名，穴名也。

④ 十二俞：指脏腑之气输注于背腰部的十二个俞穴，如心俞、肝俞等。

诊病之始，五决为纪①，欲知其始，先建其母②。所谓五决者，五脉也。是以头痛巅疾，下虚上实，过在足少阴、巨阳，甚则入肾。徇蒙招尤，目冥耳聋，下实上虚，过在足少阳、厥阴，甚则入肝。腹满膜胀，支膈胠胁，下厥上冒，过在足太阴、阳明。咳嗽上气，厥在胸中，过在手阳明、太阴。心烦头痛，病在膈中，过在手巨阳、少阴。

夫脉之小大、滑涩、浮沉，可以指别；五脏之象，可以类推；五脏相音，可以意识；五色微诊，可以目察。能合脉色，可以万全。赤，脉之至也喘而坚，诊曰有积气在中，时害于食，名曰心痹，得之外疾，思虑而心虚，故邪从之。白，脉之至也喘而浮，上虚下实③，惊，有积气在胸中，喘而虚，名曰肺痹寒热，得之醉而使内也。青，脉之至也长而左右弹，有积气在心下支胠，名曰肝痹，得之寒湿，与疝同法，腰痛足清头痛。黄，

---

① 五决为纪：王冰注："谓以五脏之脉为决生死之纲纪也。"
② 先建其母：先确立病因。建，确立也。母，此指病因言也。
③ 上虚下实：据上文"喘而浮"之脉观之，当作"上实下虚"。

脉之至也大而虚，有积气在腹中，有厥气，名曰厥疝①，女子同法，得之疾使四肢汗出当风。黑，脉之至也上坚而大，有积气在小腹与阴，名曰肾痹，得之沐浴清水而卧。

凡相五色②，面黄目青，面黄目赤，面黄目白，面黄目黑者，皆不死也。面青目赤，面赤目白，面青目黑，面黑目白，面赤目青，皆死也。

五脏别论篇第十一

黄帝问曰：余闻方士，或以脑髓为脏，或以肠胃为脏，或以为腑，敢问更相反，皆自谓是，不知其道，愿闻其说。岐伯对曰：脑、髓、骨、脉、胆、女子胞，此六者地气之所生也，皆藏于阴而象于地，故藏而不泻，名曰奇恒之腑。夫胃、大肠、小肠、三焦、膀胱，此五者天气之所生也，

---

① 厥疝：按上下四脉俱以脏命痹，唯此处云"厥疝"，疑有脱误，似应作"脾痹"或"脾痹厥疝"。

② 色：此后原有"之奇脉"三字，《甲乙经》卷一第十五无。考本节并无言脉文字，此必衍文，故据删。

其气象天，故泻而不藏，此受五脏浊气，名曰传化之腑，此不能久留，输泻者也。魄门亦为五脏使，水谷不得久藏。所谓五脏者，藏精气而不泻也，故满而不能实。六腑者，传化物而不藏，故实而不能满也。所以然者，水谷入口，则胃实而肠虚；食下，则肠实而胃虚。故曰实而不满，满而不实也。

帝曰：气口何以独为五脏主？岐伯曰：胃者，水谷之海，六腑之大源也。五味入口，藏于胃，以养五脏气，气口亦太阴也。是以五脏六腑之气味，皆出于胃，变见于气口。故五气入鼻，藏于心肺，心肺有病，而鼻为之不利也。

凡治病必察其上下^①，适其脉候^②，观其志意与其病能^③。拘于鬼神者，不可与言至德。恶于针石者，不可与言至巧。病不许治者，病必不治，治之无功矣。

---

① 上：原脱，据《太素·人迎脉口诊》补。

② 候：原脱，据《太素·人迎脉口诊》补。

③ 病能：原作"病也"，据《太素·人迎脉口诊》改。

卷第四

异法方宜论篇第十二

黄帝问曰：医之治病也，一病而治各不同，皆愈何也？岐伯对曰：地势使然也。故东方之域，天地之所始生也，鱼盐之地，海滨傍水，其民食鱼而嗜咸，皆安其处，美其食。鱼者使人热中，盐者胜血，故其民皆黑色疏理，其病皆为痈疡，其治宜砭石。故砭石者，亦从东方来。

西方者，金玉之域，沙石之处，天地之所收引也，其民陵居而多风，水土刚强，其民不衣而褐荐①，其民华食而脂肥，故邪不能伤其形体，其病生于内，其治宜毒药。故毒药者，亦从西方来。

北方者，天地所闭藏之域也，其地高陵居，

---

① 不衣而褐荐：王冰注："不衣丝绵，故曰不衣。褐，谓毛布也。荐，谓细草也。"

风寒冰冽，其民乐野处而乳食，脏寒生满病，其治宜灸焫①。故灸焫者，亦从北方来。

南方者，天地所长养，阳之所盛处也，其地下，水土弱，雾露之所聚也，其民嗜酸而食胕②，故其民皆致理而赤色，其病挛痹，其治宜微针。故九针者，亦从南方来。

中央者，其地平以湿，天地所以生万物也众，其民食杂而不劳，故其病多痿厥寒热，其治宜导引按跷。故导引按跷者，亦从中央出也。

故圣人杂合以治，各得其所宜，故治所以异而病皆愈者，得病之情，知治之大体也。

移精变气论篇第十三

黄帝问曰：余闻古之治病，惟其移精变气，可祝由而已。今世治病，毒药治其内，针石治其外，或愈或不愈，何也？岐伯对曰：往古人居禽兽之

---

① 灸焫（ruò弱）：即灸法。王冰注："火艾烧灼谓之灸焫。"
② 胕：同"腐"。此指经过发酵的食物，如豉、酱之类。

间，动作以避寒，阴居以避暑，内无眷慕之累，外无伸宦之形，此恬憺之世，邪不能深入也。故毒药不能治其内，针石不能治其外，故可移精祝由而已。当今之世不然，忧患缘其内，苦形伤其外，又失四时之从，逆寒暑之宜，贼风数至，虚邪朝夕，内至五脏骨髓，外伤空窍肌肤，所以小病必甚，大病必死，故祝由不能已也。

帝曰：善。余欲临病人，观死生，决嫌疑，欲知其要，如日月光，可得闻乎？岐伯曰：色脉者，上帝之所贵也，先师之所传也。上古使僦贷季①理色脉而通神明，合之金木水火土四时八风六合，不离其常，变化相移，以观其妙，以知其要，欲知其要，则色脉是矣。色以应日，脉以应月，常求其要，则其要也。夫色之变化，以应四时之脉，此上帝之所贵，以合于神明也，所以远死而近生。生道以长，命曰圣王。中古之治病，至而治之，汤液十日，以去八风五痹之病，十日不已，治以草苏草荄

① 僦（ㄐㄧㄡˋ 就）贷季：上古医家，相传为岐伯的三世祖。

之枝，本末为助①，标本已得，邪气乃服。暮世之治病也则不然，治不本四时，不知日月，不审逆从，病形已成，乃欲微针治其外，汤液治其内，粗工凶凶，以为可攻，故病未已，新病复起。

帝曰：愿闻要道。岐伯曰：治之要极，无失色脉，用之不惑，治之大则。逆从倒行，标本不得，亡神失国。去故就新，乃得真人。

帝曰：余闻其要于夫子矣，夫子言不离色脉，此余之所知也。岐伯曰：治之极于一。帝曰：何谓一？岐伯曰：一者，因得之。帝曰：奈何？岐伯曰：闭户塞牖，系之病者，数问其情，以从其意，得神者昌，失神者亡。帝曰：善。

汤液醪醴论篇第十四

黄帝问曰：为五谷汤液及醪醴奈何？岐伯对

---

① 治以草苏草荄（gāi该）之枝本末为助：将药草之根茎叶同用，以相互协助。草苏，草叶也。草荄，草根也。枝，茎也。又本，根也；末，枝叶也。

曰：必以稻米，炊之稻薪，稻米者完，稻薪者坚。
帝曰：何以然？岐伯曰：此得天地之和，高下之
宜，故能至完；伐取得时，故能至坚也。

帝曰：上古圣人作汤液醪醴，为而不用何
也？岐伯曰：自古圣人之作汤液醪醴者，以为备
耳。夫上古作汤液，故为而弗服也。中古之世，
道德稍衰，邪气时至，服之万全。帝曰：今之世
不必已何也？岐伯曰：当今之世，必齐①毒药攻其
中，镵石针艾治其外也。

帝曰：形弊血尽而功不立者何？岐伯曰：神不
使也。帝曰：何谓神不使？岐伯曰：针石，道也。
精神不进，志意不治，故病不可愈②。今精坏神去，
荣卫不可复收。何者？嗜欲无穷，而忧患不止，精
气弛坏，营泣卫除，故神去之而病不愈也。

帝曰：夫病之始生也，极微极精，必先入结

---

① 齐：通"剂"，调制。

② 精神不进志意不治故病不可愈：新校正云："按全元起本
云：精神进，志意定，故病可愈。《太素》云：精神越，志意
散，故病不可愈。"今本《太素·知古今》同新校正。据后文
义，当以全元起本义胜。

于皮肤。今良工皆称曰：病成名曰逆，则针石不能治，良药不能及也。今良工皆得其法，守其数，亲戚兄弟远近音声日闻于耳，五色日见于目，而病不愈者，亦何谓①不早乎！岐伯曰：病为本，工为标，标本不得，邪气不服，此之谓也。

帝曰：其有不从毫毛而生，五脏阳以竭也，津液充郭，其魄独居，精孤于内，气耗于外，形不可与衣相保，此四极急而动中，是气拒于内，而形施于外，治之奈何？岐伯曰：平治于权衡，去宛陈莝②，微动四极，温衣，缪刺其处，以复其形。开鬼门，洁净府③，精以时服④，五阳已布，疏涤五脏，故精自生，形自盛，骨肉相保，巨气乃平。帝曰：善。

----

① 谓：原作"暇"，闲也。在此义费解，新校正云："按别本暇一作谓。"今据改。

② 去宛陈莝（cuò错）：当作"去宛莝陈"。宛，通"郁"，郁积。陈，陈秽。莝，斩除。此言去除郁积陈秽之水浊。

③ 开鬼门洁净府：此言发汗与利小便。鬼门，汗孔。净府，膀胱也。

④ 服：当作"敷"，与下文"布"字同义，敷布也。

玉版论要篇第十五

黄帝问曰：余闻《揆度》《奇恒》，所指不同，用之奈何？岐伯对曰：《揆度》者，度病之浅深也。《奇恒》者，言奇病也。请言道之至数，《五色》《脉变》《揆度》《奇恒》，道在于一。神转不回，回则不转，乃失其机^①。至数之要，迫近于微，著之玉版，命曰合《玉机》。

客^②色见上下左右，各在其要。其色见浅者，汤液主治，十日已。其见深者，必齐^③主治，二十一日已。其见大深者，醪酒主治，百日已。色夭面脱，不治，百日尽已。脉短气绝死，病温虚甚死。

---

① 神转不回……乃失其机：指神机正常运转，则升降出入不止，生命不息。若神机不转，则升降出入失常，色脉变易而为病也。

② 客：原作"容"。新校正云："按全元起本容作客。"《太素·色脉诊》同。王冰云："容色者，他气也。"似字原本作"客"，乃形误，故据改。

③ 齐：通"剂"。此指药剂。

色见上下左右，各在其要。上为逆，下为从。女子右为逆，左为从；男子左为逆，右为从。易①，重阳死，重阴死②。阴阳反作③，治在权衡相夺④。《奇恒》事也，《揆度》事也。

搏脉痹躄，寒热之交⑤。脉孤为消气⑥，虚泄为夺血⑦。孤为逆，虚为从。行《奇恒》之法，以太阴始。行所不胜曰逆，逆则死；行所胜曰从，从则活。八风四时之胜，终而复始，逆行一过，不复可数，论要毕矣。

———————

① 易：变易。指男女面部病色左右变换。

② 重阳死重阴死：重阳，指男子色见于左。重阴，指女子色见于右。

③ 作：原作"他"，形近致误，据《阴阳应象大论》改。

④ 权衡相夺：谓权衡病情，夺其逆而复其顺。

⑤ 搏脉痹躄寒热之交：此为邪盛正衰之象，故病或为痹证而疼痛，或为痿躄不能行，或为寒热之往来。搏脉，脉搏击于手也。

⑥ 脉孤为消气：脉少胃气，乃为阳气消损之象。脉孤，少胃气之脉也。

⑦ 虚泄为夺血：脉虚无力，乃为阴血夺失之象。虚泄，言脉虚无力也。

诊要经终论篇第十六

黄帝问曰：诊要何如？岐伯对曰：正月二月，天气始方，地气始发，人气在肝。三月四月，天气正方，地气定发，人气在脾^①。五月六月，天气盛，地气高，人气在头。七月八月，阴气始杀，人气在肺。九月十月，阴气始冰，地气始闭，人气在心^②。十一月十二月，冰复，地气合，人气在肾。

故春刺散俞，及与分理，血出而止，甚者传气，间者环已^③。夏刺络俞，见血而止，尽气闭

---

① 人气在脾：三月四月阳气始盛，人气不当在脾，疑"脾"乃"心"之误，盖与后文"九月十月"错倒也。心为少阴君火，当应于三月四月也。

② 人气在心：疑"心"为"脾"之误。盖与前文"三月四月"错倒也。脾为阴中之阴，当应于九月十月也。

③ 间者环已：环已，原作"环也"，新校正云："按《太素》作环已。"为是，故据改。按"环"为"旋"之借字。旋已，即很快病愈。间，轻也。

环①，痛病必下。秋刺皮肤，循理，上下同法，神变而止。冬刺俞窍于分理，甚者直下，间者散下。春夏秋冬，各有所刺，法其所在。

春刺夏分，脉乱气微，入淫骨髓，病不能愈，令人不嗜食，又且少气。春刺秋分，筋挛逆气，环为咳嗽，病不愈，令人时惊，又且哭。春刺冬分，邪气著藏，令人胀，病不愈，又且欲言语。

夏刺春分，病不愈，令人解墯。夏刺秋分，病不愈，令人心中欲无言，惕惕如人将捕之。夏刺冬分，病不愈，令人少气，时欲怒。

秋刺春分，病不已，令人惕然，欲有所为，起而忘之。秋刺夏分，病不已，令人益嗜卧，又且善梦。秋刺冬分，病不已，令人洒洒时寒。

冬刺春分，病不已，令人欲卧不能眠，眠而有见。冬刺夏分，病不愈，令人②气上，发为诸痹。冬刺秋分，病不已，令人善渴。

---

① 尽气闭环：尽气，当作"气尽"，邪气尽也。闭环，当作"环闭"，即"旋闭"，立刻闭其针孔也。

② 令人：此二字原脱，与前后文例不合，据《甲乙经》卷五第一上补。

凡刺胸腹者，必避五脏。中心者，环死；刺中肝，五日死[①]；中脾者，五日死；中肾者，七日死；中肺者，五日死；中膈者，皆为伤中，其病虽愈，不过一岁必死。刺避五脏者，知逆从也。所谓从者，膈与脾肾之处，不知者反之。刺胸腹者，必以布㡤[②]著之，乃从单布上刺，刺之不愈复刺，刺针必肃。刺肿摇针，经刺勿摇，此刺之道也。

帝曰：愿闻十二经脉之终奈何？岐伯曰：太阳之脉，其终也，戴眼反折瘈疭，其色白，绝汗乃出，出则死矣。少阳终者，耳聋，百节皆纵，目𥇀绝系[③]，绝系一日半死，其死也色先青白，乃死矣。阳明终者，口目动作，善惊妄言，色黄，

---

① 刺中肝五日死：此六字原脱，新校正云："此经阙刺中肝死日。"今据《刺禁论》《四时刺逆从论》《甲乙经》卷五第一上补。

② 㡤（liǎo 绞）：原作"憿"。新校正云："按别本憿一作㡤，又作撽。"考憿，音激，《集韵》："疾也。"撽，音击，击也。于文义俱不合。㡤，《集韵》："胫布也。"可引申为"布巾"，为是，故从新校正引别本改。

③ 目𥇀（qióng 琼）绝系：谓两目直视如惊而目系阻绝不通。𥇀，王冰注："谓直视如惊貌。"

其上下经盛，不仁①，则终矣。少阴终者，面黑齿长而垢，腹胀闭，上下不通而终矣。太阴终者，腹胀闭不得息，善噫善呕，呕则逆，逆则面赤，不逆则上下不通，不通则面黑皮毛焦而终矣。厥阴终者，中热嗌干，善溺心烦，甚则舌卷卵上缩而终矣。此十二经之所败也。

———————

① 不仁：《灵枢·终始》《甲乙经》卷二第一上均作"而不行"，连上句读。

卷第五

脉要精微论篇第十七

黄帝问曰：诊法何如？岐伯对曰：诊法常以平旦，阴气未动，阳气未散，饮食未进，经脉未盛，络脉调匀，气血未乱，故乃可诊有过之脉。切脉动静而视精明，察五色，观五脏有余不足，六腑强弱，形之盛衰，以此参伍，决死生之分。

夫脉者，血之府也，长则气治，短则气病，数则烦心，大则病进，上盛则气高①，下盛则气胀，代则气衰，细则气少，涩则心痛，浑浑革革②至如

---

① 高：新校正云："按全元起本高作鬲。"鬲，阻隔，义胜。

② 革革（⺮⺮吉吉）：原作"革"，脱一"革"字，据《甲乙经》卷四第一中、《脉经》卷一第十三补。革革，脉来急速貌。

涌泉，病进而危^①；弊弊绰绰^②其去如弦绝者^③死。

夫五^④色者，气之华也。赤欲如帛^⑤裹朱，不欲如赭；白欲如鹅羽，不欲如盐^⑥；青欲如苍璧之泽，不欲如蓝；黄欲如罗裹雄黄，不欲如黄土；黑欲如重漆色，不欲如地苍^⑦。五色精微象见矣，其寿不久也。夫精明者，所以视万物，别白黑，审短长。以长为短，以白为黑，如是则精衰矣。

五脏者，中之守也，中盛脏满，气胜伤恐

---

① 危：原作"色"，形近致误，据《甲乙经》卷四第一中、《脉经》卷一第十三改。

② 弊弊绰绰：原作"弊绵绵"，据《甲乙经》卷四第一中、《脉经》卷一第十三改，以与前句"浑浑革革"为对文。此言脉来隐约不明显也。

③ 者：原无，据《甲乙经》卷四第一中、《脉经》卷一第十三补。

④ 五：此前原有"精明"二字，与所释"五色"义不相涉，故删之。

⑤ 帛：原作"白"，与下"裹朱"义难合，据《太素·杂诊》、《脉经》卷五第四改。

⑥ 盐：《太素·杂诊》作"垩"。垩为白土，色无光泽，义胜。

⑦ 地苍：张介宾注："地之苍黑，枯暗如尘。"

者[①]，声如从室中言，是中气之湿也。言而微，终日乃复言者，此夺气也。衣被不敛，言语善恶，不避亲疏者，此神明之乱也。仓廪不藏者，是门户不要[②]也。水泉不止者，是膀胱不藏也。得守者生，失守者死。

夫五脏[③]者，身之强也。头者精明之府，头倾视深，精神将夺矣。背者胸中之府，背曲肩随，府将坏矣。腰者肾之府，转摇不能，肾将惫矣。膝者筋之府，屈伸不能，行则偻附[④]，筋将惫矣。骨者髓之府，不能久立，行则振掉，骨将惫矣。得强则生，失强则死。

岐伯曰：反四时者，有余为精[⑤]，不足为消。应太过，不足为精；应不足，有余为消。阴阳不

---

① 气胜伤恐者：《素问释义》以为"气胜伤恐者"五字为衍文，可参。

② 门户不要：指肛门失于约束。门户，此指肛门。要，约束也。

③ 五脏：《素问吴注》改作"五府"，义胜。

④ 偻附：新校正云："按别本附一作俯。"按作"俯"义胜。

⑤ 精：刘衡如云："疑两精字均当作积，与消相对为文，二字繁体相近致误。"此说似是。

相应，病名曰关格①。

帝曰：脉其四时动奈何？知病之所在奈何？知病之所变奈何？知病乍在内奈何？知病乍在外奈何？请问此五者，可得闻乎？岐伯曰②：请言其与天运转大③也。万物之外，六合之内，天地之变，阴阳之应，彼春之暖，为夏之暑，彼秋之忿，为冬之怒，四变之动，脉与之上下，以春应中规，夏应中矩，秋应中衡，冬应中权。是故冬至四十五日，阳气微上，阴气微下；夏至四十五日，阴气微上，阳气微下。阴阳有时，与脉为期，期而相失，知脉所分，分之有期，故知死时。微妙在脉，不可不察，察之有纪，从阴阳始，始之有经，从五行生，生之有度，四时为宜，补泻勿失，

---

① 岐伯曰……病名曰关格：详此三十九字，前无"黄帝问"语，文义亦与前后不合，乃是人迎气口比诊脉法，必古文错简于此。考其文，似当在《玉机真脏论》"名曰重强"之后，且当有"帝曰：反四时奈何"七字。

② 岐伯曰：新校正云："详此对与问不甚相应。脉四时动、病之所在、病之所变，按文颇对；病在内、在外之说，后文殊不相当。"林说为是，必简有错脱。

③ 大：《太素·四时脉诊》无此字，王冰注亦未涉，疑衍。

与天地如一，得一之情，以知死生。是故声合五音，色合五行，脉合阴阳。

是知阴盛则梦涉大水恐惧，阳盛则梦大火燔灼，阴阳俱盛则梦相杀毁伤；上盛则梦飞，下盛则梦堕；甚饱则梦予，甚饥则梦取；肝气盛则梦怒，肺气盛则梦哭；短虫多则梦聚众，长虫多则梦相击毁伤①。

是故持脉有道，虚静为保。春日浮，如鱼之游在波；夏日在肤，泛泛乎万物有余；秋日下肤，蛰虫将去；冬日在骨，蛰虫周密，君子居室。故曰：知内者按而纪之，知外者终而始之。此六者，持脉之大法。

心脉搏坚而长，当病舌卷不能言；其耎而散者，当消渴②自已。肺脉搏坚而长，当病唾血；其

① 是知……相击毁伤：按此节自"是知"至"肺气盛则梦哭"，乃《灵枢·淫邪发梦》之文。后二句亦与本篇无涉，皆错简误出于此。

② 消渴：原作"消环"，义费解，《甲乙经》卷四第一中、《脉经》卷六第三、《太素·五脏脉诊》均作"消渴"，为是。故据改。

耎而散者，当病灌汗，至令不复散发①也。肝脉搏坚而长，色不青，当病坠若搏，因血在胁下，令人喘逆；其耎而散色泽者，当病溢饮，溢饮者渴暴多饮，而易②入肌皮肠胃之外也。胃脉搏坚而长，其色赤，当病折髀；其耎而散者，当病食痹。脾脉搏坚而长，其色黄，当病少气；其耎而散色不泽者，当病足骺肿，若水状也。肾脉搏坚而长，其色黄而赤者，当病折腰；其耎而散者，当病少血，至令不复也。

帝曰：诊得心脉而急，此为何病？病形何如？岐伯曰：病名心疝，少腹当有形也。帝曰：何以言之？岐伯曰：心为牡脏，小肠为之使，故曰少腹当有形也。帝曰：诊得胃脉，病形何如？岐伯曰：胃脉实则胀，虚则泄。

帝曰：病成而变何谓？岐伯曰：风成为寒热，

---

① 散发：《太素·五脏脉诊》无此二字，疑衍。又新校正云："详下文诸脏各言色，而心肺二脏不言色者，疑阙文也。"

② 易：新校正云："按《甲乙经》易作溢。"今本《甲乙经》卷四第一中作"易"，原校云："一本作溢。"《脉经》卷六第一亦作"溢"。《素问校勘记》云："溢字是。"

瘅成为消中，厥成为巅疾，久风为飧泄，脉风成为疠，病之变化，不可胜数。

帝曰：诸痈肿筋挛骨痛，此皆安生？岐伯曰：此寒气之肿，八风之变也。帝曰：治之奈何？岐伯曰：此四时之病，以其胜治之愈也。

帝曰：有故病五脏发动，因伤脉色，各何以知其久暴至之病乎？岐伯曰：悉乎哉问也！征其脉小色不夺者，新病也；征其脉不夺其色夺者，此久病也；征其脉与五色俱夺者，此久病也；征其脉与五色俱不夺者，新病也。肝与肾脉并至，其色苍赤，当病毁伤不见血，已见血，湿若中水也。

尺内两傍则季胁也，尺外以候肾，尺里以候腹。中附上，左外以候肝，内以候膈；右外以候胃，内以候脾。上附上，右外以候肺，内以候胸中；左外以候心，内以候膻中。前以候前，后以候后。上竟上者，胸喉中事也；下竟下者，少腹腰股膝胫足中事也①。

---

① 尺内两傍……少腹腰股膝胫足中事也：按此节乃诊尺肤内容，不当出本篇，必古文错简，似当移于《灵枢·论疾诊尺》。

　　粗大者，阴不足阳有余，为热中也。来疾去徐，上实下虚，为厥巅疾；来徐去疾，上虚下实，为恶风也。故中恶风者，阳气受也。有脉俱沉细数者，少阴厥也；沉细数散者，寒热也；浮而散者为眴仆。诸浮不躁者皆在阳，则为热；其有躁者在手。诸细而沉者皆在阴，则为骨痛；其有静者在足。数动一代者，病在阳之脉也，泄及便脓血。诸过者切之，涩者阳气有余也，滑者阴气有余也。阳气有余为身热无汗，阴气有余为多汗身寒，阴阳有余则无汗而寒。推而外之，内而不外，有心腹积也。推而内之，外而不内，身有热也。推而上之，上而不下①，腰足清也。推而下之，下而不上②，头项痛也。按之至骨，脉气少者，腰脊痛而身有痹也。

---

①　上而不下：《甲乙经》卷四第一中作"下而不上"。
②　下而不上：《甲乙经》卷四第一中作"上而不下"。

平人气象论篇第十八

黄帝问曰：平人何如？岐伯对曰：人一呼脉再动，一吸脉亦再动，呼吸定息脉五动，闰以太息，命曰平人。平人者，不病也。常以不病调病人，医不病，故为病人平息以调之为法。人一呼脉一动，一吸脉一动，曰少气。人一呼脉三动，一吸脉三动而躁，尺热曰病温，尺不热脉滑曰病风，脉涩曰痹。人一呼脉四动以上曰死，脉绝不至曰死，乍疏乍数曰死。

平人之常气禀于胃，胃者平人之常气也①，人无胃气曰逆，逆者死。

春胃微弦曰平，弦多胃少曰肝病，但弦无胃曰死，胃而有毛曰秋病，毛甚曰今病。脏真②散于肝，肝藏筋膜之气也。夏胃微钩曰平，钩多胃

---

① 平人之常气禀于胃胃者平人之常气也：《甲乙经》卷四第一上作"人常禀气于胃，脉以胃气为本"。义胜。

② 脏真：指五脏之真气。五脏均以胃气为本，故即胃气也。

少曰心病，但钩无胃曰死，胃而有石曰冬病，石甚曰今病。脏真通于心，心藏血脉之气也。长夏胃微耎弱曰平，弱多胃少曰脾病，但代无胃曰死，耎弱有石曰冬病，弱甚曰今病。脏真濡于脾，脾藏肌肉之气也。秋胃微毛曰平，毛多胃少曰肺病，但毛无胃曰死，毛而有弦曰春病，弦甚曰今病。脏真高于肺，以①行荣卫阴阳也。冬胃微石曰平，石多胃少曰肾病，但石无胃曰死，石而有钩曰夏病，钩甚曰今病。脏真下于肾，肾藏骨髓之气也。

胃之大络，名曰虚里，贯膈络肺，出于左乳下，其动应衣，脉宗气也。盛喘数绝者，则病在中；结而横，有积矣；绝不至曰死。乳之下其动应衣，宗气泄也②。

欲知寸口太过与不及，寸口之脉中手短者，曰头痛；寸口脉中手长者，曰足胫痛；寸口脉中

---

① 以：《甲乙经》卷四第一中作"肺"。律以上下文例，作"肺"为是。

② 乳之下其动应衣宗气泄也：新校正云："按全元起本无此十一字，《甲乙经》亦无。详上下文义，多此十一字，当去。"今本《甲乙经》卷四第一中同新校正。

手促上击者，曰肩背痛。寸口脉沉而坚者，曰病在中；寸口脉浮而盛者，曰病在外。寸口脉沉而弱，曰寒热及疝瘕少腹痛①；寸口脉沉而横，曰胁下有积，腹中有横积痛；寸口脉沉而喘，曰寒热。脉盛滑坚者，曰病在外；脉小实而坚者，曰②病在内。脉小弱以涩，谓之久病；脉滑浮而疾者，谓之新病。脉急者，曰疝瘕少腹痛；脉滑曰风；脉涩曰痹；缓而滑曰热中；盛而紧曰胀。脉从阴阳，病易已；脉逆阴阳，病难已。脉得四时之顺，曰病无他；脉反四时及不间脏，曰难已。

　　臂多青脉，曰脱血。尺缓脉涩③，谓之解㑊安

---

① 寸口脉沉而弱曰寒热及疝瘕少腹痛：新校正云："按《甲乙经》无此十五字，况下文已有寸口脉沉而喘曰寒热，脉急者曰疝瘕少腹痛，此文衍，当去。"今本《甲乙经》卷四第一中同新校正。按林说似是。

② 曰：原脱，据《甲乙经》卷四第一中、《太素·尺寸诊》补。

③ 尺缓脉涩：原作"尺脉缓涩"，据后"尺涩脉滑""尺寒脉细"之文，乃指尺肤与脉合参诊病，则"脉缓"二字误倒，今乙正。

卧；尺热脉盛[1]，谓之脱血；尺涩脉滑，谓之多汗；尺寒脉细，谓之后泄。脉尺粗常热[2]者，谓之热中。

肝见庚辛死，心见壬癸死，脾见甲乙死，肺见丙丁死，肾见戊己死，是谓真脏见皆死[3]。

颈脉动喘疾咳，曰水。目裹微肿如卧蚕起之状，曰水。溺黄赤安卧者，黄疸。已食如饥者，胃疸。面肿曰风。足胫肿曰水。目黄者曰黄疸。妇人手少阴脉动甚者，妊子也。

脉有逆从四时，未有脏形，春夏而脉沉涩[4]，秋冬而脉浮大，命曰逆四时也。风热而脉静，泄而脱血脉实，病在中脉虚，病在外脉涩坚者，皆难

---

① 尺热脉盛：原无"尺热"二字，《太素·尺寸诊》作"尺脉盛"。律以下文"尺寒脉细"，此当作"尺热脉盛"，故据补。

② 脉尺粗常热：《素问识》云："熊本无脉字。"《素问吴注》亦无"脉"字。然据以上文例，似当作"脉粗尺常热"，疑"尺粗"二字互倒。

③ 肝见庚辛死……是谓真脏见皆死：此三十二字乃言真脏脉象，非平人脉象，疑《玉机真脏论》文错出于此。

④ 沉涩：原作"瘦"，据《玉机真脏论》《甲乙经》卷四第一下改。

治，命曰反四时也。

人以水谷为本，故人绝水谷则死，脉无胃气亦死。所谓无胃气者，但得真脏脉，不得胃气也。所谓脉不得胃气者，肝不弦、肾不石也。

太阳脉至，洪大以长；少阳脉至，乍数乍疏，乍短乍长；阳明脉至，浮大而短。

夫平心脉来，累累如连珠，如循琅玕，曰心平，夏以胃气为本。病心脉来，喘喘连属，其中微曲，曰心病。死心脉来，前曲后居，如操带钩，曰心死。

平肺脉来，厌厌聂聂，如落榆荚，曰肺平，秋以胃气为本。病肺脉来，不上不下，如循鸡羽，曰肺病。死肺脉来，如物之浮，如风吹毛，曰肺死。

平肝脉来，耎弱招招①，如揭长竿末梢，曰肝平，春以胃气为本。病肝脉来，盈实而滑，如循长竿，曰肝病。死肝脉来，急益劲，如新张弓弦，曰肝死。

---

① 招招：张介宾注："招招，犹迢迢也。"

平脾脉来，和柔相离，如鸡践地，曰脾平，长夏以胃气为本。病脾脉来，实而盈数，如鸡举足，曰脾病。死脾脉来，锐坚如乌之喙，如鸟之距，如屋之漏，如水之流，曰脾死。

平肾脉来，喘喘累累如钩，按之而坚，曰肾平，冬以胃气为本。病肾脉来，如引葛，按之益坚，曰肾病。死肾脉来，发如夺索，辟辟如弹石，曰肾死。

卷第六

玉机真脏论篇第十九

黄帝问曰：春脉如弦，何如而弦？岐伯对曰：春脉者肝也，东方木也，万物之所以始生也，故其气来耎弱轻虚而滑，端直以长，故曰弦，反此者病。帝曰：何如而反？岐伯曰：其气来实而强，此谓太过，病在外；其气来不实而微，此谓不及，病在中。帝曰：春脉太过与不及，其病皆何如？岐伯曰：太过则令人善怒[1]，忽忽眩冒而巅疾；其不及则令人胸痛引背，下则两胁胠满。帝曰：善。

夏脉如钩，何如而钩？岐伯曰：夏脉者心也，南方火也，万物之所以盛长也，故其气来盛去衰，

---

[1] 怒：原作"忘"。王冰注："忘当为怒，字之误也。"新校正云："按《气交变大论》云：木太过，甚则忽忽善怒，眩冒巅疾。则忘当作怒。"按作"怒"为是，故据改。

故曰钩，反此者病。帝曰：何如而反？岐伯曰：其气来盛去亦盛，此谓太过，病在外；其气来不盛去反盛，此谓不及，病在中。帝曰：夏脉太过与不及，其病皆何如？岐伯曰：太过则令人身热而肤痛，为浸淫；其不及则令人烦心，上见咳唾，下为气泄。帝曰：善。

秋脉如浮，何如而浮？岐伯曰：秋脉者肺也，西方金也，万物之所以收成也，故其气来轻虚以浮，来急去散，故曰浮，反此者病。帝曰：何如而反？岐伯曰：其气来毛而中央坚，两傍虚，此谓太过，病在外；其气来毛而微，此谓不及，病在中。帝曰：秋脉太过与不及，其病皆何如？岐伯曰：太过则令人逆气而背痛，愠愠然；其不及则令人喘，呼吸少气而咳，上气见血，下闻病音。帝曰：善。

冬脉如营，何如而营？岐伯曰：冬脉者肾也，北方水也，万物之所以合藏也，故其气来沉以搏，故曰营，反此者病。帝曰：何如而反？岐伯曰：其气来如弹石者，此谓太过，病在外；其去如数者，此谓不及，病在中。帝曰：冬脉太过与不及，其病皆何如？岐伯曰：太过则令人解㑊，脊脉痛而少气不欲言；其不及，则令人心悬如病饥，眇中清，脊中痛，少腹满，小便变赤黄[1]。帝曰：善。

帝曰：四时之序，逆从之变异也，然脾脉独何主？岐伯曰：脾脉者土也，孤脏以灌四傍者也。帝曰：然则脾善恶[2]，可得见之乎？岐伯曰：善者不可得见，恶者可见。帝曰：恶者何如可见？岐伯曰：其来如水之流者，此谓太过，病在外；如鸟之喙者，此谓不及，病在中。帝曰：夫子言脾为孤脏，中央土以灌四傍，其太过与不及，其病皆何如？岐伯曰：太过，则令人四肢不举；其不及，则令人九窍不通，名曰重强。帝瞿然而起，再拜而稽首曰：善。吾得脉之大要，天下至数，《五色》《脉变》《揆度》《奇恒》，道在于一，神转不回，回则不转，乃失其机。至数之要，迫近

---

[1] 小便变赤黄：原作“小便变”，义不甚明，《甲乙经》卷四第一上原校引《素问》《备急千金要方》卷十九第一均作“小便变赤黄”，当有“赤黄”二字，故据补。

[2] 善恶：此言脉象。善者，平和无病之脉也。恶者，病脉也。

以微，著之玉版，藏之于^①府，每旦读之，名曰《玉机》。

五脏受气于其所生，传之于其所胜，气舍于其所生^②，死于其所不胜。病之且死，必先传行，至其所不胜，病乃死。此言气之逆行也，故死。肝受气于心，传之于脾，气舍于肾，至肺而死。心受气于脾，传之于肺，气舍于肝，至肾而死。脾受气于肺，传之于肾，气舍于心，至肝而死。肺受气于肾，传之于肝，气舍于脾，至心而死。肾受气于肝，传之于心，气舍于肺，至脾而死。此皆逆死也。一日一夜五分之，此所以占死者^③之早暮也。

黄帝曰：五脏相通，移皆有次奈何？岐伯

① 于：原作"藏"，据《太素·四时脉形》改。

② 五脏受气于其所生……气舍于其所生：《内经辨言》云："两言其所生，则无别矣，疑下句衍其字也。其所生者，其子也；所生者，其母也。"

③ 者：原作"生"，《甲乙经》卷六第十作"者"，考此节只言占死，未涉生之早暮，故从《甲乙经》改之。

曰[①]：五脏有病，则各传其所胜。不治，法三月若六月，若三日若六日，传五脏而当死。是顺传所胜之次。故曰：别于阳者，知病从来；别于阴者，知死生之期。言知至其所困而死。

是故风者百病之长也，今风寒客于人，使人毫毛毕直，皮肤闭而为热，当是之时，可汗而发也；或痹不仁肿痛，当是之时，可汤熨及火灸刺而去之。弗治，病入舍于肺，名曰肺痹，发咳上气。弗治，肺即传而行之肝，病名曰肝痹，一名曰厥，胁痛出食，当是之时，可按若刺耳。弗治，肝传之脾，病名曰脾风，发瘅，腹中热，烦心出黄[②]，当此之时，可按可药可浴。弗治，脾传之肾，病名曰疝瘕，少腹冤热而痛，出白，一名曰蛊，当此之时，可按可药。弗治，肾传之心，病筋脉相引而急，病名曰瘛，当此之时，可灸可药。弗治，满十日，法当死。肾因传之心，心即复反传

---

① 奈何岐伯曰：此五字原脱，据本经文例补，不然则前"黄帝曰"无着落。

② 出黄：《甲乙经》卷八第一上作"汗出黄瘅"。义较明。

而行之肺，发寒热，法当三岁^①死，此病之次也。然其卒发者，不必治于传，或其传化有不以次，不以次入者，忧恐悲喜怒，令不得以其次，故令人有大病矣。因而喜大虚则肾气乘矣，怒则肝气乘矣，悲则肺气乘矣，恐则脾气乘矣，忧则心气乘矣，此其道也。故病有五，五五二十五变及其传化。传，乘之名也。

大骨枯槁，大肉陷下，胸中气满，喘息不便，其气动形，期六月死，真脏脉见，乃予之期日。大骨枯槁，大肉陷下，胸中气满，喘息不便，内痛引肩项，期一月死，真脏见，乃予之期日。大骨枯槁，大肉陷下，胸中气满，喘息不便，内痛引肩项，身热，脱肉破䐃，真脏见，十日^②之内死。大骨枯槁，大肉陷下，肩髓内消，动作益衰，

---

① 三岁：滑寿云："三岁当作三日。夫以肺病而来，各传所胜，至肾传心，法当十日死，及肾传之心，心复传肺，正所谓一脏不复受再伤者，又可延之三岁乎？"可参。

② 日：原作"月"，《读素问钞》《素问发微》《素问吴注》均改为"日"。按真脏脉已见，必不能延及十月，故从改。

真脏未见①，期一岁死；见其真脏，乃予之期日。大骨枯槁，大肉陷下，胸中气满，腹内痛，心中不便，肩项②身热，破䐃脱肉，目眶陷，真脏见，目不见人，立死；其见人者，至其所不胜之时则死。

急虚身中卒至③，五脏绝闭，脉道不通，气不往来，譬于堕溺，不可为期。其脉绝不来，若人一息五六至，其形肉不脱，真脏虽不见，犹死也。

真肝脉至，中外急，如循刀刃责责然，如按琴瑟弦，色青白不泽，毛折，乃死。真心脉至，坚而搏，如循薏苡子累累然，色赤黑不泽，毛折，乃死。真肺脉至，大而虚，如以毛羽中人肤，色白赤不泽，毛折，乃死。真肾脉至，搏而绝，如

---

① 未见：原作"来见"，新校正云："按全元起本及《甲乙经》真脏来见作未见，来当作未，字之误也。"《太素·真脏脉形》亦作"未见"，联系后文，作"未见"为是，故据改。

② 腹内痛心中不便肩项：据前文例，似当作"喘息不便，内痛引肩项"。

③ 急虚身中卒至：此六字义晦，《甲乙经》卷八第一上"身中"作"中身"，亦难解，疑为"虚邪卒至"之误。

指弹石辟辟然，色黑黄不泽，毛折，乃死。真脾脉至，弱而乍数乍疏，色黄青不泽，毛折，乃死。诸真脏脉见者，皆死不治也。

黄帝曰：见真脏曰死，何也？岐伯曰：五脏者皆禀气于胃，胃者五脏之本也。脏气者，不能自致于手太阴，必因于胃气，乃至于手太阴也。故五脏各以其时，自为①而至于手太阴也。故邪气胜者，精气衰也。故病甚者，胃气不能与之俱至于手太阴，故真脏之气独见，独见者病胜脏也，故曰死。帝曰：善。

黄帝曰：凡治病，察其形气色泽，脉之盛衰，病之新故，乃治之，无后其时。形气相得，谓之可治；色泽以浮，谓之易已；脉从四时，谓之可治；脉弱以滑，是有胃气，命曰易治，取之以时。形气相失，谓之难治；色夭不泽，谓之难已；脉实以坚，谓之益甚；脉逆四时，为不可治。必察四难，而明告之。

所谓逆四时者，春得肺脉，夏得肾脉，秋得

---

① 为：《素问释义》云："为当作胃。"

心脉，冬得脾脉，其至皆悬绝沉涩者，命曰逆四
时。未有脏形①，于春夏而脉沉涩，秋冬而脉浮大，
名曰逆四时也。病热脉静，泄而脉大，脱血而脉
实，病在中脉实坚，病在外脉不实坚者，皆难治。

黄帝曰：余闻虚实以决死生，愿闻其情。岐
伯曰：五实死，五虚死。帝曰：愿闻五实五虚。
岐伯曰：脉盛，皮热，腹胀，前后不通，闷瞀，
此谓五实。脉细，皮寒，气少，泄利前后，饮食
不入，此谓五虚。帝曰：其时有生者何也？岐伯
曰：浆粥入胃泄注止，则虚者活；身汗得后利，
则实者活。此其候也。

三部九候论篇第二十

黄帝问曰：余闻《九针》于夫子，众多博大，
不可胜数。余愿闻要道，以属子孙，传之后世，
著之骨髓，藏之肝肺，歃血而受，不敢妄泄，令
合天道，必有终始，上应天光星辰历纪，下副四

---

① 未有脏形：言未见本脏之脉形。

时五行，贵贱更立，冬阴夏阳，以人应之奈何？
愿闻其方。岐伯对曰：妙乎哉问也！此天地之
至数。

帝曰：愿闻天地之至数，合于人形血气，通
决死生，为之奈何？岐伯曰：天地之至数，始于
一，终于九焉。一者天，二者地，三者人，因而
三之，三三者九，以应九野。故人有三部，部有
三候，以决死生，以处百病，以调虚实，而除
邪疾。

帝曰：何谓三部？岐伯曰：有下部，有中部，
有上部，部各有三候。三候者，有天有地有人
也，必指而导之，乃以为质①。上部天，两额之动
脉；上部地，两颊之动脉；上部人，耳前之动脉。
中部天，手太阴也；中部地，手阳明也；中部
人，手少阴也。下部天，足厥阴也；下部地，足
少阴也；下部人，足太阴也。故下部之天以候肝，

① 质：原作"真"，王冰注："《礼》曰：疑事无质。质，成
也。"据此，则"真"字原作"质"字，当是后人抄误，故据
改。质，本也。

地以候肾，人以候脾胃之气。帝曰：中部之候奈
何？岐伯曰：亦有天，亦有地，亦有人。天以候
肺，地以候胸中之气，人以候心。帝曰：上部以
何候之？岐伯曰：亦有天，亦有地，亦有人。天
以候头角之气，地以候口齿之气，人以候耳目之
气。三部者，各有天，各有地，各有人。三而成
天，三而成地，三而成人。三而三之，合则为九，
九分为九野，九野为九脏。故神脏五，形脏四，
合为九脏。五脏已败，其色必夭，夭必死矣。

帝曰：以候奈何？岐伯曰：必先度其形之肥瘦，
以调其气之虚实，实则泻之，虚则补之。必先去其
血脉^①而后调之，无问其病，以平为期。

帝曰：决死生奈何？岐伯曰：形盛脉细，少
气不足以息者危；形瘦脉大，胸中多气者死。形
气相得者生，参伍不调者病。三部九候皆相失者
死；上下左右之脉相应如参舂者病甚；上下左右
相失不可数者死。中部之候虽独调，与众脏相失
者死；中部之候相减者死；目内陷者死。

---

① 去其血脉：谓祛除脉中瘀血也。

　　帝曰：何以知病之所在？岐伯曰：察九候，独小者病，独大者病，独疾者病，独迟者病，独热者病，独寒者病，独陷下者病。以左手足上去踝五寸而按之，右手当踝而弹之①，其应过五寸以上，蠕蠕然者不病；其应疾，中手浑浑然者病；中手徐徐然者病；其应上不能至五寸，弹之不应者死。是以脱肉身不去者死。中部乍疏乍数者死。其脉代而钩者，病在络脉。九候之相应也，上下若一，不得相失。一候后则病，二候后则病甚，三候后则病危。所谓后者，应不俱②也。察其腑脏，以知死生之期，必先知经脉③，然后知病脉。

---

　　① 以左手足而弹之：原作"以左手足上，上去踝五寸按之，庶右手当踝而弹之"，林亿等按：《甲乙经》及全元起注本并云：以左手足上去踝五寸而按之，右手当踝而弹之。全元起注云：内踝之上，阴交之出，通于膀胱，系于肾，肾为命门，是以取之，以明吉凶。今文少一而字，多一庶字及足字。王注以手足皆取为解，殊为穿凿。当从全元起注旧本及《甲乙经》为正。"林说是，故据改。

　　② 应不俱：指九候脉动不一致。王冰注："俱犹同也，一也。"

　　③ 经脉：常脉也。经者，常也。

真脏脉见者，邪胜，死也①。足太阳气绝者，其足不可屈伸，死必戴眼②。

帝曰：冬阴夏阳奈何？岐伯曰：九候之脉，皆沉细悬绝者为阴，主冬，故以夜半死。盛躁喘数者为阳，主夏，故以日中死。是故寒热病者，以平旦死。热中及热病者，以日中死。病风者，以日夕死。病水者，以夜半死。其脉乍疏乍数乍迟乍疾者，日乘四季死。形肉已脱，九候虽调，犹死。七诊虽见，九候皆从者不死。所言不死者，风气之病及经月之病，似七诊之病而非也，故言不死。若有七诊之病，其脉候亦败者死矣，必发哕噫。

必审问其所始病，与今之所方病，而后各切循其脉，视其经络浮沉，以上下逆从循之，其脉

---

① 邪胜死也：原作"胜死"，义不明，据《甲乙经》卷四第三改。

② 足太阳气绝者……死必戴眼：新校正云："按《诊要经终论》载三阳三阴脉终之证，此独纪足太阳气绝一证，余应阙文也。"按此十六字当为《诊要经终论》错简于此。戴眼，两目上视而不能转动。

疾者病①，其脉迟者病，脉不往来者死，皮肤著者死。

帝曰：其可治者奈何？岐伯曰：经病者治其经，孙络病者治其孙络血，血病②身有痛者治其经络。其病者在奇邪③，奇邪之脉则缪刺之。留瘦不移，节而刺之。上实下虚，切而从之，索其结络脉，刺出其血，以见通之④。瞳子高者，太阳不足；戴眼者，太阳已绝。此决死生之要，不可不察也⑤。手指及手外踝上五指留针⑥。

① 病：此前原有"不"字，《素问释义》云："不字衍。"为是，据删。

② 血血病：《甲乙经》卷四第三无此三字，疑衍。

③ 奇邪：张介宾注："奇邪者，不入于经而病于络也。"

④ 以见通之：《甲乙经》卷四第三作"以通其气"，义胜。

⑤ 瞳子高者……不可不察也：按此二十六字与上文无涉，必古文错简，似当在前文"足太阳气绝者"条下。

⑥ 手指及手外踝上五指留针：王冰注："错简文也。"

卷第七

经脉别论篇第二十一

黄帝问曰：人之居处动静勇怯，脉亦为之变乎？岐伯对曰：凡人之惊恐恚劳动静，皆为变也。是以夜行则喘出于肾，淫气病肺。有所堕恐，喘出于肝，淫气害脾。有所惊恐，喘出于肺，淫气伤心。度水跌仆，喘出于肾与骨，当是之时，勇者气行则已，怯者则着而为病也。故曰：诊病之道，观人勇怯、骨肉皮肤，能知其情，以为诊法也。故饮食饱甚，汗出于胃。惊而夺精，汗出于心。持重远行，汗出于肾。疾走恐惧，汗出于肝。摇体劳苦，汗出于脾。故春秋冬夏，四时阴阳，生病起于过用，此为常也。

食气入胃，散精于肝，淫气①于筋。食气入

---

① 淫气：指精气浸淫滋养。此与后文"淫精"义同，而与前太过之病邪"淫气"含义不同。

胃，浊气①归心，淫精于脉。脉气流经，经气归于肺，肺朝百脉，输精于皮毛。毛脉合精，行气于府②。府精神明，留于四脏，气归于权衡。权衡以平，气口成寸，以决死生。饮入于胃，游溢精气，上输于脾；脾气散精，上归于肺；通调水道，下输膀胱。水精四布，五经并行，合于四时五脏阴阳，《揆度》以为常也。

太阳脏独至③，厥喘虚气逆，是阴不足阳有余也，表里当俱泻，取之下俞。阳明脏独至，是阳气重并也，当泻阳补阴，取之下俞。少阳脏独至，是厥气也，跷前卒大④，取之下俞。少阳独至者，一阳之过也。太阴脏搏者，用心省真，五脉气少，胃气不平，三阴也，宜治其下俞，补阳泻阴。二

---

① 浊气：此指食物化生的水谷精气，因较肺所吸入的清气为浓，故称浊气。《灵枢·阴阳清浊》云："受谷者浊，受气者清。"

② 府：注家认识不一。王冰指为膻中气海，张志聪指为六腑。然"脉为血之府"，故此当指脉言。

③ 太阳脏独至：指太阳脏脉独盛于寸口。脏，此指脏腑经脉。后仿此。

④ 跷前卒大：跷前，指阳跷脉前，为足少阳脉。

阴独啸，少阴厥也①，阳并于上，四脉争张，气归于肾，宜治其经络，泻阳补阴。一阴至，厥阴之治也，真虚㾓心②，厥气留薄，发为白汗③，调食和药，治在下俞。

帝曰：太阳脏何象？岐伯曰：象三阳而浮也。帝曰：少阳脏何象？岐伯曰：象一阳也，一阳脏者，滑而不实也。帝曰：阳明脏何象？岐伯曰：象大浮也，太阴脏搏，言伏鼓也。二阴搏至，肾沉不浮也④。

---

① 二阴独啸少阴厥也：原作"一阳独啸，少阳厥也"。新校正云："详此上明三阳，此言三阴，今此再言少阳而不及少阴者，疑此一阳乃二阴之误也。又按全元起本此为少阴厥，显知此即二阴也。"为是，故据改。

② 真虚㾓（yuān 渊）心：真气亏虚而心中郁闷。㾓心，心中郁闷不舒。

③ 白汗：白，通"魄"。魄汗即大汗出。或云"白"为"自"字误。

④ 也：新校正云："详前脱二阴，此无一阴，阙文可知。"

脏气法时论篇第二十二

黄帝问曰：合人形以法四时五行而治，何如而从？何如而逆？得失之意，愿闻其事。岐伯对曰：五行者，金木水火土也，更贵更贱①，以知死生，以决成败，而定五脏之气，间甚之时，死生之期也。

帝曰：愿卒闻之。岐伯曰：肝主春，足厥阴少阳主治，其日甲乙，肝苦急，急食甘以缓之。心主夏，手少阴太阳主治，其日丙丁，心苦缓，急食酸以收之。脾主长夏，足太阴阳明主治，其日戊己，脾苦湿，急食苦以燥之。肺主秋，手太阴阳明主治，其日庚辛，肺苦气上逆，急食苦以泄之。肾主冬，足少阴太阳主治，其日壬癸，肾苦燥，急食辛以润之。开腠理，致津液，通气

---

① 更贵更贱：指五行衰旺变化。旺时为贵，衰时为贱。

也^①。

病在肝，愈于夏，夏不愈，甚于秋，秋不死，持于冬，起于春，禁当风。肝病者，愈在丙丁，丙丁不愈，加于庚辛，庚辛不死，持于壬癸，起于甲乙。肝病者，平旦慧，下晡甚，夜半静。肝欲散，急食辛以散之，用辛补之，酸泻之。

病在心，愈在长夏，长夏不愈，甚于冬，冬不死，持于春，起于夏，禁温食热衣。心病者，愈在戊己，戊己不愈，加于壬癸，壬癸不死，持于甲乙，起于丙丁。心病者，日中慧，夜半甚，平旦静。心欲耎，急食咸以耎之，用咸补之，甘泻之。

病在脾，愈在秋，秋不愈，甚于春，春不死，持于夏，起于长夏，禁温食饱食、湿地濡衣。脾病者，愈在庚辛，庚辛不愈，加于甲乙，甲乙不死，持于丙丁，起于戊己。脾病者，日昳慧，日

---

① 开腠理……通气也：滑寿云："此一句九字，疑原是注文。"《素问悬解》直删此九字。按此九字与上下文不相涉，疑衍。又刘衡如云："按《甲乙》卷六第九气后有坠字，古与隧通。通气隧与开腠理、致津液句法一致，文义俱胜。"

出甚，下晡静。脾欲缓，急食甘以缓之，用苦泻之，甘补之。

病在肺，愈在冬，冬不愈，甚于夏，夏不死，持于长夏，起于秋，禁寒饮食寒衣。肺病者，愈在壬癸，壬癸不愈，加于丙丁，丙丁不死，持于戊己，起于庚辛。肺病者，下晡慧，日中甚，夜半静。肺欲收，急食酸以收之，用酸补之，辛泻之。

病在肾，愈在春，春不愈，甚于长夏，长夏不死，持于秋，起于冬，禁犯焠㶼热食①、温炙衣。肾病者，愈在甲乙，甲乙不愈，甚于戊己，戊己不死，持于庚辛，起于壬癸。肾病者，夜半慧，四季②甚，下晡静。肾欲坚，急食苦以坚之，用苦补之，咸泻之。

夫邪气之客于身也，以胜相加，至其所生而

---

① 焠㶼（cuì āi翠哀）热食：谓炙爆过热的食物。张介宾注："焠㶼，烧爆之物也。肾恶燥烈，故当禁此。"

② 四季：此前《脉经》卷六第九、《甲乙经》卷六第十均有"日乘"二字，于义较明。日乘四季者，谓一日之内辰、戌、丑、未四个时辰。

愈，至其所不胜而甚，至于所生而持，自得其位
而起。必先定五脏之脉，乃可言间甚之时、死生
之期也。

肝病者，两胁下痛引少腹，令人善怒；虚则
目䀮䀮无所见，耳无所闻，善恐如人将捕之，取
其经，厥阴与少阳①。气逆则头痛，耳聋不聪，颊
肿，取血者。

心病者，胸中痛，胁支满，胁下痛，膺背肩
胛间痛，两臂内痛；虚则胸腹大，胁下与腰相引
而痛，取其经，少阴太阳，舌下血者。其变病，
刺郄中血者。

脾病者，身重，善肌②肉痿，足不收，行善
瘈，脚下痛；虚则腹满肠鸣，飧泄食不化，取其
经，太阴阳明少阴血者。

肺病者，喘咳逆气，肩背痛，汗出，尻阴股
膝髀腨胻足皆痛；虚则少气不能报息，耳聋嗌干，

---

① 阳：此后《甲乙经》卷六第九有"血者"二字。

② 肌：《气交变大论》新校正引本文、《脉经》卷六第五、《甲
乙经》卷六第九均作"饥"。

取其经，太阴足太阳之外厥阴内[1]血者。

肾病者，腹大胫肿，喘咳身重，寝汗出，憎风；虚则胸中痛，大腹小腹痛，清厥，意不乐，取其经，少阴太阳血者。

肝色青，宜食甘，粳米牛肉枣葵皆甘。心色赤，宜食酸，小豆犬肉李韭皆酸。肺色白，宜食苦，麦羊肉杏薤皆苦。脾色黄，宜食咸，大豆豕肉栗藿皆咸。肾色黑，宜食辛，黄黍鸡肉桃葱皆辛。辛散，酸收，甘缓，苦坚，咸耎。

毒药攻邪，五谷为养，五果为助，五畜为益，五菜为充，气味合而服之，以补精益气。此五者，有辛酸甘苦咸，各有所利，或散或收，或缓或急[2]，或坚或耎，四时五脏，病随五味所宜也。

---

① 太阴足太阳之外厥阴内：《脉经》卷六第七作"手太阴足太阳之外厥阴内少阴"；《甲乙经》卷六第九同《脉经》，惟无"之"字。按：足太阳之外厥阴内，即足太阳之前足厥阴之后，乃足少阴也。

② 或急：《太素·调食》无此二字。《素问识》云："考前文无物性急者，疑是衍文。"似是。

宣明五气篇第二十三

五味所入：酸入肝，辛入肺，苦入心，咸入肾，甘入脾，是谓五入。

五气所病：心为噫，肺为咳，肝为语，脾为吞，肾为欠为嚏[1]，胃为气逆为哕[2]，大肠小肠为泄，下焦溢为水，膀胱不利为癃，不约为遗溺，胆为怒[3]，是谓五病。

五精所并：精气并于心则喜，并于肺则悲，并于肝则忧[4]，并于脾则畏[5]，并于肾则恐，是谓五

---

[1] 为嚏：《灵枢·九针论》《太素·脏腑气液》均无此二字，疑衍。

[2] 哕：此后原有"为恐"二字，与胃病无涉，故据《灵枢·九针论》《太素·脏腑气液》删。

[3] 胃为气逆……胆为怒：此三十三字与"五气所病"不合，疑为后人补注误入正文。

[4] 忧：据文义与文例似当作"怒"。

[5] 畏：据文义与文例似当作"思"。

并。虚而相并者也^①。

五脏所恶：心恶热，肺恶燥^②，肝恶风，脾恶湿，肾恶寒^③，是谓五恶。

五脏化液：心为汗，肺为涕，肝为泪，脾为涎，肾为唾，是谓五液。

五味所禁：辛走气，气病无多食辛；咸走血，血病无多食咸；苦走骨，骨病无多食苦；甘走肉，肉病无多食甘；酸走筋，筋病无多食酸。是谓五禁，无令多食^④。

五病所发：阴病发于骨，阳病发于血，阴病发于肉，阳病发于冬，阴病发于夏，是谓五发。

五邪所乱：邪入于阳则狂，邪入于阴则痹，搏阳则为巅疾，搏阴则为喑，阳入之阴则静，阴

---

① 虚而相并者也：据前后文例，疑此6字为后人注语误入正文。

② 肺恶燥：原作"肺恶寒"，与后"肾恶燥"相错，《素问悬解》改为"肺恶燥"。为是，故从改。

③ 肾恶寒：原作"肾恶燥"，与"肺恶寒"相错，据《素问悬解》改。

④ 无令多食：据前后文例，疑此4字为后人注语误入正文。

出之阳则怒，是谓五乱。

五邪所见：春得秋脉，夏得冬脉，长夏得春脉，秋得夏脉，冬得长夏脉，名曰阴出之阳，病善怒不治①，是谓五邪。皆同命，死不治②。

五脏所藏：心藏神，肺藏魄，肝藏魂，脾藏意，肾藏志，是谓五脏所藏。

五脏所主：心主脉，肺主皮，肝主筋，脾主肉，肾主骨，是谓五主。

五劳所伤：久视伤血，久卧伤气，久坐伤肉，久立伤骨，久行伤筋，是谓五劳所伤。

五脉应象：肝脉弦，心脉钩，脾脉代③，肺脉毛，肾脉石，是谓五脏之脉。

---

① 名曰阴出之阳病善怒不治：新校正云："按阴出之阳病善怒，已见前条，此再言之，文义不伦，必古文错简也。"按此11字当属衍文。

② 皆同命死不治：据前后文例，疑此6字为后人注语误入正文。

③ 脾脉代：代，更代也。脾脉和软，分旺四季，随时更代，如春脉弦而和软，夏脉钩而和软之类，故云脾脉代。

血气形志篇第二十四

夫人之常数，太阳常多血少气，少阳常少血多气，阳明常多气多血，少阴常少血多气，厥阴常多血少气，太阴常多气少血，此天之常数。

足太阳与少阴为表里，少阳与厥阴为表里，阳明与太阴为表里，是为足阴阳也。手太阳与少阴为表里，少阳与心主为表里，阳明与太阴为表里，是为手之阴阳也。今知手足阴阳所苦，凡治病必先去其血，乃去其所苦，伺之所欲，然后泻有余，补不足。

欲知背俞，先度其两乳间，中折之，更以他草度去半已，即以两隅相拄①也，乃举以度其背，令其一隅居上，齐脊大椎，两隅在下，当其下隅者，肺之俞也。复下一度，心之俞也。复下一度，左角肝之俞也，右角脾之俞也。复下一度，肾之

---

① 两隅相拄：两边支撑形成夹角。即将三根草组成一个等边三角形。隅者，边也，角也。

俞也。是谓五脏之俞，灸刺之度也。

形乐志苦，病生于脉，治之以灸刺。形乐志乐，病生于肉，治之以针石。形苦志乐，病生于筋，治之以熨引。形苦志苦，病生于咽嗌，治之以百药①。形②数惊恐，经络不通，病生于不仁，治之以按摩醪药。是谓五形志也。

刺阳明出血气，刺太阳出血恶气，刺少阳出气恶血，刺太阴出气恶血，刺少阴出气恶血，刺厥阴出血恶气也。

---

① 百药：《灵枢·九针论》《甲乙经》卷六第二均作"甘药"。
② 形：此后似当有"志"字，以与下文"是谓五形志"合。

卷第八

宝命全形论篇第二十五

黄帝问曰：天覆地载，万物悉备，莫贵于人。人以天地之气生，四时之法成。君王众庶，尽欲全形，形之疾病，莫知其情，留淫日深，著于骨髓，心私虑之。余欲针除其疾病，为之奈何？岐伯对曰：夫盐之味咸者，其气令器津泄；弦绝者，其音嘶败；木敷者，其叶发①；病深者，其声哕。人有此三者，是谓坏府，毒药无治，短针无取，此皆绝皮伤肉，血气争黑②。

帝曰：余念其痛，心为之乱惑，反甚其病，

---

① 木敷者其叶发：《太素·知针石》作"木陈者，其叶落发"。杨上善注："叶落者，知陈木之已蠹。"按"敷"疑为"陈"之误。发，通"废"。

② 血气争黑：王冰注："以恶血久与肺气交争，故当血见而色黑也。"

不可更代，百姓闻之，以为残贼，为之奈何？岐伯曰：夫人生于地，悬命于天，天地合气，命之曰人。人能应四时者，天地为之父母；知万物者，谓之天子。天有阴阳，人有十二节；天有寒暑，人有虚实。能经天地阴阳之化者，不失四时；知十二节之理者，圣智不能欺也；能存八动之变者①，五胜更立；能达虚实之数者，独出独入，呿吟至微，秋毫在目。

帝曰：人生有形，不离阴阳，天地合气，别为九野，分为四时，月有小大，日有短长，万物并至，不可胜量，虚实呿吟，敢问其方？岐伯曰：木得金而伐，火得水而灭，土得木而达，金得火而缺，水得土而绝，万物尽然，不可胜竭。故针有悬布天下者五，黔首共余食，莫知之也。一曰治神，二曰知养身，三曰知毒药为真，四曰制砭石小大，五曰知腑脏血气之诊。五法俱立，各有所先。今末世之刺也，虚者实之，满者泄之，此

---

① 八动之变者：原无"者"字，据《太素·知针石》及前后文例补。八动之变，谓八风之变动。

皆众工所共知也。若夫法天则地，随应而动，和之者若响，随之者若影，道无鬼神，独来独往。

帝曰：愿闻其道。岐伯曰：凡刺之真，必先治神，五脏已定，九候已备，后乃存针，众脉不见，众凶弗闻，外内相得，无以形先，可玩往来，乃施于人。人有虚实，五虚勿近，五实勿远，至其当发，间不容瞚。手动若务，针耀而匀，静意视义，观适之变，是谓冥冥，莫知其形，见其乌乌，见其稷稷①，徒见其飞②，不知其谁，伏如横弩，起如发机。

帝曰：何如而虚？何如而实？岐伯曰：刺实者须其虚，刺虚者须其实。经气已至，慎守勿失，深浅在志，远近若一，如临深渊，手如握虎，神无营于众物。

---

① 见其乌乌见其稷稷：杨上善注："乌乌稷稷，凤凰雄雌声也。"

② 徒见其飞：原作"从见其飞"，《香草续校书》云："从字盖徒字形近之误，徒见其飞，故曰不知其谁也。不知与徒见，意义针合，徒误为从，便失旨矣。"此说是，故从改。

八正神明论篇第二十六

黄帝问曰：用针之服，必有法则焉，今何法何则？岐伯对曰：法天则地，合以天光。帝曰：愿卒闻之。岐伯曰：凡刺之法，必候日月星辰、四时八正之气，气定乃刺之。是故天温日明，则人血淖液①而卫气浮，故血易泻，气易行；天寒日阴，则人血凝泣而卫气沉。月始生，则血气始精，卫气始行；月郭满，则血气实，肌肉坚；月郭空，则肌肉减，经络虚，卫气去，形独居。是以因天时而调血气也。是以天寒无刺，天温无疑。月生无泻，月满无补，月郭空无治，是谓得时而调之。因天之序，盛虚之时，移光定位，正立而待之②。故曰月生而泻，是谓脏虚；月满而补，血气扬溢，络有留血，命曰重实；月郭空而治，是谓乱经。

---

① 淖液：按《离合真邪论》有"暑则气淖泽"，《经络论》有"热多则淖泽"，此言"淖液"者，疑"淖泽"之误也。

② 移光定位正立而待之：张介宾注："日月之光移，则岁时之位定，南面正立，待而察之，则气候可得也。"

阴阳相错，真邪不别，沉以留止，外虚内乱，淫邪乃起。

帝曰：星辰八正何候？岐伯曰：星辰者，所以制日月之行也。八正者，所以候八风之虚邪以时至者也。四时者，所以分春秋冬夏之气所在，以时调之也①。八正之虚邪，而避之勿犯也。以身之虚，而逢天之虚，两虚相感，其气至骨，入则伤五脏，工候救之，弗能伤也。故曰：天忌不可不知也。

帝曰：善。其法星辰者，余闻之矣，愿闻法往古者。岐伯曰：法往古者，先知《针经》也。验于来今者，先知日之寒温，月之虚盛，以候气之浮沉，而调之于身，观其立有验也。观于冥冥者，言形气荣卫之不形于外，而工独知之，以日之寒温，月之虚盛，四时气之浮沉，参伍相合而调之，工常先见之，然而不形于外，故曰观于冥冥焉。通于无穷者，可以传于后世也，是故工之

---

① 之也：《内经辨言》以为 2 字衍，前文"以时调"与后连读。似是。

所以异也。然而不形见于外，故俱不能见也。视之无形，尝之无味，故谓冥冥，若神仿佛。

虚邪者，八正之虚邪气也。正邪者，身形若用力汗出，腠理开，逢虚风，其中人也微，故莫知其情，莫见其形。上工救其萌牙，必先见三部九候之气，尽调不败而救之，故曰上工。下工救其已成，救其已败。救其已成者，言不知三部九候之相失，因病而败之也。知其所在者，知诊三部九候之病脉，处而治之，故曰守其门户焉，莫知其情而见邪形也。

帝曰：余闻补泻，未得其意。岐伯曰：泻必用方，方者，以气方盛也，以月方满也，以日方温也，以身方定也，以息方吸而内针，乃复候其方吸而转针，乃复候其方呼而徐引针，故曰泻必用方，其气乃行焉。补必用员，员者行也，行者移也，刺必中其荣，复以吸排针也。故员与方，非针也。故养神者，必知形之肥瘦，荣卫血气之盛衰。血气者，人之神，不可不谨养。

帝曰：妙乎哉论也！合人形于阴阳四时，虚实之应，冥冥之期，其非夫子孰能通之。然夫子数言形与神，何谓形？何谓神？愿卒闻之。岐伯曰：请言形。形乎形，目冥冥，问其所病①，索之于经，慧然在前，按之不得，不知其情，故曰形。帝曰：何谓神？岐伯曰：请言神。神乎神，耳不闻，目明心开而志先，慧然独悟，口弗能言，俱视独见，适若昏，昭然独明，若风吹云，故曰神。《三部九候》为之原，《九针》之论不必存也。

离合真邪论篇第二十七

黄帝问曰：余闻《九针》九篇，夫子乃因而九之，九九八十一篇，余尽通其意矣。经言气之盛衰，左右倾移，以上调下，以左调右，有余不足，补泻于荥输，余知之矣。此皆荣卫之倾移，虚实之所生，非邪气从外入于经也。余愿闻邪气之在经也，其病人何如？取之奈何？岐伯对曰：夫圣人之起度数②，必应于天地，故

---

① 问其所病：《甲乙经》卷五第四作"扪其所痛"，义胜。
② 起度数：此指制定治疗法则。

天有宿度，地有经水，人有经脉。天地温和，则经水安静；天寒地冻，则经水凝泣；天暑地热，则经水沸溢；卒风暴起，则经水波涌而陇起。夫邪之入于脉也，寒则血凝泣，暑则气淖泽，虚邪因而入客，亦如经水之得风也，经之动脉，其至也亦时陇起，其行于脉中循循然，其至寸口中手也，时大时小，大则邪至，小则平，其行无常处，在阴与阳，不可为度，从而察之，三部九候，卒然逢之，早遏其路。吸则内针，无令气忤；静以久留，无令邪布；吸则转针，以得气为故；候呼引针，呼尽乃去；大气皆出，故命曰泻。

帝曰：不足者补之奈何？岐伯曰：必先扪而循之，切而散之，推而按之，弹而怒之，抓而下之，通而取之，外引其门，以闭其神。呼尽内针，静以久留，以气至为故，如待所贵，不知日暮，其气以至，适而自护，候吸引针，气不得出，各在其处，推阖其门，令神气存，大气留止，故命曰补。

帝曰：候气奈何？岐伯曰：夫邪去络入于经

也，舍于血脉之中，其寒温未相得，如涌波之起也，时来时去，故不常在。故曰方其来也，必按而止之，止而取之，无逢其冲而泻之。真气者，经气也。经气太虚，故曰其来不可逢，此之谓也。故曰候邪不审，大气已过，泻之则真气脱，脱则不复，邪气复至，而病益蓄，故曰其往不可追，此之谓也。不可挂以发[①]者，待邪之至时而发针泻矣。若先若后者，血气已虚[②]，其病不可下，故曰知其可取如发机，不知其取如扣椎。故曰知机道者不可挂以发，不知机者扣之不发，此之谓也。

帝曰：补泻奈何？岐伯曰：此攻邪也，疾出以去盛血，而复其真气，此邪新客，溶溶未有定处也，推之则前，引之则止，逆而刺之，温血[③]

---

① 不可挂以发：此言针刺如发弓弩之机关，必及时而发，不可挂失良机。《内经辨言》云："六字衍文。"《素问吴注》云："此上必有阙文。"

② 血气已虚：虚，原作"尽"，新校正云："按全元起本作血气已虚，尽字当作虚字，此字之误也。"《甲乙经》卷十第二上亦作"虚"。故据改。

③ 温血：《素问释义》云："温疑作蕴，蓄血也。"似是。

也。刺出其血,其病立已。

帝曰:善。然真邪以合,波陇不起,候之奈何?岐伯曰:审扪循三部九候之盛虚而调之,察其左右上下相失及相减者,审其病脏以期之。不知三部者,阴阳不别,天地不分。地以候地,天以候天,人以候人,调之中府①,以定三部。故曰刺不知三部九候病脉之处,虽有大过且至,工不能禁也。诛罚无过,命曰大惑,反乱大经,真不可复;用实为虚,以邪为真,用针无义,反为气贼,夺人正气;以从为逆,荣卫散乱,真气已失,邪独内著,绝人长命,予人夭殃②。不知三部九候,故不能久长;因不知合之四时五行,因加相胜,释邪攻正,绝人长命。邪之新客来也,未有定处,推之则前,引之则止,逢而泻之,其病立已③。

----

① 中府:吴崑注:"中府,胃也。土主中宫,故曰中府。调之中府者,言三部九候皆以冲和胃气调息之。"

② 夭:原作"天",据《甲乙经》卷十第二上、《太素·真邪补泻》改。

③ 邪之新客来也……其病立已:《素问释义》云:"二十六字衍文。"按此文已见前节,不当复出于此。

通评虚实论篇第二十八

黄帝问曰：何谓虚实？岐伯对曰：邪气盛则实，精气夺则虚。帝曰：虚实何如？岐伯曰：气虚者肺虚也，气逆者足寒也，非其时则生，当其时则死。余脏皆如此。帝曰：何谓重实？岐伯曰：所谓重实者，言大热病，气热脉满，是谓重实。

帝曰：经络俱实何如？何以治之？岐伯曰：经络皆实，是寸脉急而尺缓也，皆当治之。故曰滑则从，涩则逆也。夫虚实者，皆从其物类始，故五脏骨肉滑利，可以长久也①。帝曰：络气不足、经气有余何如？岐伯曰：络气不足、经气有余者，脉口热②而尺寒也，秋冬为逆，春夏为从，治主病者。帝曰：经虚络满何如？岐伯曰：经虚络满者，

---

① 故曰滑则从……可以长久也：《素问识》云："三十一字疑是错简，若移于下文'滑则生，涩则死也'之下，则文理顺接焉。"此说可参。

② 脉口热：《素问识》云："脉口热，依下文寒涩而推之，谓脉滑也。"

尺热满、脉口寒涩也，此春夏死、秋冬生也。帝曰：治此者奈何？岐伯曰：络满经虚，灸阴刺阳；经满络虚，刺阴灸阳。

帝曰：何谓重虚？岐伯曰：脉虚气虚^①尺虚，是谓重虚。帝曰：何以治之？岐伯曰：所谓气虚者，言无常^②也。尺虚者，行步恇然。脉虚者，不象阴^③也。如此者，滑则生，涩则死也。

帝曰：寒气暴上，脉满而实何如？岐伯曰：实而滑则生，实而逆^④则死。

帝曰：脉实满，手足寒，头热，何如？岐伯曰：春秋则生，冬夏则死。脉浮而涩，涩而身有热者死^⑤。帝曰：其形尽满何如？岐伯曰：其形尽

---

① 脉虚气虚：原作"脉气上虚"，据《甲乙经》卷七第一中改，以与后文相应。

② 言无常：谓言语失常而不接续。

③ 不象阴：谓五脏失其正常之象而亏虚。阴者，五脏为阴也。

④ 逆：《脉经》卷四第七作"逆涩"。按当作"涩"，以与滑字为对文。

⑤ 脉浮而涩涩而身有热者死：此十一字原在下文"帝曰：形度骨度脉度筋度，何以知其度也"之后，新校正据《甲乙经》移续于此，亦未甚妥。《太素·虚实脉诊》无此文，疑是错简。

满者，脉急大坚，尺涩①而不应也。如是者，故从则生，逆则死。帝曰：何谓从则生，逆则死？岐伯曰：所谓从者，手足温也；所谓逆者，手足寒也。

帝曰：乳子而病热，脉悬小者何如？岐伯曰：手足温则生，寒则死。帝曰：乳子中风病②热，喘鸣肩息者，脉何如？岐伯曰：喘鸣肩息者，脉实大也，缓则生，急则死。

帝曰：肠澼便血何如？岐伯曰：身热则死，寒则生。帝曰：肠澼下白沫何如？岐伯曰：脉沉则生，脉浮则死。帝曰：肠澼下脓血何如？岐伯曰：脉悬绝则死，滑大则生。帝曰：肠澼之属，身不热，脉不悬绝何如？岐伯曰：滑大者曰生，悬涩者曰死，以脏期之。

帝曰：癫疾何如？岐伯曰：脉搏大滑，久自已；脉小坚急，死不治。帝曰：癫疾之脉，虚实

---

① 涩：新校正云："按《甲乙经》《太素》涩作满。"今本《甲乙经》卷七第一中同新校正。

② 病：原脱，据《甲乙经》卷十二第十、《太素·虚实脉诊》补。

何如? 岐伯曰:虚则可治,实则死。

帝曰:消瘅虚实何如? 岐伯曰:脉实大,病久可治;脉悬小坚,病久不可治。

帝曰:形度骨度脉度筋度,何以知其度也①。

帝曰:春亟治经络,夏亟治经俞,秋亟治六腑②,冬则闭塞,闭塞者,用药而少针石也。所谓少针石者,非痈疽之谓也,痈疽不得顷时回。痈不知所,按之不应手,乍来乍已,刺手太阴傍三痏与缨脉各二。掖痈大热,刺足少阳五,刺而热不止,刺手心主三,刺手太阴经络者大骨之会各三。暴痈筋緛,随分而痛,魄汗不尽,胞气不足,治在经俞③。

腹暴满,按之不下,取手太阳经络者,胃之

① 帝曰……何以知其度也:此十六字王冰以为错简。考《灵枢经》有"骨度""脉度"等篇,或系彼篇错出于此。

② 六腑:此指六腑之合穴,如胃合足三里,大肠合上巨虚,小肠合下巨虚,三焦合委阳,膀胱合委中,胆合阳陵泉。

③ 掖痈大热……治在经俞:新校正云:"按此二条,旧散在篇中,今移使相从。"

募也①，少阴俞去脊椎三寸傍五，用员利针。霍乱，刺俞傍五，足阳明及上傍三。刺痫惊脉五：针手太阴各五，刺经太阳五，刺手少阴经络傍者一，足阳明一，上踝五寸刺三针。

凡治消瘅、仆击、偏枯、痿厥、气满发逆，肥②贵人则高粱之疾也。隔塞闭绝，上下不通，则暴忧之病也。暴厥而聋，偏塞闭不通，内气暴薄也。不从内，外中风之病，故痹③留著也。跖跛，寒风湿之病也。

黄帝曰④：黄疸暴痛，癫疾厥狂，久逆之所生也。五脏不平，六腑闭塞之所生也。头痛耳鸣，九窍不利，肠胃之所生也。

---

① 胃之募也：《甲乙经》卷九第七作"则已"。胃之募，即中脘穴。

② 肥：此前原有"甘"字，据顾从德本及《甲乙经》卷十一第六删。

③ 痹：原作"瘦"，《内经评文》云："瘦，痹之讹也。"按"瘦留著"，义颇费解；作"痹留著"，则文通义顺矣。故从改。

④ 黄帝曰：《内经评文》云："三字衍。"按下无岐伯答语，衍文可知。

太阴阳明论篇第二十九

黄帝问曰：太阴阳明为表里，脾胃脉也，生病而异者何也？岐伯对曰：阴阳异位，更虚更实，更逆更从，或从内，或从外，所从不同，故病异名也。帝曰：愿闻其异状也。岐伯曰：阳者，天气也，主外；阴者，地气也，主内。故阳道实，阴道虚。故犯贼风虚邪者，阳受之；食饮不节，起居不时者，阴受之。阳受之则入六腑，阴受之则入五脏。入六腑则身热不时卧，上为喘呼；入五脏则膜满闭塞，下为飧泄，久为肠澼。故喉主天气，咽主地气。故阳受风气，阴受湿气。故阴气从足上行至头，而下行循臂至指端；阳气从手上行至头，而下行至足。故曰阳病者上行极而下，阴病者下行极而上。故伤于风者，上先受之；伤于湿者，下先受之。

帝曰：脾病而四肢不用何也？岐伯曰：四肢皆禀气于胃，而不得至经，必因于脾，乃得禀也。今脾病不能为胃行其津液，四肢不得禀水谷气，气日以衰，脉道不利，筋骨肌肉皆无气以生，故不用焉。

帝曰：脾不主时何也？岐伯曰：脾者土也，治中央，常以四时长四脏，各十八日寄治，不得独主于时也。脾脏者，常著胃土之精也，土者生万物而法天地，故上下至头足，不得主时也。

帝曰：脾与胃以膜相连耳，而能为之行其津液何也？岐伯曰：足太阴者里也①，其脉贯胃属脾络嗌，故太阴为之行气于三阴。阳明者表也，五脏六腑之海也，亦为之行气于三阳。脏腑各因其经而受气于阳明，故为胃行其津液。四肢不得禀水谷气，日以益衰，阴道不利，筋骨肌肉无气以生，故不用焉②。

---

① 足太阴者里也：原作"足太阴者三阴也"，然后文云"阳明者表也"，则此"三阴"当作"里"字，方与"表"为对文，故据改。

② 四肢不得禀水谷气……故不用焉：此二十八字与次前节重出，《素问绍识》以为衍文。似是。

阳明脉解篇第三十

黄帝问曰：足阳明之脉病，恶人与火，闻木音则惕然而惊，钟鼓不为动，闻木音而惊何也？愿闻其故。岐伯对曰：阳明者胃脉也，胃者土也，故闻木音而惊者，土恶木也。帝曰：善。其恶火何也？岐伯曰：阳明主肉，其脉血气盛，邪客之则热，热甚则恶火。帝曰：其恶人何也？岐伯曰：阳明厥则喘而悗①，悗则恶人。帝曰：或喘而死者，或喘而生者，何也？岐伯曰：厥逆连脏则死，连经则生。

帝曰：善。病甚则弃衣而走，登高而歌，或至不食数日，逾垣上屋，所上之处，皆非其素所能也，病反能者何也？岐伯曰：四肢者，诸阳之本也，阳盛则四肢实，实则能登高而歌②也。帝

---

① 悗：《甲乙经》卷七第二作"闷"，《太素·阳明脉解》作"悗"，后"悗"字同。按三字音义皆同，均指心中烦闷。

② 而歌：此二字原错简于下文"不避亲疏"之后，今据《甲乙经》卷七第二移此。

曰：其弃衣而走者何也？岐伯曰：热盛于身，故弃衣欲走也。帝曰：其妄言骂詈、不避亲疏者何也？岐伯曰：阳盛则使人妄言骂詈，不避亲疏，而不欲食，不欲食故妄走也[①]。

[①] 而不欲食不欲食故妄走也：《甲乙经》卷七第二无此十一字。按黄帝并无此问，疑衍。

卷第九

热论篇第三十一

黄帝问曰：今夫热病者，皆伤寒之类也，或愈或死，其死皆以六七日之间，其愈皆以十日以上者何也？不知其解，愿闻其故。岐伯对曰：巨阳者，诸阳之属也，其脉连于风府，故为诸阳主气也①。人之伤于寒也，则为病热，热虽甚不死；其两感于寒而病者，必不免于死。

帝曰：愿闻其状。岐伯曰：伤寒一日，巨阳受之，故头项痛，腰脊强。二日阳明受之，阳明主肉，其脉侠鼻络于目，故身热目疼而鼻干，不

---

① 巨阳者……故为诸阳主气也：《读素问钞》将此二十一字移于下"伤寒一日，巨阳受之"后，文义顺承。此言太阳经统帅诸阳，为六阳经气之主。

得卧也。三日少阳受之，少阳主骨^①，其脉循胁络于耳，故胸胁痛而耳聋。三阳经络皆受其病，而未入于脏^②者，故可汗而已。四日太阴受之，太阴脉布胃中络于嗌，故腹满而嗌干。五日少阴受之，少阴脉贯肾络于肺，系舌本，故口燥舌干而渴。六日厥阴受之，厥阴脉循阴器而络于肝，故烦满而囊缩^③。三阴三阳、五脏六腑皆受病，荣卫不行，五脏^④不通，则死矣。

其不两感于寒者，七日巨阳病衰，头痛少愈；八日阳明病衰，身热少愈；九日少阳病衰，耳聋微闻；十日太阴病衰，腹减如故，则思饮食；

---

① 骨：原作"胆"，新校正云："按全元起本胆作骨……《甲乙经》《太素》等并作骨。"今本《甲乙经》卷七第一上、《太素·热病决》同新校正。考上文阳明云主肉，不云主胃，而《灵枢·经脉》胆足少阳之脉亦云"是主骨所生病者"，则作"骨"为是，故据改。

② 脏：新校正云："按全元起本脏作腑。"《甲乙经》卷七第一上、《太素·热病决》亦作"腑"，似是。

③ 缩：此后《素问吴注》补有"三阴经络者皆受病，已入于腑，可下而已"十六字，与上"三阳经络"相应，可参。

④ 五脏：《太素·热病决》作"腑脏"。

十一日少阴病衰，渴止不满①，舌干已而嚏②；十二日厥阴病衰，囊纵，少腹微下，大气皆去，病日已矣。帝曰：治之奈何？岐伯曰：治之各通其脏脉，病日衰已矣。其未满三日者，可汗而已；其满三日者，可泄而已。

帝曰：热病已愈，时有所遗者何也？岐伯曰：诸遗者，热甚而强食之，故有所遗也。若此者，皆病已衰而热有所藏，因其谷气相薄，两热相合，故有所遗也。帝曰：善。治遗奈何？岐伯曰：视其虚实，调其逆从，可使必已矣。帝曰：病热当何禁之？岐伯曰：病热少愈，食肉则复，多食则遗，此其禁也。

帝曰：其病两感于寒者，其脉应与其病形何如？岐伯曰：两感于寒者，病一日则巨阳与少阴俱病，则头痛口干而烦满；二日则阳明与太阴俱病，则腹满身热，不欲食，谵言；三日则少阳与

---

① 不满：《甲乙经》卷七第一上无此二字。《素问识》云："《甲乙经》《伤寒例》并无不满二字。简按：上文不言腹满，此必衍文。"按亦或上文脱"腹满"二字。

② 舌干已而嚏：《甲乙经》卷七第一上作"舌干乃已"。

厥阴俱病，则耳聋囊缩而厥，水浆不入，不知人，六日死。

帝曰：五脏已伤，六腑不通，荣卫不行，如是之后，三日乃死何也？岐伯曰：阳明者，十二经脉之长也，其血气盛，故不知人，三日其气乃尽，故死矣。

凡病伤寒而成温者，先夏至日者为病温，后夏至日者为病暑，暑当与汗皆出，勿止。

刺热篇第三十二

肝热病者，小便先黄，腹痛多卧，身热。热争则狂言及惊，胁满痛，手足躁，不得安卧。庚辛甚，甲乙大汗，气逆则庚辛死。刺足厥阴、少阳。其逆则头痛员员，脉引冲头也。

心热病者，先不乐，数日乃热。热争则卒心痛，烦闷善呕，头痛面赤无汗。壬癸甚，丙丁大汗，气逆则壬癸死。刺手少阴、太阳。

脾热病者，先头重颊痛，烦心颜青①，欲呕身热。热争则腰痛不可用②俯仰，腹满泄，两颌痛。甲乙甚，戊己大汗，气逆则甲乙死。刺足太阴、阳明。

肺热病者，先淅然厥，起毫毛，恶风寒，舌上黄，身热。热争则喘咳，痛走胸膺背，不得大息，头痛不堪，汗出而寒。丙丁甚，庚辛大汗，气逆则丙丁死。刺手太阴、阳明。出血如大豆，立已③。

肾热病者，先腰痛䯒酸，苦渴数饮，身热。热争则项痛而强，䯒寒且酸，足下热，不欲言，其逆则项痛员员淡淡然④。戊己甚，壬癸大汗，气逆则

―――――

① 颜青：《甲乙经》卷七第一上、《太素·五脏热病》均无此2字。

② 用：介词，以也。杨树达《词诠》："以、用，一声之转，故义同。"

③ 出血如大豆立已：《素问直解》将此7字移于下文"肾热病者……刺足少阴、太阳"之后。《素问识》云："余脏热病不言出血，独于肺热病而言之，实为可疑，高说近是。"

④ 员员淡淡然：头晕眩动貌。淡，亦作"澹"，澹澹，水荡漾貌。

戊己死。刺足少阴、太阳。诸汗者，至其所胜日汗出也①。

肝热病者，左颊先赤；心热病者，颜先赤；脾热病者，鼻先赤；肺热病者，右颊先赤；肾热病者，颐先赤。病虽未发，见赤色者刺之，名曰治未病。热病从部所起者，至期而已；其刺之反者，三周而已；重逆则死。诸当汗者，至其所胜日，汗大出也。

诸治热病，以饮之寒水乃刺之。必寒衣之，居止寒处，身寒而止也。

热病先胸胁痛，手足躁，刺足少阳，补足太阴②，病甚者为五十九刺。热病始手臂痛③者，刺手阳明、太阴而汗出止。热病始于头首者，刺项太阳而汗出止。热病始于足胫者，刺足阳明而汗出

---

① 诸汗者至其所胜日汗出也：《太素·五脏热病》无此11字。《素问直解》云："此衍文也。下文云：诸当汗者，至其所胜日，汗大出也。误重于此。"高说是。

② 足太阴：新校正云："详足太阴，全元起本及《太素》作手太阴。"

③ 痛：《灵枢·寒热病》《甲乙经》卷七第一中均无此字。

止。热病先身重骨痛，耳聋好瞑，刺足少阴，病甚为五十九刺。热病先眩冒而热，胸胁满，刺足少阴、少阳。

太阳之脉，色荣颧骨，热病也。荣未夭[1]，曰今且得汗，待时而已；与厥阴脉争见者，死期不过三日。其热病[2]内连肾，少阳之脉色也。少阳之脉，色荣颊前，热病也，荣未夭，曰今且得汗，待时而已；与少阴脉争见者，死期不过三日。

热病气穴：三椎下间主胸中热，四椎下间主膈中热，五椎下间主肝热，六椎下间主脾热，七椎下间主肾热。荣在骶也，项上三椎陷者中也[3]。颊下逆颧为大瘕，下牙车为腹满，颧后为胁痛，

----

[1] 荣未夭：原作"荣未交"，义晦。新校正云："按《甲乙经》《太素》作荣未夭，下文荣未交亦作夭。"今本《甲乙经》卷七第一上、《太素·五脏热病》及《脉经》卷七第二十均同新校正，为是，故据改。

[2] 病：此后《脉经》卷七第二十、《甲乙经》卷七第一上、《太素·五脏热病》均有"气"字。

[3] 荣在骶也项上三椎陷者中也：此十二字与上下文不协，义颇费解，疑《气穴论》错简之文。

颊上者膈上也^①。

评热病论篇第三十三

黄帝问曰：有病温者，汗出辄复热，而脉躁疾不为汗衰，狂言不能食，病名为何？岐伯对曰：病名阴阳交^②，交者死也。帝曰：愿闻其说。岐伯曰：人所以汗出者，皆生于谷，谷生于精，今邪气交争于骨肉而得汗者，是邪却而精胜也，精胜则当能食而不复热。复热者邪气也，汗者精气也，今汗出而辄复热者，是邪胜也，不能食者，精无俾也，病而留者，其寿可立而倾也。且夫《热论》曰：汗出而脉尚躁盛者死。今脉不与汗相应，此不胜其病也，其死明矣。狂言者是失志，失志者死。今见三死，不见一生，虽愈必死也。

帝曰：有病身热汗出烦满，烦满不为汗解，

---

① 颊下逆颧为大瘕……颊上者膈上也：此二十四字与"刺热病"无涉，亦属错简文。

② 阴阳交：指阳热之邪交入阴分，而致阳盛阴竭之病。

此为何病？岐伯曰：汗出而身热者风也，汗出而烦满不解者厥也，病名曰风厥。帝曰：愿卒闻之。岐伯曰：巨阳主气，故先受邪，少阴与其为表里也，得热则上从之，从之则厥也。帝曰：治之奈何？岐伯曰：表里刺之，饮之服①汤。

帝曰：劳风为病何如？岐伯曰：劳风法在肺下，其为病也，使人强上冥视，唾出若涕，恶风而振寒，此为劳风之病。帝曰：治之奈何？岐伯曰：以救俯仰。巨阳引精者三日，中年者五日，不精者七日，咳出青黄涕，其状如脓，大如弹丸，从口中若鼻中出，不出则伤肺，伤肺则死也。

帝曰：有病肾风者，面胕痝然壅②，害于言，可刺不③？岐伯曰：虚不当刺，不当刺而刺，后五日其气必至。帝曰：其至何如？岐伯曰：至必少

<hr />

① 服：《脉经》卷七第十三、《太素·热病说》均无此字。疑衍。

② 面胕痝（máng忙）然壅：面目浮肿貌。胕，浮肿。王冰注："痝然，肿起貌。壅，谓目下壅，如卧蚕形也。"

③ 不：音义同"否"。

气时热，时热^①从胸背上至头，汗出手热，口干苦渴，小便黄，目下肿，腹中鸣，身重难以行，月事不来，烦而不能食，不能正偃，正偃则咳甚，病名曰风水，论在《刺法》中。

　　帝曰：愿闻其说。岐伯曰：邪之所凑，其气必虚。阴虚者，阳必凑之，故少气时热而汗出也。小便黄者，少腹中有热也。不能正偃者，胃中不和也。正偃则咳甚，上迫肺也。诸有水气者，微肿先见于目下也。帝曰：何以言？岐伯曰：水者阴也，目下亦阴也，腹者至阴之所居，故水在腹者，必使目下肿也。真气上逆，故口苦舌干，卧不得正偃，正偃则咳出清水也。诸水病者，故不得卧，卧则惊，惊则咳甚也。腹中鸣者，病本于胃也。薄脾则烦不能食，食不下者，胃脘隔也。身重难以行者，胃脉在足也。月事不来者，胞脉闭也，胞脉者属心而络于胞中，今气上迫肺，心气不得下通，故月事不来也。帝曰：善。

---

　　① 时热：《甲乙经》卷八第五、《太素·风水论》均无此2字。

逆调论篇第三十四

黄帝问曰：人身非常温①也，非常热也，为之热而烦满者何也？岐伯对曰：阴气少而阳气胜，故热而烦满也。帝曰：人身非衣寒也，中非有寒气也，寒从中生者何？岐伯曰：是人多痹气也，阳气少，阴气多，故身寒如从水中出。

帝曰：人有四肢热，逢风寒如炙如火者何也？岐伯曰：是人者，阴气虚，阳气盛。四肢者阳也，两阳相得，而阴气虚少，少水不能灭盛火，而阳独治，独治者不能生长也，独胜而止耳，逢风②而如炙如火者，是人当肉烁也。

帝曰：人有身寒，汤火不能热，厚衣不能温，然不冻栗，是为何病？岐伯曰：是人者，素肾气

---

① 非常温：非因衣厚而见温热。《香草续校书》云："常本裳字。《说文·巾部》云：常，下裙也，或体作裳。……裳、衣本可通称，裳温裳热，犹衣温衣热也。此言裳，下文言衣，变文耳。"

② 风：此后据上文黄帝问语当有"寒"字。

胜，以水为事，太阳气衰，肾脂枯不长，一水不能胜两火^①，肾者水也，而生于骨^②，肾不生则髓不能满，故寒甚至骨也。所以不能冻栗者，肝一阳也，心二阳也，肾孤脏也，一水不能胜二火，故不能冻栗，病名曰骨痹，是人当挛节也。

帝曰：人之肉苛^③者，虽近衣絮，犹尚苛也，是谓何疾？岐伯曰：荣气虚，卫气实也^④，荣气虚则不仁，卫气虚则不用，荣卫俱虚则不仁且不用，肉如苛也^⑤，人身与志不相有，曰死。

帝曰：人有逆气不得卧而息有音者，有不得卧而息无音者，有起居如故而息有音者，有得卧行而喘者，有不得卧不能行而喘者，有不得卧卧

---

① 一水不能胜两火：《素问直解》云："七字在下，误重于此，衍文也。"

② 而生于骨：据后文义，当作"而生骨髓"。

③ 肉苛：皮肉麻木沉重之病。张介宾注："苛者，顽木沉重之谓。"

④ 荣气虚卫气实也：《素问识》云："下文云：营气虚则不仁，卫气虚则不用，营卫俱虚则不仁且不用。则此七字不相冒，恐是衍文。"此说似是。或"卫气实"当作"卫气虚"。

⑤ 肉如苛也：原作"肉如故也"，据《太素·痹论》改。

而喘者，皆何脏使然？愿闻其故。岐伯曰：不得卧而息有音者，是阳明之逆也，足三阳者下行，今逆而上行，故息有音也。阳明者胃脉也，胃者六腑之海，其气亦下行，阳明逆不得从其道，故不得卧也。《下经》曰：胃不和则卧不安。此之谓也。夫起居如故而息有音者，此肺之络脉逆也。络脉不得随经上下，故留经而不行，络脉之病人也微，故起居如故而息有音也。夫不得卧卧则喘者，是水气之客也，夫水者循津液而流也，肾者水脏，主津液，主卧与喘也①。帝曰：善。

---

① 也：此后王冰云："寻经所解之旨，有不得卧而息无音，有得卧行而喘，有不得卧不能行而喘，此三义悉阙而未论，亦古之脱简也。"

疟论篇第三十五

黄帝问曰：夫痎疟皆生于风，其蓄作有时者何也？岐伯对曰：疟之始发也，先起于毫毛，伸欠乃作，寒栗鼓颔，腰脊俱痛，寒去则内外皆热，头痛如破，渴欲冷饮。帝曰：何气使然？愿闻其道。岐伯曰：阴阳上下交争，虚实更作，阴阳相移也。阳并于阴，则阴实而阳虚，阳明虚则寒栗鼓颔也；巨阳虚则腰背头项痛；三阳俱虚则阴气胜，阴气胜则骨寒而痛；寒生于内，故中外皆寒；阳盛则外热，阴虚则内热，外内皆热则喘而渴，故欲冷饮也。此皆得之夏伤于暑，热气盛，藏于皮肤之内、肠胃之外，此荣气之所舍也。此令人汗空疏，腠理开，因得秋气，汗出遇风，及得之以浴，水气舍于皮肤之内，与卫气并居，卫气者昼日行于阳，夜行于阴，此气得阳而外出，得阴而内薄，内外相薄，是以日作。

帝曰：其间日而作者何也？岐伯曰：其气之舍深，内薄于阴，阳气独发，阴邪内著，阴与阳争不得出，是以间日而作也。

帝曰：善。其作日晏与其日早者，何气使然？岐伯曰：邪气客于风府，循膂而下，卫气一日一夜大会于风府，其明日日下一节，故其作也晏。此先客于脊背也，每至于风府则腠理开，腠理开则邪气入，邪气入则病作，以此日作稍益晏也。其出于风府，日下一节，二十五日下至骶骨，二十六日入于脊内，注于伏膂之脉，其气上行，九日出于缺盆之中，其气日高，故作日益早也。其间日发者，由邪气内薄于五脏，横连募原也。其道远，其气深，其行迟，不能与卫气俱行，不得皆出，故间日乃作也①。

帝曰：夫子言卫气每至于风府，腠理乃发，

---

① 其间日发者……故间日乃作也：《素问直解》将四十四字移于前"其间日而作者何也"句后。《素问识》云："此一节乃前节答语，其为错简明矣。"

发则邪气入，入则病作。今卫气日下一节，其气之发也不当风府，其日作者奈何？岐伯曰：此邪气客于头项，循膂而下者也，故虚实不同，邪中异所，则不得当其风府也。故邪中于头项者，气至头项而病；中于背者，气至背而病；中于腰脊者，气至腰脊而病；中于手足者，气至手足而病。卫气之所在，与邪气相合，则病作。故[1]风无府，卫气之所发，必开其腠理，邪气之所合，则其府也[2]。

帝曰：善。夫风之与疟也，相似同类，而风独常在，疟得有时而休者何也？岐伯曰：风气留其处，故常在；疟气随经络沉以内薄，故卫气应乃作。

帝曰：疟先寒而后热者何也？岐伯曰：夏伤

[1] 此邪气客于头项……故：新校正云："按全无起本及《甲乙经》《太素》，自'此邪气客于头项'至下'则病作故'，八十八字并无。"今本《甲乙经》卷七第五、《太素·疟解》及《灵枢·岁露论》均同新校正。《素问识》云："八十八字《外台》有，此疑古注文。"

[2] 则其府也：《甲乙经》卷七第五作"则其病作"。

于大暑，其汗大出，腠理开发，因遇夏气凄沧之水寒，藏于腠理皮肤之中，秋伤于风，则病成矣。夫寒者阴气也，风者阳气也，先伤于寒而后伤于风，故先寒而后热也，病以时作，名曰寒疟。帝曰：先热而后寒者何也？岐伯曰：此先伤于风而后伤于寒，故先热而后寒也，亦以时作，名曰温疟。其但热而不寒者，阴气先绝，阳气独发，则少气烦冤，手足热而欲呕，名曰瘅疟。

帝曰：夫经言有余者泻之，不足者补之。今热为有余，寒为不足。夫疟者之寒，汤火不能温也，及其热，冰水不能寒也，此皆有余不足之类。当此之时，良工不能止，必须其自衰乃刺之，其故何也？愿闻其说。岐伯曰：经言无刺熇熇之热，无刺浑浑之脉，无刺漉漉之汗，故为其病逆，未可治也。夫疟之始发也，阳气并于阴，当是之时，阳虚而阴盛，外无气，故先寒栗也。阴气逆极，则复出之阳，阳与阴复并于外，则阴虚而阳实，故先①热而渴。夫疟气者，并于阳则阳胜，并

---

① 先：《内经评文》以为当作"复"。按作"复"义胜。

于阴则阴胜，阴胜则寒，阳胜则热。疟者，风寒之气不常也，病极则复至。病之发也，如火之热，如风雨不可当也。故经言曰：方其盛时，勿敢毁伤①，因其衰也，事必大昌。此之谓也。夫疟之未发也，阴未并阳，阳未并阴，因而调之，真气得安，邪气乃亡。故工不能治其已发，为其气逆也。

帝曰：善。攻之奈何？早晏何如？岐伯曰：疟之且发也，阴阳之且移也，必从四末始也。阳已伤，阴从之，故先其时坚束其处，令邪气不得入，阴气不得出，审候见之，在孙络盛坚而血者皆取之，此真往而未得并者也②。

帝曰：疟不发，其应何如？岐伯曰：疟气者，必更盛更虚，当③气之所在也。病在阳，则热而脉

---

① 勿敢毁伤：原作"必毁"，与后文语韵不协，义亦晦涩，故据《灵枢·逆顺》改。《太素·三疟》作"无敢必毁"。

② 此真往而未得并者也：《甲乙经》卷七第五"真往"作"其往"，《太素·三疟》"真往而"作"直往而取"。马莳注："真往，真气自往。"然义均晦涩，疑此九字为衍文。

③ 当：《甲乙经》卷七第五、《太素·三疟》均作"随"。义胜。

躁；在阴，则寒而脉静；极则阴阳俱衰，卫气相离，故病得休；卫气集，则复病也。

帝曰：时有间二日或至数日发，或渴或不渴，其故何也？岐伯曰：其间日者，邪气与卫气客于六腑①，而有时相失，不能相得，故休数日乃作也。疟者，阴阳更胜也，或甚或不甚，故或渴或不渴。

帝曰：《论》言夏伤于暑，秋必病疟。今疟不必应者何也？岐伯曰：此应四时者也。其病异形者，反四时也。其以秋病者寒甚，以冬病者寒不甚，以春病者恶风，以夏病者多汗。

帝曰：夫病温疟与寒疟②而皆安舍，舍于何脏？岐伯曰：温疟者，得之冬中于风寒，气藏于骨髓之中，至春则阳气大发，邪气不能自出，因遇大暑，脑髓烁，肌肉消，腠理发泄，或③有所

---

① 六腑：《素问识》云："考上文，并无客于六腑之说，疑是风府之讹。"此说似是。

② 寒疟：《内经评文》云："按寒似当作瘅。"下文所论乃言温疟与瘅疟，未及寒疟，此说似是。然马莳、张介宾以为寒疟已悉于前，故不复论。

③ 或：《甲乙经》卷七第五、《太素·三疟》均作"因"。

用力，邪气与汗皆出，此病藏于肾，其气先从内出之于外也。如是者，阴虚而阳盛，阳盛则热矣；衰则气复反入，入则阳虚，阳虚则寒矣。故先热而后寒，名曰温疟。

帝曰：瘅疟何如？岐伯曰：瘅疟者，肺素有热气盛于身，厥逆上冲，中气实而不外泄，因有所用力，腠理开，风寒舍于皮肤之内、分肉之间而发，发则阳气盛，阳气盛而不衰则病矣。其气不及于阴①，故但热而不寒，气内藏于心，而外舍于分肉之间，令人消烁脱肉，故命曰瘅疟。帝曰：善。

刺疟篇第三十六

足太阳之疟，令人腰痛头重，寒从背起，先寒后热，熇熇暍暍然，热止汗出，难已。刺郄中出血。

---

① 不及于阴：新校正云："按全元起本及《太素》作不反之阴。"今本《太素·三疟》《甲乙经》卷七第五均同新校正。

足少阳之疟，令人身体解㑊，寒不甚，热不甚，恶见人，见人心惕惕然，热多汗出甚。刺足少阳。

足阳明之疟，令人先寒洒淅，洒淅寒甚，久乃热，热去汗出，喜见日月光火气乃快然①。刺足阳明跗上。

足太阴之疟，令人不乐，好太息，不嗜食，多寒热②汗出，病至则善呕，呕已乃衰，即取之③。

足少阴之疟，令人呕吐甚，多寒热，热多寒少，欲闭户牖而处④，其病难已⑤。

足厥阴之疟，令人腰痛少腹满，小便不利如癃状，非癃也，数便，意恐惧，气不足，腹中悒

---

① 令人先寒……喜见日月光火气乃快然：《素问释义》云："此与少阴节错简，当在足少阴其病难已之上，阴病多寒，喜见日月光火气者，阳虚故也。"此说可参。

② 多寒热：《甲乙经》卷七第五作"多寒少热"。似是。

③ 即取之：此后《甲乙经》卷七第五有"足太阴"三字。

④ 令人呕吐甚……欲闭户牖而处：《素问释义》云："此阳明疟脱文也。胃逆则呕吐，阳盛故热多，阳明病恶人与火，故欲闭户牖而处。"可参。

⑤ 已：此后《甲乙经》卷七第五有"取太溪"三字。

悒。刺足厥阴。

肺疟者，令人心寒，寒甚热，热间善惊，如有所见者，刺手太阴、阳明。心疟者，令人烦心甚，欲得清水，反寒多，不甚热，刺手少阴。肝疟者，令人色苍苍然，太息，其状若死者，刺足厥阴见血。脾疟者，令人寒，腹中痛，热则肠中鸣，鸣已汗出，刺足太阴。肾疟者，令人洒洒然，腰脊痛宛转，大便难，目眴眴然，手足寒，刺足太阳、少阴。胃疟者，令人且病也[1]，善饥而不能食，食而支满腹大，刺足阳明、太阴横脉出血[2]。

疟发身方热，刺跗上动脉，开其空，出其血，立寒。疟方欲寒，刺手阳明太阴、足阳明太阴。疟脉满大急，刺背俞，用中针，傍伍胠俞[3]各一，适肥瘦出其血也。疟脉小实急，灸胫少阴，刺指

----

[1]　且病也：《太素·十二疟》作"疸病也"。据文义似当作"瘅病也"。

[2]　太阴横脉出血：王冰注："足太阴刺其横脉出血也，横脉谓足内踝前斜过大脉。"

[3]　傍伍胠（qū区）俞：王冰、马莳以为谵语；张介宾、张志聪以为魄户、神堂、魂门、意舍、志室五穴。

井。疟脉满大急，刺背俞，用五胠俞、背俞各一，适行至于血也^①。疟脉缓大虚，便宜用药，不宜用针。凡治疟，先发如食顷乃可以治，过之则失时也。

诸疟而脉不见，刺十指间出血，血去必已，先视身之赤如小豆者尽取之。十二疟者，其发各不同时，察其病形，以知其何脉之病也。先其发时如食顷而刺之，一刺则衰，二刺则知，三刺则已。不已，刺舌下两脉出血；不已，刺郄中盛经出血，又刺项已下侠脊者，必已。舌下两脉者，廉泉也。

刺疟者，必先问其病之所先发者，先刺之。先头痛及重者，先刺头上及两额两眉间出血。先项背痛者，先刺之。先腰脊痛者，先刺郄中出血。先手臂痛者，先刺手少阴阳明^②十指间。先足胫酸痛者，先刺足阳明十指间出血。

---

① 疟脉满大急……适行至于血也：《甲乙经》卷七第五无此二十二字。新校正云："详此条从疟脉满大至此……当从删削，经文与次前经文重复。"所言极是，然经传既久，姑仍其旧。

② 手少阴阳明：新校正云："按别本作手阴阳，全本亦作手阴阳。"

风疟，疟发则汗出恶风，刺三阳经背俞之血者。骺酸痛甚，按之不可，名曰胕髓病[1]，以镵针针绝骨出血，立已。身体小痛，刺[2]诸阴之井，无出血，间日一刺。疟不渴，间日而作，刺足太阳。渴而间日作，刺足少阳。温疟汗不出，为五十九刺。

气厥论篇第三十七

黄帝问曰：五脏六腑寒热相移者何？岐伯曰：肾移寒于脾[3]，痈肿[4]少气。脾移寒于肝，痈肿筋

---

[1] 胕髓病：胕，通"伏"。张介宾注："其邪深伏，故名曰胕髓病。"

[2] 刺：此后原有"至阴"二字，《甲乙经》卷七第五、《太素·十二疟》均无。按后文"诸阴之井"已含"至阴"，二字当属衍文，故据删。

[3] 脾：原作"肝"，新校正云："按全元起本云：肾移寒于脾。"《甲乙经》卷六第十、《太素·寒热相移》均作"脾"，为是，据改。

[4] 痈肿：浮肿也。痈，通"壅"。肾以寒水侮脾，故壅为浮肿。

挛。肝移寒于心，狂，隔中。心移寒于肺，肺消，肺消者饮一溲二，死不治。肺移寒于肾，为涌水，涌水者，按腹不坚，水气客于大肠，疾行则鸣濯濯，如囊裹浆，水之病也。

脾移热于肝，则为惊衄。肝移热于心，则死。心移热于肺，传为膈消。肺移热于肾，传为柔痓①。肾移热于脾，传为虚②，肠澼死，不可治。胞移热于膀胱，则癃溺血。膀胱移热于小肠，隔肠不便，上为口糜。小肠移热于大肠，为虙瘕，为沉③。大肠移热于胃，善食而瘦④，谓之食亦。胃移热于胆，亦曰食亦。胆移热于脑，则辛颏鼻渊，鼻渊者，浊涕下不止也，传为衄蔑瞑目。故得之气厥也。

---

① 柔痓（chì 翅）:《太素·寒热相移》作"柔痓"。按痓、痓义同。柔痓，病名，可见头项强急，角弓反张，四肢抽搐，发热汗出等症。

② 虚:《素问释义》以为衍文。或"虚"后脱一"泄"字。

③ 为虙（fú 服）瘕为沉:虙，通"伏"。虙瘕，伏藏于腹中的积块。沉，《素问直解》改为"沉痔"，为是。

④ 瘦:原作"瘦入"，据《甲乙经》卷六第十删"入"字。

咳论篇第三十八

黄帝问曰：肺之令人咳何也？岐伯对曰：五脏六腑皆令人咳，非独肺也。帝曰：愿闻其状。岐伯曰：皮毛者，肺之合也，皮毛先受邪气，邪气以从其合也。其寒饮食入胃，从肺脉上至于肺则肺寒，肺寒则外内合邪因而客之，则为肺咳。五脏各以其时受病，非其时，各传以与之。

人与天地相参，故五脏各以治时感于寒则受病，微则为咳，甚者为泄为痛。乘秋则肺先受邪，乘春则肝先受之，乘夏则心先受之，乘至阴则脾先受之，乘冬则肾先受之。

帝曰：何以异之？岐伯曰：肺咳之状，咳而喘息有音，甚则唾血。心咳之状，咳则心痛，喉中介介如梗状，甚则咽肿喉痹。肝咳之状，咳则两胁下痛，甚则不可以转，转则两胠下满。脾咳之状，咳则右胁下痛，阴阴①引肩背，甚则不可

---

① 阴阴：即隐隐。假借字。

以动，动则咳剧。肾咳之状，咳则腰背相引而痛，甚则咳涎。

帝曰：六腑之咳奈何？安所受病？岐伯曰：五脏之久咳，乃移于六腑。脾咳不已，则胃受之，胃咳之状，咳而呕，呕甚则长虫出。肝咳不已，则胆受之，胆咳之状，咳呕胆汁。肺咳不已，则大肠受之，大肠咳状，咳而遗矢①。心咳不已，则小肠受之，小肠咳状，咳而失气，气与咳俱失。肾咳不已，则膀胱受之，膀胱咳状，咳而遗溺。久咳不已，则三焦受之，三焦咳状，咳而腹满，不欲食饮。此皆聚于胃，关于肺，使人多涕唾而面浮肿气逆也。

帝曰：治之奈何？岐伯曰：治脏者治其俞，治腑者治其合，浮肿者治其经。帝曰：善。

----

① 矢：原作"失"，据《甲乙经》卷九第三、《太素·咳论》改。按矢，屎之借字。

举痛论篇第三十九

黄帝问曰：余闻善言天者，必有验于人；善言古者，必有合于今；善言人者，必有厌^①于己。如此则道不惑而要数极^②，所谓明也。今余问于夫子，令言而可知，视而可见，扪而可得，令验于己而发蒙解惑，可得而闻乎？岐伯再拜稽首对曰：何道之问也？帝曰：愿闻人之五脏卒痛，何气使然？岐伯对曰：经脉流行不止，环周不休，寒气入经而稽迟，泣而不行，客于脉外则血少，客于脉中则气不通，故卒然而痛。

帝曰：其痛或卒然而止者，或痛甚不休者，或痛甚不可按者，或按之而痛止者，或按之无益

---

① 厌：符合。《说文》："厌，一曰合也。"
② 要数极：要数，要理也。掌握事物的要理极为透彻。

者，或喘①动应手者，或心与背相引而痛者，或
胁肋与少腹相引而痛者，或腹痛引阴股者，或痛
宿昔而成积者，或卒然痛死不知人有少间复生者，
或痛而呕者，或腹痛而后泄者，或痛而闭不通者，
凡此诸痛，各不同形，别之奈何？岐伯曰：寒气
客于脉外则脉寒，脉寒则缩踡，缩踡则脉绌急②，
绌急则外引小络，故卒然而痛，得炅则痛立止；
因重中于寒，则痛久矣。寒气客于经脉之中，与
炅气相薄则脉满，满则痛而不可按也。寒气稽留，
炅气从上③，则脉充大而血气乱，故痛甚不可按也。
寒气客于肠胃之间，膜原之下，血④不得散，小
络急引故痛，按之则血气散，故按之痛止。寒气
客于侠脊之脉则深，按之不能及，故按之无益也。
寒气客于冲脉，冲脉起于关元，随腹直上，寒气
客则脉不通，脉不通则气因之，故喘动应手矣。
寒气客于背俞之脉则脉泣，脉泣则血虚，血虚则

---

① 喘：通"揣"，动也。
② 绌（chù 触）急：屈曲拘急。绌，屈曲也。急，拘急也。
③ 上：据文义似当作"之"字。
④ 血：据下文"按之则血气散"句，此后似当有"气"字。

痛，其俞注于心，故相引而痛。按之则热气至，热气至则痛止矣。寒气客于厥阴之脉，厥阴之脉者，络阴器系于肝，寒气客于脉中，则血泣脉急，故胁肋与少腹相引痛矣。厥气客于阴股，寒气上及少腹，血泣在下相引，故腹痛引阴股。寒气客于小肠膜原之间，络血之中，血泣不得注于大经，血气稽留不得行，故宿昔而成积矣。寒气客于五脏，厥逆上泄，阴气竭，阳气未入，故卒然痛死不知人，气复反则生矣。寒气客于肠胃，厥逆上出，故痛而呕也。寒气客于小肠，小肠不得成聚，故后泄腹痛矣。热气留于小肠，肠中痛，瘅热焦渴①则坚干不得出，故痛而闭不通矣。

帝曰：所谓言而可知者也。视而可见奈何？岐伯曰：五脏六腑固尽有部，视其五色，黄赤为热，白为寒，青黑为痛，此所谓视而可见者也。

帝曰：扪而可得奈何？岐伯曰：视其主病之脉，坚而血及陷下者，皆可扪而得也。

帝曰：善。余知百病生于气也。怒则气上，喜

———————

① 渴：《太素·邪客》作"竭"。义胜。

则气缓，悲则气消，恐则气下，寒则气收，炅则气
泄，惊则气乱，劳则气耗，思则气结，九气不同，
何病之生？岐伯曰：怒则气逆，甚则呕血及飧泄^①，
故气上矣。喜则气和志达，荣卫通利，故气缓矣。
悲则心系急，肺布叶举，而上焦不通，荣卫不散，
热气在中，故气消矣。恐则精^②却，却则上焦闭，
闭则气还，还则下焦胀，故气下行^③矣。寒则腠理
闭，气不行，故气收矣。炅则腠理开，荣卫通，汗
大泄，故气泄。惊则心无所倚，神无所归，虑无所
定，故气乱矣。劳则喘息汗出，外内皆越，故气耗
矣。思则心有所存，神有所归，正气留而不行，故
气结矣。

————————

① 飧泄：《甲乙经》卷一第一、《太素·九气》均作"食而气
逆"，与后文"气上"相协，似是。

② 精：《甲乙经》卷一第一作"神"。义胜。

③ 气下行：原作"气不行"，新校正云："详气不行当作气下
行也。"按前帝曰"恐则气下"，则"不"当为"下"形近致误，
故据改。

腹中论篇第四十

黄帝问曰：有病心腹满，旦食则不能暮食，此为何病？岐伯对曰：名为鼓胀。帝曰：治之奈何？岐伯曰：治之以鸡矢醴，一剂知，二剂已。帝曰：其时有复发者何也？岐伯曰：此饮食不节，故时有病①也。虽然其病且已，时②故当病气聚于腹也。

帝曰：有病胸胁支满者，妨于食，病至则先闻腥臊臭，出清液③，先唾血，四肢清，目眩，时时前后血，病名为何？何以得之？岐伯曰：病名血枯。此得之年少时，有所大脱血，若醉入房，中气竭，肝伤，故月事衰少不来也。帝曰：治之

---

① 病：据黄帝问语，此后似当有"复"字。
② 时：据文义似当作"食"，或音同致误。
③ 液：《甲乙经》卷十一第七作"涕"，义胜。

奈何？复以何术？岐伯曰：以四乌鲗骨一藘茹①，二物并合之，丸以雀卵，大如小豆，以五丸为后饭，饮以鲍鱼汁，利肠中②及伤肝也。

帝曰：病有少腹盛，上下左右皆有根，此为何病？可治不？岐伯曰：病名曰伏梁。帝曰：伏梁何因而得之？岐伯曰：裹大脓血，居肠胃之外，不可治，治之每切按之致死。帝曰：何以然？岐伯曰：此下则因阴③，必下脓血，上则迫胃脘出④膈，侠胃脘内痈，此久病也，难治。居脐上为逆，居脐下为从，勿动亟夺⑤。论在《刺法》中。帝曰：人有身体髀股胻皆肿，环脐而痛，是为何病？岐

---

① 藘茹：新校正云："按《甲乙经》及《太素》藘茹作藘茹，详王冰性味乃藘茹，当改藘作藘。"今本《甲乙经》卷十一第七、《太素·血枯》均同新校正。然张介宾注云："藘茹亦名茹藘，即茜草也。"《素问识》云："血枯所用，当是茹藘。"

② 肠中：新校正云："按别本一作伤中。"按作"伤中"义胜。

③ 此下则因阴：谓下部因迫近于二阴。

④ 出：原作"生"，据《太素·伏梁病》改。王冰云："生当为出，传文误也。"

⑤ 勿动亟夺：不可屡用攻夺之法。动，动用。亟，屡次。夺，攻夺。

伯曰：病名伏梁，此风根也。其气溢于大肠而著于肓，肓之原在脐下，故环脐而痛也。不可动之，动之为水溺涩之病①。

帝曰：夫子数言热中消中，不可服高粱芳草石药，石药发瘨，芳草发狂。夫热中消中者，皆富贵人也，今禁高粱是不合其心，禁芳草石药是病不愈，愿闻其说。岐伯曰：夫芳草之气美，石药之气悍，二者其气急疾坚劲，故非缓心和人，不可以服此二者。帝曰：不可以服此二者，何以然？岐伯曰：夫热气慓悍，药气亦然，二者相遇，恐内伤脾，脾者土也而恶木，服此药者，至甲乙日更论②。

帝曰：善。有病膺肿③颈痛胸满腹胀，此为何病？何以得之？岐伯曰：名厥逆。帝曰：治之奈

---

① 水溺涩之病：谓小便涩滞不利也。

② 甲乙日更论：《甲乙经》卷十一第六作"甲乙日当愈甚"。盖甲日乙日属木，为脾所畏，故病加重而更当别论也。

③ 膺肿：《甲乙经》卷十一第九下、《太素·痈疽》均作"痈肿"。

何？岐伯曰：灸之则喑，石之则狂，须其气并①，乃可治也。帝曰：何以然？岐伯曰：阳气重上，有余于上，灸之则阳气入阴，入则喑；石之则阳气虚，虚则狂；须其气并而治之，可使全也。

帝曰：善。何以知怀子之且生也？岐伯曰：身有病而无邪脉也。

帝曰：病热而有所痛者何也？岐伯曰：病热者，阳脉也，以三阳之动也，人迎一盛少阳，二盛太阳，三盛阳明，入阴也。夫阳入于阴，故病在头与腹，乃䐜胀而头痛也。帝曰：善。

刺腰痛篇第四十一

足太阳脉令人腰痛，引项脊尻背如重②状，刺其郄中太阳正经出血，春无见血。

少阳③令人腰痛，如以针刺其皮中，循循然不

---

① 气并：指阳气厥逆之后，阴升阳降，阴阳之气渐次合并。

② 重：《甲乙经》卷九第八作"肿"。

③ 少阳：此后据文例当有"之脉"二字。后"阳明""少阴"同。

可以俯仰，不可以顾，刺少阳成骨之端出血，成骨在膝外廉之骨独起者，夏无见血。

阳明令人腰痛，不可以顾，顾如有见者，善悲，刺阳明于骱前^①三痏，上下和之出血，秋无见血。

足少阴^②令人腰痛，痛引脊内廉，刺少阴^③于内踝上二痏，春无见血。出血太多，不可复也。

厥阴之脉令人腰痛，腰中如张弓弩弦，刺厥阴之脉，在腨踵鱼腹之外，循之累累然，乃刺之，其病令人言默默然不慧，刺之三痏^④。

解脉^⑤令人腰痛，痛引肩，目䀮䀮然，时遗

---

① 骱（héng 衡）前：骱，骨，即胫骨。胫骨之前，足三里穴也。

② 足少阴：新校正云："此前少足太阴腰痛证并刺足太阴法，应古文脱简也。"

③ 少阴：《甲乙经》卷九第八、《太素·腰痛》均作"足少阴"。

④ 其病令人言默默然不慧刺之三痏："言"前原有"善"字，新校正云："详善言与默默二病难相兼，全元起本无善字，于义为允。"《太素·腰痛》亦无。故据删。《素问识》云："其病云云以下十五字，与前四经腰痛之例不同，恐是衍文。"又据前文例，此后当有"某季无见血"之语。

⑤ 解脉：王冰指为足太阳脉，注："两脉如绳之解股，故名解脉也。"

溲，刺解脉，在膝筋肉分间郄外廉之横脉出血，血变而止。

解脉①令人腰痛如引带，常如折腰状，善恐，刺解脉，在郄中结络如黍米，刺之血射以黑，见赤血而已。

同阴之脉②令人腰痛，痛如小锤居其中，怫然肿，刺同阴之脉，在外踝上绝骨之端，为三痏。

阳维之脉令人腰痛，痛上怫然肿，刺阳维之脉，脉与太阳合腨下间，去地一尺所。

衡络之脉③令人腰痛，不可以俯仰，仰则恐仆，得之举重伤腰，衡络绝，恶血归之，刺之在郄阳筋之间，上郄数寸，衡居为二痏出血。

---

① 解脉：《医学读书记》云："详本篇备举诸经腰痛，乃独遗带脉，而重出解脉，按带脉起于少腹之侧、季胁之下，环身一周，如束带然，则此所谓腰痛如引带，常如折腰状者，自是带脉为病，云解脉者，传写之误也。"此说是。

② 同阴之脉：王冰注："足少阳之别络也，并少阳经上行，去足外踝上同身寸之五寸，乃别走厥阴，并经下络足跗，故曰同阴脉也。"

③ 衡络之脉：王冰注："衡，横也。谓太阳之外络，自腰中横入髀外后廉，而下与中经合于腘中者。"

会阴之脉[①]令人腰痛，痛上漯漯然汗出，汗干令人欲饮，饮已欲走，刺直阳之脉[②]上三痏，在跻上郄下五寸横居，视其盛者出血。

飞阳之脉[③]令人腰痛，痛上怫怫然[④]，甚则悲以恐，刺飞阳之脉，在内踝上二寸[⑤]，少阴之前与阴维之会。

昌阳之脉[⑥]令人腰痛，痛引膺，目䀮䀮然，甚则反折，舌卷不能言，刺内筋为二痏，在内踝上大筋前、太阴后，上踝二寸所。

[①] 会阴之脉：诸说不一。王冰以为足太阳脉。注云："足太阳之中经也，其脉循腰下会于后阴，故曰会阴之脉。"

[②] 直阳之脉：新校正云："详上云会阴之脉令人腰痛，此云刺直阳之脉者，详此直阳之脉即会阴之脉也，文变而事不殊。"

[③] 飞阳之脉：诸说不一。杨上善以为足太阳之络脉，注云："此太阳络，别走向少阴经，迅疾如飞，故名飞阳也。"

[④] 怫怫然：原作"拂拂然"，《甲乙经》卷九第八作"怫然"，吴崑、张介宾等均改为"怫怫然"，为是，故从改。怫怫然，谓怫郁肿起之貌。

[⑤] 二寸：原作"五寸"，据《甲乙经》卷九第八、《太素·腰痛》改。

[⑥] 昌阳之脉：诸说不一。马莳以为足少阴肾脉，注云："昌阳，系足少阴肾经穴名，又名复溜。"

散脉①令人腰痛而热，热甚生烦，腰下如有横木居其中，甚则遗溲，刺散脉，在膝前骨肉分间，络外廉束脉，为三痏。

肉里之脉②令人腰痛，不可以咳，咳则筋缩急，刺肉里之脉为二痏，在太阳之外，少阳绝骨之后③。

腰痛侠脊而痛，至头几然④，目𣎴𣎴欲僵仆，刺足太阳郄中出血。腰痛上寒，刺足太阳、阳明；上热，刺足厥阴；不可以俯仰，刺足少阳；中热

---

① 散脉：诸说不一。吴崑注云："散脉，阳明别络之散行者也。"

② 肉里之脉：王冰注："少阳所生、阳维之脉气所发也。"似指行于分肉穴里之脉。

③ 太阳之外少阳绝骨之后：王冰注："分肉主之……分肉穴在足外踝直上绝骨之端，如后同身寸之二分筋肉分间，阳维脉气所发。"按《甲乙经》无分肉穴，本经《气穴论》有分肉二穴，故新校正云："《甲乙经》无分肉穴，详处所，疑是阳辅，在足外踝上辅骨前绝骨端如前三分所。"又《甲乙经》卷九第八"绝骨之后"作"绝骨之端"。

④ 几几（shū shū 书书）然：《太素·腰痛》作"沉沉然"。几几，拘强不舒貌。

而喘，刺足少阴，刺郄中出血[1]。

腰痛上寒，不可顾，刺足阳明；上热，刺足太阴；中热而喘，刺足少阴。大便难，刺足少阴。少腹满，刺足厥阴。如折，不可以俯仰，不可举，刺足太阳。引脊内廉，刺足少阴[2]。

腰痛引少腹控䏚，不可以仰，刺腰尻交者，两髁胂上[3]。以月生死为痏数，发针立已。左取右，右取左[4]。

---

① 郄中出血:《甲乙经》卷九第八作"郄中血络"，《灵枢·杂病》作"腘中血络"。

② 腰痛上寒……刺足少阴：新校正云："按全元起本及《甲乙经》并《太素》自腰痛上寒至此并无，乃王氏所添也。"张志聪等以为衍文。此与上文或异或重，其误可知。

③ 腰尻交者两髁胂上：指下髎穴。王冰注："腰尻交者，谓髁下尻骨两旁四骨空，左右八穴，俗呼此骨为八髎骨也。此腰痛取腰髁下第四髎，即下髎穴也。足太阴、厥阴、少阳三脉左右交结于中，故曰腰尻交者也。两髁胂，谓两髁骨下坚起肉也。胂上非胂之上巅，正当刺胂肉矣，直刺胂肉，即胂上也。"

④ 左取右右取左：《甲乙经》卷九第八、《太素·腰痛》均无此六字。新校正云："详此腰痛引少腹一节，与《缪刺论》重。"

风论篇第四十二

黄帝问曰：风之伤人也，或为寒热，或为热中，或为寒中，或为疠风，或为偏枯，或为风也①，其病各异，其名不同，或内至五脏六腑，不知其解，愿闻其说。

岐伯对曰：风气藏于皮肤之间，内不得通，外不得泄，风者善行而数变，腠理开则洒然寒，闭则热而闷，其寒也则衰食饮，其热也则消肌肉，故使人怢栗②而不能食，名曰寒热。

---

① 或为风也：《甲乙经》卷十第二上作"其为风也"，《太素·诸风数类》作"或为贼风也"。滑寿云："或当作均。"《素问识》云："下文有脑风、目风、漏风、内风、首风、肠风、泄风，恐为风之间有脱字。"据后文岐伯答语，"风"前似脱一"诸"字，当云"或为诸风也"。

② 怢（tū 突）栗：王冰注："怢栗，卒振寒貌。"

风气与阳明入胃，循脉而上至目内眦，其人肥则风气不得外泄，则为热中而目黄；人瘦则外泄而寒，则为寒中而泣出。风气与太阳俱入，行诸脉俞，散于分肉之间，与卫气相干，其道不利，故使肌肉愤䐜而有疡，卫气有所凝而不行，故其肉有不仁也。疠者，有荣气热胕，其气不清，故使其鼻柱坏而色败，皮肤疡溃^①，风寒客于脉而不去，名曰疠风，或名曰寒热^②。

以春甲乙伤于风者为肝风，以夏丙丁伤于风者为心风，以季夏戊己伤于邪者为脾风，以秋庚辛中于邪者为肺风，以冬壬癸中于邪者为肾风。风中五脏六腑之俞，亦为脏腑之风，各入其门户所中，则为偏风。风气循风府而上，则为脑风。风入头系^③，则为目风，眼寒。饮酒中风，则为漏

---

① 疠者……皮肤疡溃：据文义，此二十四字当在后文"名曰疠风"之后。

② 或名曰寒热：《素问识》云："此衍文，诸注属强解。"似是。

③ 头系：原作"系头"，《素问识》云："《甲乙》注一本作头系。……简按：若不作头系，则头字无着落，今据《甲乙》注改头系。头系，乃头中之目系。"此说是，故据改。

风。入房汗出中风，则为内风。新沐中风，则为
首风。久风入中，则为肠风飧泄。外在腠理，则
为泄风。故风者百病之长也，至其变化乃为他病
也，无常方，然致有风气也。

帝曰：五脏风之形状不同者何？愿闻其诊及
其病能。岐伯曰：肺风之状，多汗恶风，色皏①
然白，时咳短气，昼日则差，暮则甚，诊在眉上，
其色白。心风之状，多汗恶风，焦绝善怒，赫赤
色②，病甚则言不可快，诊在口，其色赤。肝风之
状，多汗恶风，善悲，色微苍，嗌干善怒，时憎
女子，诊在目下，其色青。脾风之状，多汗恶风，
身体怠惰，四肢不欲动，色薄微黄，不嗜食，诊
在鼻上，其色黄。肾风之状，多汗恶风，面疮然
浮肿，脊痛不能正立，其色炲，隐曲不利，诊在

---

① 皏（píng 平）：浅白色。

② 赫赤色：原作"嚇，赤色"。《甲乙经》卷十第二上无"嚇"
字，《太素·诸风状论》作"赫者赤色"。按赫，《说文》："火赤
貌。"参以前后文例，当以"赫赤色"为是，言其面部色红赤
也，故据改。

颐^①上，其色黑。

胃风之状，颈多汗恶风，食饮不下，隔塞不通，腹善满，失衣则䐜胀，食寒则泄，诊形瘦而腹大。首风之状，头面多汗恶风，当先风一日则病甚，头痛不可以出内，至其风日则病少愈。漏风之状，或多汗，常不可单衣，食则汗出，甚则身汗^②，喘息恶风，衣常濡，口干善渴，不能劳事。泄风^③之状，多汗，汗出泄衣上，口中干，上渍，其风^④不能劳事，身体尽痛则寒。帝曰：善。

---

① 颐：原作"肌"，义晦，《甲乙经》卷十第二上、《太素·诸风状论》均作"颐"，为是，故据改。

② 身汗：《圣济总录·漏风》作"身寒"。义胜。

③ 泄风：新校正云："按孙思邈云：新房室竟取风为内风，其状恶风，汗流沾衣裳。疑此泄风乃内风也。按本论前文先云漏风内风首风，次言入中为肠风，在外为泄风。今有泄风而无内风，孙思邈载内风乃此泄风之状，故疑此泄字，内之误也。"此说似是。

④ 上渍其风：《素问识》以为4字衍。按后文云"身体尽痛则寒"，则此似当作"上渍则寒"，言汗泄多而身寒。"则寒"2字错简于后。

痹论篇第四十三

黄帝问曰：痹之安生？岐伯对曰：风寒湿三气杂至，合而为痹也。其风气胜者为行痹，寒气胜者为痛痹，湿气胜者为著痹也。

帝曰：其有五者何也？岐伯曰：以冬遇此者为骨痹，以春遇此者为筋痹，以夏遇此者为脉痹，以至阴遇此者为肌痹，以秋遇此者为皮痹。

帝曰：内舍五脏六腑，何气使然？岐伯曰：五脏皆有合，病久而不去者，内舍于其合也。故骨痹不已，复感于邪，内舍于肾。筋痹不已，复感于邪，内舍于肝。脉痹不已，复感于邪，内舍于心。肌痹不已，复感于邪，内舍于脾。皮痹不已，复感于邪，内舍于肺。所谓痹者，各以其时重感于风寒湿之气也。

凡痹之客五脏者，肺痹者，烦满喘而呕。心痹者，脉不通，烦则心下鼓，暴上气而喘，嗌干善噫，厥气上则恐。肝痹者，夜卧则惊，多饮数小便，上为引如怀①。肾痹者，善胀，尻以代踵，脊以代头。脾痹者，四肢懈堕，发咳呕汁，上为大塞。肠痹者，数饮而出不得，中气喘争，时发飧泄。胞痹者，少腹膀胱按之内痛，若沃以汤，涩于小便，上为清涕。

阴气者，静则神藏，躁则消亡。饮食自倍，肠胃乃伤。淫气②喘息，痹聚在肺；淫气忧思，痹聚在心；淫气遗溺，痹聚在肾；淫气乏竭，痹聚在肝；淫气肌绝，痹聚在脾。诸痹不已，亦益内也。其风气胜者，其人易已也。

帝曰：痹，其时有死者，或疼久者，或易已者，其故何也？岐伯曰：其入脏者死，其留连筋骨间者疼久，其留皮肤间者易已。

帝曰：其客于六腑者何也？岐伯曰：此亦其食饮居处，为其病本也。六腑亦各有俞，风寒湿气中其俞，而食饮应之，循俞而入，各舍其腑也。

----

① 上为引如怀：王玉川云："引如怀，谓腹部膨大如引满之弓，而有似怀孕之状也。肝痹之状，下为数小便，上为腹满如怀孕，故曰数小便，上为引如怀也。"此说可参。

② 淫气：指风寒湿等邪气浸淫于内。

帝曰：以针治之奈何？岐伯曰：五脏有俞，六腑有合，循脉之分，各有所发，各治^①其过，则病瘳也。

帝曰：荣卫之气亦令人痹乎？岐伯曰：荣者，水谷之精气也，和调于五脏，洒陈于六腑，乃能入于脉也。故循脉上下，贯五脏，络六腑也。卫者，水谷之悍气也，其气慓疾滑利，不能入于脉也，故循皮肤之中，分肉之间，熏于肓膜，散于胸腹。逆其气则病，从其气则愈。不与风寒湿气合，故不为痹。

帝曰：善。痹或痛，或不痛，或不仁，或寒，或热，或燥，或湿，其故何也？岐伯曰：痛者，寒气多也，有寒故痛也。其不痛不仁者，病久入深，荣卫之行涩，经络时疏，故不痛^②；皮肤不营，故为不仁。其寒者，阳气少，阴气多，与病相益，故寒也。其热者，阳气多，阴气少，病气胜，阳

---

① 治：原作"随"，据《甲乙经》卷十第一上、《太素·痹论》改。

② 痛：原作"通"，据《甲乙经》卷十第一下、《太素·痹论》改。

遭阴，故为痹①热。其多汗而濡者，此其逢湿甚也，阳气少，阴气盛，两气相感，故汗出而濡也。

帝曰：夫痹之为病，不痛何也？岐伯曰：痹在于骨则重，在于脉则血凝而不流，在于筋则屈不伸，在于肉则不仁，在于皮则寒，故具此五者则不痛也。凡痹之类，逢寒则急②，逢热则纵。帝曰：善。

痿论篇第四十四

黄帝问曰：五脏使人痿何也？岐伯对曰：肺主身之皮毛，心主身之血脉，肝主身之筋膜，脾主身之肌肉，肾主身之骨髓。故肺热叶焦，则皮毛虚弱急薄，著则生痿躄③也。心气热，则下脉厥

---

① 痹：《甲乙经》卷十第一下无。据帝问及前文例，不当有"痹"字。

② 急：原作"虫"，《甲乙经》卷十第一下、《太素·痹论》均作"急"。按"急"与下文"纵"为对文，为是，据改。

③ 痿躄（bì壁）：痿病之总名。其症四肢痿废，足弱不能行走。

而上，上则下脉虚，虚则生脉痿，枢折挈^①，胫纵而不任地也。肝气热，则胆泄口苦筋膜干，筋膜干则筋急而挛，发为筋痿。脾气热，则胃干而渴，肌肉不仁，发为肉痿。肾气热，则腰脊不举，骨枯而髓减，发为骨痿。

帝曰：何以得之？岐伯曰：肺者，脏之长也，为心之盖也，有所失亡，所求不得，则发肺鸣，鸣则肺热叶焦。故曰：五脏因肺热叶焦，发为痿躄。此之谓也。悲哀太甚，则胞络绝^②，胞络绝则阳气内动，发则心下崩，数溲血也。故《本病》曰：大经空虚，发为脉痹^③，传为脉痿。思想无穷，所愿不得，意淫于外，入房太甚，宗筋弛纵，发为筋痿，及为白淫。故《下经》曰：筋痿者，生于肝，使内也。有渐于湿，以水为事，若有所留，居处相

---

① 枢折挈：指四肢关节如枢纽之折而不能提挈。

② 胞络绝：此指心包络脉阻绝不通。新校正云："按杨上善云：胞络者，心之胞络之脉也。详经注中胞字俱当作包。"按包、胞，古今字。

③ 脉痹：原作"肌痹"，与前"大经空虚"不合，据《太素·五脏痿》及杨上善注文改。

湿，肌肉濡渍，痹而不仁，发为肉痿。故《下经》
曰：肉痿者，得之湿地也。有所远行劳倦，逢大热
而渴，渴则阳气内伐，内伐则热舍于肾，肾者水脏
也，今水不胜火，则骨枯而髓虚，故足不任身，发
为骨痿。故《下经》曰：骨痿者，生于大热也。

帝曰：何以别之？岐伯曰：肺热者色白而毛
败，心热者色赤而络脉溢，肝热者色苍而爪枯，
脾热者色黄而肉蠕动，肾热者色黑而齿槁。

帝曰：如夫子言可矣，《论》言治痿者独取阳明
何也？岐伯曰：阳明者，五脏六腑之海，主润宗筋，
宗筋主束骨而利机关也。冲脉者，经脉之海也，主
渗灌溪谷，与阳明合于宗筋，阴阳总宗筋之会，会
于气街，而阳明为之长，皆属于带脉，而络于督脉。
故阳明虚则宗筋纵，带脉不引，故足痿不用也。

帝曰：治之奈何？岐伯曰：各补其荥而通其
俞，调其虚实，和其逆顺，筋脉骨肉各以其时受
月①，则病已矣。帝曰：善。

---

① 各以其时受月：指五脏五体各有受气时月，可据此针刺荥
俞治之。

厥论篇第四十五

黄帝问曰：厥之寒热者何也？岐伯对曰：阳气衰于下，则为寒厥；阴气衰于下，则为热厥。

帝曰：热厥之为热也，必起于足下者何也？岐伯曰：阳气起于足五指之表，阴脉者集于足下而聚于足心，故阳气胜则足下热也。

帝曰：寒厥之为寒也，必从五指而上于膝者何也？岐伯曰：阴气起于五指之里，集于膝下而聚于膝上，故阴气胜则从五指至膝上寒，其寒也，不从外，皆从内也。

帝曰：寒厥何失而然也？岐伯曰：前阴者，宗筋之所聚，太阴阳明之所合也。春夏则阳气多而阴气少，秋冬则阴气盛而阳气衰。此人者质壮，以秋冬夺于所用，下气上争不能复，精气溢下，邪气因从之而上也，气因于中，阳气衰，不能渗营其经络，阳气日损，阴气独在，故手足为之寒也。

帝曰：热厥何如而然也？岐伯曰：酒入于胃，

则络脉满而经脉虚，脾主为胃行其津液者也，阴
气虚则阳气入，阳气入则胃不和，胃不和则精气
竭，精气竭则不营其四肢也。此人必数醉若饱以
入房，气聚于脾中不得散，酒气与谷气相薄，热
盛于中，故热遍于身，内热而溺赤也。夫酒气
盛而慓悍，肾气有①衰，阳气独胜，故手足为之
热也。

帝曰：厥或令人腹满，或令人暴不知人，或
至半日远至一日乃知人者何也？岐伯曰：阴气盛
于上则下虚，下虚则腹胀满；阳气盛于上，则下
气重上而邪气逆，逆则阳气乱，阳气乱则不知人
也②。

帝曰：善。愿闻六经脉之厥状病能也。岐伯
曰：巨阳之厥，则肿首头重，足不能行，发为眴
仆。阳明之厥，则癫疾欲走呼，腹满不得卧，面
赤而热，妄见而妄言。少阳之厥，则暴聋颊肿而

---

① 有：《甲乙经》卷七第三作“日”，义胜。

② 也：此后据黄帝问语似有脱文，故《素问吴注》补“逆之
微者半日复，逆之甚者一日复，复则知人矣”19字，可参。

热，胁痛，骱不可以运。太阴之厥，则腹满䐜胀，后不利，不欲食，食则呕，不得卧。少阴之厥，则口干溺赤，腹满心痛。厥阴之厥，则少腹肿痛，腹胀泾溲不利，好卧屈膝，阴缩肿①，骱内热。盛则泻之，虚则补之，不盛不虚以经取之。

太阴②厥逆，骱急挛，心痛引腹，治主病者。少阴厥逆，虚满呕变，下泄清，治主病者。厥阴厥逆，挛腰痛，虚满前闭谵言，治主病者。三阴俱逆，不得前后，使人手足寒，三日死。太阳厥逆，僵仆呕血善衄，治主病者。少阳厥逆，机关不利，机关不利者，腰不可以行，项不可以顾，发肠痈不可治，惊者死。阳明厥逆，喘咳身热，善惊衄呕血。

手太阴厥逆，虚满而咳，善呕沫，治主病者。

---

① 肿：《甲乙经》卷七第三无此字。按阴即缩入，则不当有"肿"字。

② 太阴：此前《太素·经脉厥》有"足"字。后少阴、厥阴、太阳、少阳、阳明同。考后节经文均有"手"字，则知此节必为古经省文。

手心主少阴厥逆，心痛引喉，身热，死不可治^①。手太阳厥逆，耳聋泣出，项不可以顾，腰不可以俯仰，治主病者。手阳明、少阳厥逆，发喉痹嗌肿痉^②，治主病者。

---

① 身热死不可治：《甲乙经》卷四第一中作"身热者死，不热者可治"；《太素·经脉厥》作"身热死，不热可治"。疑本经"不"后脱"热"字。

② 痉：《甲乙经》卷四第一中作"痛"，义胜。

卷第十三

病能论篇第四十六

黄帝问曰：人病胃脘痈者，诊当何如？岐伯对曰：诊此者当候胃脉，其脉当沉细，沉细者气逆，逆者人迎甚盛，甚盛则热，人迎者胃脉也，逆而盛，则热聚于胃口而不行，故胃脘为痈也。

帝曰：善。人有卧而有所不安者何也？岐伯曰：脏有所伤，及情有所倚，则卧不安^①，故人不能悬其病也。

帝曰：人之不得偃卧者何也？岐伯曰：肺者脏之盖也，肺气盛则脉大，脉大则不得偃卧，论在《奇恒阴阳》中。

帝曰：有病厥者，诊右脉沉而紧，左脉浮而

---

① 情有所倚则卧不安：原作"精有所之寄，则安"，义晦，与帝问亦不合，故据《甲乙经》卷十二第三改。

迟，不知①病主安在？岐伯曰：冬诊之，右脉固当沉紧，此应四时；左脉浮而迟，此逆四时。在左当主病在肾，颇关在肺，当腰痛也。帝曰：何以言之？岐伯曰：少阴脉贯肾络肺，今得肺脉，肾为之病，故肾为腰痛之病也。

帝曰：善。有病颈痈者，或石治之，或针灸治之，而皆已，其真安在？岐伯曰：此同名异等者也。夫痈气之息者，宜以针开除去之；夫气盛血聚者，宜石而泻之。此所谓同病异治也。

帝曰：有病怒狂者，此病安生？岐伯曰：生于阳也。帝曰：阳何以使人狂？岐伯曰：阳气者，因暴折而难决，故善怒也，病名曰阳厥。帝曰：何以知之？岐伯曰：阳明者常动，巨阳少阳不动，不动而动大疾，此其候也。帝曰：治之奈何？岐伯曰：夺其食即已。夫食入于阴，长气于阳，故夺其食即已。使之服以生铁洛为饮，夫生铁洛者，下气疾也。

帝曰：善。有病身热解堕，汗出如浴，恶风

---

① 知：原作"然"，义不明，据《甲乙经》卷九第八改。

少气，此为何病？岐伯曰：病名曰酒风^①。帝曰：治之奈何？岐伯曰：以泽泻、术各十分，麋衔五分合，以三指撮为后饭。

所谓深之细者，其中手如针也，摩之切之，聚者坚也，博者大也。《上经》者，言气之通天也。《下经》者，言病之变化也。《金匮》者，决死生也。《揆度》者，切度之也。《奇恒》者，言奇病也。所谓奇者，使奇病不得以四时死也。恒者，得以四时死也。所谓揆者，方切求之也，言切求其脉理也。度者，得其病处，以四时度之也^②。

奇病论篇第四十七

黄帝问曰：人有重身，九月而喑，此为何

---

① 酒风：即漏风。《风论》云："饮酒中风，则为漏风。"

② 所谓深之细者……以四时度之也：王冰注："凡言所谓者，皆释未了义。今此所谓，寻前后经文，悉不与此篇义相接。似今数句少成文义者，终是别释经文，世本既阙第七二篇，应彼阙经错简文也。古文断裂，缪续于此。"《素问释义》云："王注以为阙经错简文是也。"

也？岐伯对曰：胞之络脉绝也。帝曰：何以言之？岐伯曰：胞络者系于肾，少阴之脉贯肾系舌本，故不能言。帝曰：治之奈何？岐伯曰：无治也，当十月复。《刺法》曰：无损不足，益有余，以成其疹①。所谓无损不足者，身羸瘦，无用镵石也。无益其有余者，腹中有形而泄之，泄之则精出，而病独擅中，故曰疹成也。

帝曰：病胁下满，气逆，二三岁不已，是为何病？岐伯曰：病名曰息积，此不妨于食，不可灸刺，积为导引服药，药不能独治也。

帝曰：人有身体髀股胻皆肿，环脐而痛，是为何病？岐伯曰：病名曰伏梁，此风根也。其气溢于大肠而著于肓，肓之原在脐下，故环脐而痛也。

---

① 疹：病也。又此后原有"然后调之"四字。新校正云："按《甲乙经》及《太素》无此四字。按全元起注云：所谓不治者，其身九月而喑，身重不得为治，须十月满，生后复如常也，然后调之。则此四字本全元起注文，误书于此，当删去之。"今本《甲乙经》卷十二第十、《太素·重身病》均无此四字，故据删。

不可动之，动之为水溺涩之病也^①。

帝曰：人有尺脉数甚，筋急而见，此为何病？岐伯曰：此所谓疹筋，是人腹必急，白色黑色见，则病甚。

帝曰：人有病头痛以数岁不已，此安得之？名为何病？岐伯曰：当有所犯大寒，内至骨髓，髓者以脑为主，脑逆故令头痛，齿亦痛，病名曰厥逆。帝曰：善^②。

帝曰：有病口甘者，病名为何？何以得之？岐伯曰：此五气^③之溢也，名曰脾瘅。夫五味入口，藏于胃，脾为之行其精气，津液在脾，故令人口甘也。此肥美之所发也，此人必数食甘美而多肥也，肥者令人内热，甘者令人中满，故其气

---

① 帝曰……水溺涩之病也：此节六十五字，与《腹中论》文重。王冰注云："此一问答之义，与《腹中论》同，以为奇病，故重出于此。"

② 帝曰善：高士宗云："三字衍文。"据前后文例，此说是。

③ 五气：诸说不一。王冰以为五脏之气。吴崑以为腥焦香臊腐。张志聪以为脾土之气。张介宾以为五味之气。当以张介宾说为是。

上溢，转为消渴。治之以兰，除陈气也。

帝曰：有病口苦，取阳陵泉①。口苦者病名为何？何以得之？岐伯曰：病名曰胆瘅。夫肝者中之将也，取决于胆，咽为之使。此人者，数谋虑不决，故胆虚②气上溢，而口为之苦。治之以胆募俞，治在《阴阳十二官相使》中。

帝曰：有癃者，一日数十溲，此不足也。身热如炭，颈膺如格③，人迎躁盛，喘息，气逆，此有余也。太阴脉微细如发者，此不足也。其病安在？名为何病？岐伯曰：病在太阴，其盛在胃，颇在肺，病名曰厥，死不治。此所谓得五有余二不足也。帝曰：何谓五有余二不足？岐伯曰：所谓五有余者，五病之气有余也；二不足者，亦病气之不足也。今外得五有余，内得二不足，此其

---

① 口苦取阳陵泉：新校正云："按全元起本及《太素》无口苦取阳陵泉六字，详前后文势，疑此为误。"今本《太素·胆瘅》同新校正。《素问释义》云："六字衍文。"

② 虚：《甲乙经》卷九第五无此字，疑衍。

③ 颈膺如格：张介宾注："颈言咽喉，膺言胸臆。如格者，上下不通，若有所格也。"

身不表不里，亦正死明矣。

帝曰：人生而有病癫疾^①者，病名曰何？安所得之？岐伯曰：病名为胎病。此得之在母腹中时，其母有所大惊，气上而不下，精气并居，故令子发为癫疾也。

帝曰：有病痝然如有水状，切其脉大紧，身无痛者，形不瘦，不能食，食少，名为何病？岐伯曰：病生在肾，名为肾风。肾风而不能食，善惊，惊已^②心气痿者死。帝曰：善。

大奇论篇第四十八

肝满肾满肺满皆实，即为肿。肺之雍^③，喘而两胠满。肝雍，两胠满，卧则惊，不得小便。肾

---

① 癫疾：原作"颠疾"，义不明，据《甲乙经》卷十一第二、《太素·癫疾》改。下"颠疾"同改。

② 善惊惊已：《甲乙经》卷八第五作"善惊不已"，义胜。

③ 雍：同"壅"，壅滞不畅也。

雍，胻下^①至少腹满，胫有大小，髀胻大跛，易偏枯。

心脉满大，痫瘛筋挛。肝脉小急，痫瘛筋挛。肝脉骛暴，有所惊骇，脉不至若喑，不治自已。肾脉小急，肝脉小急，心脉小急，不鼓皆为瘕。

肾肝并沉为石水，并浮为风水，并虚为死，并小弦欲惊。肾脉大急沉，肝脉大急沉，皆为疝。心脉搏滑急为心疝，肺脉沉搏为肺疝。三阳急为瘕，三阴急为疝，二阴急为痫厥，二阳急为惊。

脾脉外鼓沉为肠澼，久自已。肝脉小缓为肠澼，易治。肾脉小搏沉为肠澼下血，血温身热者死^②。心肝澼亦下血，二脏同病者可治；其脉小沉涩为肠澼，其身热者死，热见七日死。

---

① 胻下：原作"脚下"。新校正云："按《甲乙经》脚下作胻下，脚当作胻，不得言脚下至少腹也。"今本《甲乙经》卷十一第八、《太素·五脏脉诊》均同新校正，为是，据改。

② 血温身热者死：《素问绍识》云："血温二字难解。"《医学读书记》云："温当作溢……血既流溢，复见身热，则阳过亢而阴受逼，有不尽不已之势，故死。"可参。

胃脉沉鼓涩，胃外鼓大，心脉小坚急，皆隔[①]偏枯。男子发左，女子发右，不喑舌转，可治，三十日起；其从者喑，三岁起；年不满二十者，三岁死。

脉至而搏，血衄身热者死，脉来悬钩浮为常脉。脉至如喘，名曰暴厥，暴厥者不知与人言。脉至如数，使人暴惊，三四日自已。

脉至浮合，浮合如数，一息十至以上，是经气予不足也，微见九十日死。脉至如火新然[②]，是心精之予夺也，草干而死。脉至如散叶，是肝气予虚也，木叶落而死。脉至如省客，省客者，脉塞而鼓[③]，是肾气予不足也，悬去枣华而死。脉至如丸泥，是胃精予不足也，榆荚落而死。脉至如横格，是胆气予不足也，禾熟而死。脉至如弦

---

① 隔：阻隔也。《内经评文》云："隔当作为。"

② 新然：原作"薪然"，据《太素·五脏脉诊》《脉经》卷五第五改。按然，通"燃"。新然，即初燃，其火或明或灭，喻脉形不定之状。

③ 脉塞而鼓：张介宾注："塞者或无而止，鼓者或有而搏。"

缕，是胞^①精予不足也，病善言，下霜而死；不言可治。

脉至如交漆，交漆者左右傍至也，微见三十日死。脉至如涌泉，浮鼓肌中，太阳气予不足也，少气味，韭英^②而死。脉至如颓土之状，按之不得，是肌气予不足也，五色先见黑，白垒发死。脉至如悬离^③，悬离者浮揣切之益大，是十二俞之气^④予不足也，水凝而死。脉至如偃刀，偃刀者浮之小急，按之坚大急，五脏菀熟^⑤，寒热独并于肾也，如此其人不得坐，立春而死。脉至如丸，滑

---

① 胞：诸说不一。杨上善指为心包；王冰、马莳、张介宾指为女子胞；黄元御指为膀胱。若据下文"善言""不言"论之，当以心包为是。

② 韭英：《甲乙经》卷四第一下作"韭花生"，义较明。按英，即花也。

③ 悬离：原作"悬雍"，新校正云："按全元起本悬雍作悬离。元起注云：悬离者，言脉与肉不相得也。"《太素·五脏脉诊》亦作"悬离"，为是，故据改，后"悬雍"同改。

④ 气：原无，据《甲乙经》卷四第一下补，以与前文例合。

⑤ 菀熟：《甲乙经》卷四第一下作"寒热"，《素问发微》《类经》等均改为"菀熟"。然据下文，当以作"寒热"义胜。

不直手①，不直手者，按之不可得也，是大肠气予
不足也，枣叶生而死。脉至如华②者，令人善恐，
不欲坐卧，行立常听，是小肠气予不足也，季秋
而死。

脉解篇第四十九

太阳所谓肿腰脽痛者，正月太阳寅，寅太阳
也③，正月阳气出在上而阴气盛，阳未得自次也，
故肿腰脽痛也。病偏虚为跛者，正月阳气冻解地
气而出也，所谓偏虚者，冬寒颇有不足者，故偏
虚为跛也。所谓强上引背者，阳气大上而争，故

---

① 直手：张介宾注："直，当也。言滑小无根而不胜按也。"

② 华：花也，喻脉柔弱。又《甲乙经》卷四第一下、《脉经》
卷五第五均作"舂"。舂，以杵臼捣谷，喻脉有力而无序也。义
胜。

③ 正月太阳寅寅太阳也：本篇将六经分属于六个月份，以
揭示六经与四时阴阳的关系。其配合是：太阳配合正月（寅）；
阳明配合五月（午）；少阳配合九月（戌）；太阴配合十一月
（子）；少阴配合七月（申）；厥阴配合三月（辰）。

强上也。所谓耳鸣者，阳气万物①盛上而跃，故耳鸣也。所谓甚则狂颠疾者，阳尽在上而阴气从下，下虚上实，故狂颠疾也。所谓浮为聋者，皆在气也。所谓入中为喑者，阳盛已衰，故为喑也。内夺而厥，则为喑俳②，此肾虚也，少阴不至者，厥也。

少阳所谓心胁痛者，言少阳戌③也，戌者心之所表④也，九月阳气尽而阴气盛，故心胁痛也。所谓不可反侧者，阴气藏物也，物藏则不动，故不可反侧也。所谓甚则跃者，九月万物尽衰，草木毕落而堕，则气去阳而之阴，气盛而阳之下长，故谓跃。

阳明所谓洒洒振寒者，阳明者午也，五月盛

---

① 万物：《素问释义》云："万物二字衍。"似是。

② 喑俳：《太素·经脉病解》作"喑痱"。按"俳"通"痱"，废也。《奇效良方》云："喑痱之状，舌喑不能语，足废不为用。"

③ 戌：原作"盛"，《太素·经脉病解》作"戌"。按本篇均言六经配月份，故当以《太素》为是，今据改。后"盛"字同改。

④ 戌者心之所表：杨上善注："戌少阳脉散络心包，故为心之所表。"

阳之阴也，阳盛而阴气加之，故洒洒振寒也。所谓胫肿而股不收者，是五月盛阳之阴也，阳者衰于五月，而一阴气上，与阳始争，故胫肿而股不收也。所谓上喘而为水者，阴气下而复上，上则邪客于脏腑间，故为水也。所谓胸痛少气者，水气在脏腑也，水者阴气也，阴气在中，故胸痛少气也。所谓甚则厥，恶人与火，闻木音则惕然而惊者，阳气与阴气相薄，水火相恶，故惕然而惊也。所谓欲独闭户牖而处者，阴阳相薄也，阳尽而阴盛，故欲独闭户牖而居。所谓病至则欲乘高而歌，弃衣而走者，阴阳复争，而外并于阳，故使之弃衣而走也。所谓客孙脉则头痛鼻衄腹肿者，阳明并于上，上者则其孙脉络^①太阴也，故头痛鼻衄腹肿也。

太阴所谓病胀者，太阴子也，十一月万物气皆藏于中，故曰病胀。所谓上走心为噫者，阴盛而上走于阳明，阳明络属心，故曰上走心为噫也。

---

① 孙脉络：原作"孙络"，与下文不相协，《太素·经脉病解》作"孙脉"。今据文义并参《太素》补"脉"字。

所谓食则呕者，物盛满而上溢，故呕也。所谓得后与气则快然如衰者，十一月①阴气下衰，而阳气且出，故曰得后与气则快然如衰也。

少阴所谓腰痛者，少阴者申②也，七月③万物阳气皆伤，故腰痛也。所谓呕咳上气喘者，阴气在下，阳气在上，诸阳气浮，无所依从，故呕咳上气喘也。所谓邑邑④不能久立，久坐起则目䀮䀮无所见者，万物阴阳不定未有主也，秋气始至，微霜始下，而方杀万物，阴阳内夺，故目䀮䀮无所见也。所谓少气善怒者，阳气不治，阳气不治则阳气不得出，肝气当治而未得，故善怒，善怒者名曰煎厥。所谓恐如人将捕之者，秋气万物未有毕去，阴气少，阳气入，阴阳相薄，故恐也。所

---

① 十一月：原作"十二月"，据道藏本、周对峰本、朝鲜本及《太素·经脉病解》改，以与上文一致。

② 申：原作"肾"，乃"申"字音近致误，今据本篇前后文例改。

③ 七月：原作"十月"，据《太素·经脉病解》改，以与下文合。

④ 邑邑：原作"色色"，新校正云："详色色字疑误。"《太素·经脉病解》作"邑邑"，为是，故据改。邑邑，微弱貌。

谓恶闻食臭者，胃无气，故恶闻食臭也。所谓面黑如地色者，秋气内夺，故变于色也。所谓咳则有血者，阳脉伤也，阳气未盛于上而脉满，满①则咳，故血见于鼻也。

厥阴所谓癫疝、妇人少腹肿者，厥阴者辰也，三月阳中之阴，邪在中，故曰癫疝、少腹肿也。所谓腰脊痛不可以俯仰者，三月一振，荣华万物，一俯而不仰也。所谓癫癃疝肤胀者，曰阴亦盛而脉胀不通，故曰癫癃疝也。所谓甚则嗌干热中者，阴阳相薄而热，故嗌干也。

---

① 而脉满，满：《太素·经脉病解》作"腹满"。按"脉"当作"腹"。

卷第十四

刺要论篇第五十

黄帝问曰：愿闻刺要。岐伯对曰：病有浮沉，刺有浅深，各至其理，无过其道。过之则内伤，不及则生外壅，壅则邪从之。浅深不得，反为大贼，内动五脏，后生大病。故曰：病有在毫毛腠理者，有在皮肤者，有在肌肉者，有在脉者，有在筋者，有在骨者，有在髓者。是故刺毫毛腠理无伤皮，皮伤则内动肺，肺动则秋病温疟，泝泝然寒栗。刺皮无伤肉，肉伤则内动脾，脾动则七十二日四季之月①病腹胀，烦不嗜食。刺肉无伤脉，脉伤则内动心，心动则夏病心痛。刺脉无伤

---

① 七十二日四季之月：脾土寄旺于四季，每季之后十八天，共七十二天。王冰注："谓三月六月九月十二月各十二日后，土寄旺十八日也。"

筋，筋伤则内动肝，肝动则春病热而筋弛。刺筋
无伤骨，骨伤则内动肾，肾动则冬病胀腰痛。刺
骨无伤髓，髓伤则销铄胻酸，体解㑊然不去矣。

刺齐论篇第五十一

　　黄帝问曰：愿闻刺浅深之分。岐伯对曰：刺骨
者无伤筋，刺筋者无伤肉，刺肉者无伤脉，刺脉者
无伤皮，刺皮者无伤肉，刺肉者无伤筋，刺筋者无
伤骨。帝曰：余未知其所谓，愿闻其解。岐伯曰：
刺骨无伤筋者，针至筋而去，不及骨也。刺筋无伤
肉者，至肉而去，不及筋也。刺肉无伤脉者，至脉
而去，不及肉也。刺脉无伤皮者，至皮而去，不及
脉也。所谓刺皮无伤肉者，病在皮中，针入皮中，
无伤肉也。刺肉无伤筋者，过肉中筋也。刺筋无伤
骨者，过筋中骨也。此之谓反也[①]。

---

　　① 刺肉无伤筋者……此之谓反也：按此节文义未安，必有脱
误。《素问识》认为当改作"刺肉伤脉者，过肉中脉也。刺脉伤
筋者，过脉中筋也。刺筋伤骨者，过筋中骨也。刺骨伤髓者，
过骨中髓也。"可参。

刺禁论篇第五十二

黄帝问曰：愿闻禁数。岐伯对曰：脏有要害，不可不察，肝生于左，肺藏于右，心部于表，肾治于里，脾为之使，胃为之市。膈肓之上，中有父母；七节之傍，中有小心。从之有福，逆之有咎。

刺中心，一日死，其动为噫。刺中肝，五日死，其动为语。刺中肾，六日死，其动为嚏。刺中肺，三日死，其动为咳。刺中脾，十日死，其动为吞。刺中胆，一日半死，其动为呕①。

刺跗上中大脉，血出不止死。刺面中溜脉，不幸为盲。刺头中脑户，入脑立死。刺舌下中脉太过，血出不止为喑。刺足下布络中脉，血不出为肿。刺郄中大脉，令人仆脱色。刺气街中脉，

---

① 呕：本节"刺中五脏"所论，亦见于《诊要经终论》及《四时刺逆从论》，唯文字稍异，可以互参。

血不出，为肿鼠仆[1]。刺脊间中髓，为伛。刺乳上中乳房，为肿根蚀。刺缺盆中内陷气泄，令人喘咳逆。刺手鱼腹内陷为肿。

无刺大醉，令人气乱。无刺大怒，令人气逆。无刺大劳人，无刺新饱人，无刺大饥人，无刺大渴人，无刺大惊人。

刺阴股中大脉，血出不止死。刺客主人内陷中脉，为内漏为聋。刺膝髌出液，为跛。刺臂太阴脉，出血多立死。刺足少阴脉，重虚出血，为舌难以言。刺膺中陷中肺，为喘逆仰息。刺肘中内陷，气归之，为不屈伸。刺阴股下三寸内陷，令人遗溺。刺腋下胁间内陷，令人咳。刺少腹中膀胱溺出，令人少腹满。刺腨肠内陷，为肿。刺匡[2]上陷骨中脉，为漏为盲。刺关节中液出，不得屈伸。

---

① 为肿鼠仆：鼠仆即鼠蹊。新校正云："按别本仆一作蹊。《气府论》注：气街在脐下横骨两端鼠蹊上一寸也。"王冰注："刺之而血不出，则血脉气并聚于中，故内结为肿，如伏鼠之形也。"

② 匡：通"眶"，即目眶。

刺志论篇第五十三

黄帝问曰：愿闻虚实之要。岐伯对曰：气实形实，气虚形虚，此其常也，反此者病。谷盛气盛，谷虚气虚，此其常也，反此者病。脉实血实，脉虚血虚，此其常也，反此者病。帝曰：如何而反？岐伯曰：气盛身寒[①]，气虚身热，此谓反也。谷入多而气少，此谓反也。谷不入而气多，此谓反也。脉盛血少，此谓反也。脉小血多，此谓反也。气盛身寒，得之伤寒。气虚身热，得之伤暑。谷入多而气少者，得之有所脱血，湿居下也。谷入少而气多者，邪在胃及与肺也。脉小血多者，饮中热也。脉大血少者，脉有风气，水浆不入。此之谓也。夫实者，气入也；虚者，气出也。气实者，热也；气虚者，寒也。入实者，左手开针

---

① 气盛身寒：此四字原无。新校正云："按《甲乙经》云：气盛身寒，气虚身热，此谓反也。当补此四字。"今本《甲乙经》卷四第一下同新校正，故据补。补后则与下文"气盛身寒，得之伤寒"句合。

空也；入虚①者，左手闭针空也。

针解篇第五十四

黄帝问曰：愿闻《九针》之解，虚实之道。岐伯对曰：刺虚则实之者，针下热也，气实乃热也。满而泄之者，针下寒也，气虚乃寒也。菀陈则除之者，出恶血也。邪胜则虚之者，出针勿按。徐而疾则实者，徐出针而疾按之。疾而徐则虚者，疾出针而徐按之。言实与虚者，寒温气多少也。若无若有者，疾不可知也。察后与先者，知病先后也。为虚与实者，工勿失其法。若得若失者，离其法也。虚实之要，九针最妙者，为其各有所宜也。补泻之时以针为之②者，与气开阖相合也。九针之名各不同形者，针穷其所当补泻也。

---

① 入虚：《素问识》云："按上虚者，气出也。入虚当是出虚。"似是。

② 以针为之：此四字原无，新校正云："《甲乙经》云：补泻之时，以针为之者。此脱此四字也。"《灵枢·九针十二原》、今本《甲乙经》卷五第四均同新校正，为是，故据补。

刺实须其虚者，留针阴气隆至①，乃去针也。刺虚须其实者，阳气隆至，针下热乃去针也。经气已至，慎守勿失者，勿变更也。深浅在志者，知病之内外也。近远如一者，深浅其候等也。如临深渊者，不敢堕也。手如握虎者，欲其壮也。神无营于众物者，静志观病人，无左右视也。义无邪下者，欲端以正也。必正其神者，欲瞻病人目，制其神，令气易行也。所谓三里者，下膝三寸也。所谓跗之②者，举膝分易见也。巨虚者，跷足骺独陷者。下廉者，陷下者也③。

帝曰：余闻九针，上应天地四时阴阳，愿闻其方，令可传于后世以为常也。岐伯曰：夫一天、二地、三人、四时、五音、六律、七星、八

---

① 至：此后《素问吴注》补"针下寒"3字。据下文"刺虚"句有"针下热"例之，吴补似是。

② 跗之：新校正云："按全元起本跗之作低骺。"《素问识》云："疑是跗上脱低字，之上脱取字。《灵·邪气脏腑病形篇》云：三里者，低跗取之；巨虚者，举足取之。而全本作低骺可证也。"按丹波氏之说似是。

③ 下廉者陷下者也：谓巨虚下廉在胫骨外侧两筋之间凹陷中。

风、九野，身形亦应之，针各有所宜，故曰九针。
人皮应天，人肉应地，人脉应人，人筋应时，人
声应音，人阴阳合气应律，人齿面目应星，人出
入气应风，人九窍三百六十五络应野。故一针
皮，二针肉，三针脉，四针筋，五针骨，六针调
阴阳，七针益精，八针除风，九针通九窍，除
三百六十五节气，此之谓各有所主也。人心意应
八风，人气应天，人发齿耳目五声应五音六律，
人阴阳脉血气应地，人肝目应之九[①]。

　　九窍三百六十五。人一以观动静天二以候五
色七星应之以候发毋泽五音一以候宫商角徵羽六
律有余不足应之二地一以候高下有余九野一节俞
应之以候闭节三人变一分人候齿泄多血少十分角
之变五分以候缓急六分不足三分寒关节第九分四
时人寒温燥湿四时一应之以候相反一四方各作

---

① 人心意应八风……人肝目应之九：《素问释义》云："句不可
解，亦烂文也。"按此节文字义颇费解，诸注均属强解，当属错
简烂文。

解①。

长刺节论篇第五十五

刺家不诊，听病者言。在头头疾痛，为藏针之，刺至骨，病已止②，无伤骨肉及皮，皮者道也。阳刺③，入一傍四处。治寒热深专者，刺大脏，迫脏刺背俞④也，刺之迫脏，脏会⑤，腹中寒热去而

---

① 九窍三百六十五……各作解：王冰注云："此一百二十四字，蠹简烂文，义理残缺，莫可寻究，而上古书，故且载之，以伫后之具本也。"新校正云："详王氏云一百二十四字，今有一百二十三字，又亡一字。"《太素·知针石》亦载此节，文字稍异。按此节不可训，姑存之以待来者。

② 止：原作"上"，《素问吴注》《素问发微》均改作"止"。律以后文，作"止"为是，故据改。

③ 阳刺：原作"阴刺"，据《甲乙经》卷五第二、《太素·杂刺》改。《甲乙经》云："阳刺者，正内一，傍内四。"内，纳也。

④ 背俞：原作"背，背俞"，据《太素·杂刺》改。

⑤ 脏会：指五脏背俞为脏气会聚之处。

止，与刺之要，发针而浅出血。治痈①肿者刺痈上，视痈小大深浅刺，刺大者多血，小者深之②，必端内针为故止。病在少腹有积，刺皮䯏③以下至少腹而止，刺侠脊两傍四椎间，刺两髂髎季胁肋间④，导腹中气热下已。病在少腹，腹痛不得大小便，病名曰疝，得之寒，刺少腹两股间，刺腰髁骨间，刺而多⑤之，尽炅病已。

病在筋，筋挛节痛，不可以行，名曰筋痹，刺筋上为故，刺分肉间，不可中骨也，病起筋炅，病

① 痈：原作"腐"。新校正云："按全元起本……腐作痈。"《甲乙经》卷十一第九下、《太素·杂刺》均作"痈"，故据改。下"腐"字同改。

② 刺大者多血小者深之：新校正云："按《甲乙经》云：刺大者多而深之……此文云小者深之，疑此误。"今本《甲乙经》卷十一第九下同新校正。《太素·杂刺》作"刺大者多血深之"。疑本经有误。

③ 皮䯏（téng 腾）：诸说非一，均纡曲难解。愚意以为"皮䯏"当为"脐"字之误。少腹有积，刺脐以下至少腹，则正当其位。

④ 两髂髎季胁肋间：王冰注："髎谓居髎，腰侧穴也。季胁肋间，当是刺季肋之间京门穴也。"

⑤ 多：《内经评文》云："多，疑是灸字。"按作"灸"义胜。

已止。病在肌肤，肌肤尽痛，名曰肌痹，伤于寒湿，刺大分小分，多发针而深之，以热为故，无伤筋骨，伤筋骨，痈发若变，诸分尽热，病已止。病在骨，骨重不可举，骨髓酸痛，寒气至，名曰骨痹，深者刺，无伤脉肉为故，其道^①大分小分，骨热病已止。病在诸阳脉，且寒且热^②，诸分且寒且热，名曰狂，刺之虚脉，视分尽热，病已止。病初发，岁一发，不治月一发，不治月四五发，名曰癫病，刺诸分诸脉，其无寒者以针调之^③，病已止。病风且寒且热，炅汗出，一日数过，先刺诸分理络脉；汗出且寒且热^④，三日一刺，百日而已。病大风，骨节重，须眉堕，名曰大风，刺肌肉为故，汗出百日，刺骨髓，汗出百日，凡二百日，须眉生而止针。

---

① 道：《太素·杂刺》作"至"，义胜。

② 且寒且热：《素问识》云："四字疑衍。"按4字与后文重出，当是衍文。

③ 刺诸分诸脉其无寒者以针调之：《甲乙经》卷十一第二作"刺诸分其脉尤寒者，以针补之"。《太素·杂刺》作"刺诸其分诸脉，其尤寒者，以针调之"。按"无"字或"尤"字之误。

④ 汗出且寒且热：《素问释义》云："六字衍。"似是。

卷第十五

皮部论篇第五十六

黄帝问曰：余闻皮有分部，脉有经纪，筋有结络，骨有度量，其所生病各异，别其分部，左右上下，阴阳所在，病之始终，愿闻其道。岐伯对曰：欲知皮部以经脉为纪者，诸经皆然。阳明之阳，名曰害蜚[①]，上下同法。视其部中有浮络者，皆阳明之络也。其色多青则痛，多黑则痹，黄赤则热，多白则寒，五色皆见，则寒热也。络盛则入客于经，阳主外，阴主内。

少阳之阳，名曰枢持[②]，上下同法。视其部中有浮络者，皆少阳之络也。络盛则入客于经，故

[①] 害蜚：害，通"阖"，闭也。蜚，通"扉"，门扇也。此言阳明主阖闭阳气，犹门扉之关闭也。

[②] 枢持：枢，转轴也。持，把持也。此言少阳主枢转阳气，犹持门之枢轴也。

在阳者主内，在阴者主出，以渗于内，诸经皆然。

太阳之阳，名曰关枢[①]，上下同法。视其部中有浮络者，皆太阳之络也。络盛则入客于经。

少阴之阴，名曰枢儒[②]，上下同法。视其部中有浮络者，皆少阴之络也。络盛则入客于经，其入经也，从阳部注于经；其出者，从阴内注于骨。

心主之阴，名曰害肩[③]，上下同法。视其部中有浮络者，皆心主之络也。络盛则入客于经。

太阴之阴，名曰关蛰[④]，上下同法。视其部中有浮络者，皆太阴之络也。络盛则入客于经。凡

---

① 关枢：关，门栓也。枢，转轴也。太阳主司阳气开阖，犹门栓开闭门枢也。

② 枢儒：新校正云："按《甲乙经》儒作橺。"正统本《甲乙经》卷二第一下、《太素·经脉皮部》均同新校正。按"儒"为"橺"之借字。橺，门上斗拱可支撑门枢者。枢橺当与枢持义近，谓少阴枢转三阴之气，犹门枢之转动也。

③ 害肩：害，通"阖"。肩，通"楣"，或作"枅"，谓门上横木承枢者。害肩当与害蛰义近，谓厥阴阖闭阴气，犹门扇之关闭也。

④ 关蛰：关，门栓。蛰，为"阈"之借字。阈，门槛也，谓门中竖木可关闭门扇者。关蛰当与关枢义近，谓太阴主司阴气开阖，犹门槛之所用。

十二经络脉者，皮之部也。

是故百病之始生也，必先客[①]于皮毛，邪中之则腠理开，开则入客于络脉，留而不去，传入于经，留而不去，传入于腑，廪于肠胃。邪之始入于皮也，泝然起毫毛，开腠理；其入于络也，则络脉盛，色变；其入客于经也，则感[②]虚乃陷下。其留于筋骨之间，寒多则筋挛骨痛，热多则筋骨弛消，肉烁䐃破，毛直而败。

帝曰：夫子言皮之十二部，其生病皆何如？岐伯曰：皮者脉之部也，邪客于皮则腠理开，开则邪入客于络脉，络脉满则注于经脉，经脉满则入舍于腑脏也，故皮者有分部，不与[③]而生大病也。帝曰：善。

———————

① 客：原无，据《甲乙经》卷二第一下、《太素·经脉皮部》补。

② 感：《甲乙经》卷二第一下作"盛"，连上句读。

③ 不与：《甲乙》卷二第一下作"愈"。杨上善注："在浅不疗，遂生大病也。与，疗也。"

经络论篇第五十七

黄帝问曰：夫络脉之见也，其五色各异，青黄赤白黑不同，其故何也？岐伯对曰：经有常色而络无常变也。帝曰：经之常色何如？岐伯曰：心赤，肺白，肝青，脾黄，肾黑，皆亦应其经脉之色也。帝曰：络之阴阳，亦应其经乎？岐伯曰：阴络之色应其经，阳络之色变无常，随四时而行也。寒多则凝泣，凝泣则青黑；热多则淖泽，淖泽则黄赤。此皆常色，谓之无病。五色具见者，谓之寒热①。帝曰：善。

气穴论篇第五十八

黄帝问曰：余闻气穴②三百六十五以应一岁，

---

① 热：此后《素问吴注》补"此皆变色，谓之有病"8字。于义为胜。

② 气穴：即腧穴、孔穴。吴崐注："人身孔穴，皆气所居，故曰气穴。"

未知其所，愿卒闻之。岐伯稽首再拜对曰：窘乎哉
问也！其非圣帝，孰能穷其道焉！因请溢意尽言其
处。帝捧手逡巡而却曰：夫子之开余道也，目未见
其处，耳未闻其数，而目以明，耳以聪矣。岐伯
曰：此所谓圣人易语，良马易御也。帝曰：余非圣
人之易语也，世言真数开人意，今余所访问者真
数，发蒙解惑，未足以论也。然余愿闻夫子溢志尽
言其处，令解其意，请藏之金匮，不敢复出。

　　岐伯再拜而起曰：臣请言之，背与心相控而
痛，所治天突与十椎及上纪下纪①，上纪者胃脘也，
下纪者关元也。背胸邪系阴阳左右，如此其病前
后痛涩，胸胁痛而不得息，不得卧，上气短气偏
痛，脉满起斜出尻脉，络胸胁支心贯膈，上肩加
天突，斜下肩交十椎下②。

────────

　　① 下纪：原无，据《太素·气穴》补，以与下文"下纪者关
元也"合。

　　② 背与心相控而痛……斜下肩交十椎下：新校正云："详自背
与心相控而痛至此，疑是《骨空论》文，简脱误于此。"《内经
评文》云："文义不属，确是错简。"按此段经文不可训，姑存
疑待考。

脏俞五十六穴，腑俞七十二穴，热俞五十九穴，水俞五十七穴。头上五行行五，五五二十五穴。中膂两傍各五，凡十穴。大杼上两傍各一①，凡二穴。目瞳子浮白二穴。两髀厌分中二穴，犊鼻二穴，耳中多所闻二穴，眉本二穴，完骨二穴，项中央一穴，枕骨二穴，上关二穴，大迎二穴，下关二穴，天柱二穴，巨虚上下廉四穴，曲牙二穴，天突一穴，天府二穴，天牖二穴，扶突二穴，天窗二穴，肩解二穴，关元一穴，委阳二穴，肩贞二穴，喑门一穴，脐一穴，胸俞十二穴，背俞二穴，膺俞十二穴，分肉二穴，踝上横二穴，阴阳跷四穴，水俞在诸分，热俞在气穴，寒热俞在两骸厌中二穴，大禁二十五，在天府下五寸。凡三百六十五穴，针之所由行也。

帝曰：余已知气穴之处，游针之居，愿闻孙络溪谷，亦有所应乎？岐伯曰：孙络三百六十五

_____

① 大杼上两傍各一：大杼，原作"大椎"，新校正云："按大椎上傍无穴，大椎下傍穴名大杼，后有，故王氏言未详。"《太素·气穴》正作"大杼"，其上一椎两傍有"肩中俞"。为是，据改。

穴会，亦以应一岁，以溢奇邪，以通荣卫，荣卫
稽留，卫散荣溢，气竭血著，外为发热，内为少
气，疾泻无怠，以通荣卫，见而泻之，无问所会。

帝曰：善。愿闻溪谷之会也。岐伯曰：肉之
大会为谷，肉之小会为溪，肉分之间，溪谷之会，
以行荣卫，以会大气。邪溢气壅，脉热肉败，荣
卫不行，必将为脓，内销骨髓，外破大䐃①，留于
节凑②，必将为败。积寒留舍，荣卫不居，卷肉缩
筋③，肋肘④不得伸，内为骨痹，外为不仁，命曰不
足，大寒留于溪谷也。溪谷三百六十五穴会，亦
应一岁。其小痹淫溢，循脉往来，微针所及，与
法相同。帝乃辟左右而起，再拜曰：今日发蒙解
惑，藏之金匮，不敢复出。乃藏之金兰之室，署
曰气穴所在。岐伯曰：孙络之脉别经者，其血盛
而当泻者，亦三百六十五脉，并注于络，传注

---

① 䐃：原作"膈"，形近致误，据《太素·气穴》改。

② 凑：《太素·气穴》作"腠"。按二字古通，谓腠理也。

③ 卷肉缩筋：新校正云："按全元起本作寒肉缩筋。"《太
素·气穴》作"塞肉缩筋"。

④ 肋肘：《太素·气穴》作"时"，义胜。

十二络脉，非独十四络脉^①也，内解泻于中者十脉^②。

气府论篇第五十九

足太阳脉气所发者七十八穴：两眉头各一，入发至顶三寸^③傍五，相去三寸，其浮气在皮中者凡五行、行五，五五二十五，项中大筋两傍各一，风府两傍各一，侠脊以下至尻尾二十一节十五间各一，五脏之俞各五，六腑之俞各六，委中以下至足小指傍各六俞。

---

① 传注十二络脉非独十四络脉：王冰注："十四络者，谓十二经络兼任脉督脉之络也。脾之大络起自于脾，故不并言之也。"又《素问直解》将前"十二"改为"十四"，后"十四"改为"十二"，义胜。

② 内解泻于中者十脉：解，解散也。泻，泻实也。中者，五脏也。此言络虽十二，而分属于五脏，故可解泻于中。左右各五，故云十脉。

③ 入发至顶三寸："至顶三寸"原作"至顶三寸半"，新校正云："按别本云：入发至项三寸。……所以言入发至顶者，自入发囟会穴至顶百会凡三寸，自百会后至后顶又三寸。……后人误认，将顶为项。"今据改。

足少阳脉气所发者六十二穴：两角上各二，直目上发际内各五，耳前角上各一，耳前角下各一，锐发下各一，客主人各一，耳后陷中各一，下关各一，耳下牙车之后各一，缺盆各一，掖下三寸、胁下至胠八间各一，髀枢中傍各一，膝以下至足小指次指各六俞。

足阳明脉气所发者六十八穴：额颅发际傍各三，面鼽骨空各一，大迎之骨空各一，人迎各一，缺盆外骨空各一，膺中骨间各一，侠鸠尾之外、当乳下三寸、侠胃脘各五，侠脐广二寸①各三，下脐二寸侠之各三，气街动脉各一，伏菟上各一，三里以下至足中指各八俞，分之所在穴空。

手太阳脉气所发者三十六穴：目内眦各一，目外各一，鼽骨下各一，耳郭上各一，耳中各一，巨骨穴各一，曲掖上骨②穴各一，柱骨上陷者各一，上天窗四寸各一，肩解各一，肩解下三寸各

---

① 侠脐广二寸各三：二寸，原作"三寸"，新校正云："按《甲乙经》天枢在脐傍各二寸，上曰滑肉门，下曰外陵，是三穴者去脐各二寸也。"按作"二寸"为是，故据改。

② 曲掖上骨：指肩胛骨上端横骨。

一，肘以下至手小指本各六俞。

手阳明脉气所发者二十二穴：鼻空外廉、项上各二，大迎骨空各一，柱骨之会①各一，髃骨之会②各一，肘以下至手大指次指本各六俞。

手少阳脉气所发者三十二穴：鼽骨下各一，眉后各一，角上各一，下完骨后各一，项中足太阳之前各一，侠扶突各一，肩贞各一，肩贞下三寸分间各一，肘以下至手小指次指本各六俞。

督脉气所发者二十八穴：项中央二，发际后中八，面中三，大椎以下至尻尾及傍十五穴，至骶下凡二十一节，脊椎法也。

任脉之气所发者二十八穴：喉中央二，膺中骨陷中各一，鸠尾下三寸、胃脘五寸、胃脘以下至横骨六寸半一③，腹脉法也。下阴别一，目下各一，下唇一，龈交一。

冲脉气所发者二十二穴：侠鸠尾外各半寸至

---

① 柱骨之会：指项骨与肩相会处。

② 髃骨之会：指肱骨头与肩胛骨盂相会处。

③ 一：《素问释义》云："一字上脱各字。"

脐寸一，侠脐下傍各五分至横骨寸一，腹脉法也。

足少阴舌下、厥阴毛中急脉各一，手少阴各一，阴阳跷各一。手足诸鱼际脉气所发者①，凡三百六十五穴也。

---

① 手足诸鱼际脉气所发者：谓手足掌赤白肉分界处，为脉气所发的部位。以此处状如鱼腹，故称手鱼。又自"足少阴舌下"至此三十三字，文不相顺，疑为古经错简残文。

卷第十六

骨空论篇第六十

黄帝问曰：余闻风者百病之始也，以针治之奈何？岐伯对曰：风从外入，令人振寒，汗出头痛，身重恶寒①，治在风府，调其阴阳，不足则补，有余则泻。大风颈项痛，刺风府，风府在上椎。大风汗出，灸譩譆②，譩譆在背下侠脊傍三寸所，厌③之令病者呼譩譆，譩譆应手。从风憎风，刺眉头。失枕在肩上横骨间，折使揄臂齐肘，正灸脊中④。䏚络季胁引少腹而痛胀，刺譩譆。腰痛不

---

① 恶寒：《太素·骨空》作"恶风寒"。

② 譩譆（yī xī 噫嘻）：足太阳经穴名。在第六胸椎棘突下两傍各三寸。

③ 厌：通"压"。以手按压也。

④ 折使揄（yú 鱼）臂齐肘正灸脊中：谓摇臂折肘，以肘端度脊中，乃为当灸之处，即督脉阳关穴。揄，摇也。

可以转摇，急引阴卵，刺八髎与痛上，八髎在腰尻分间。鼠瘘寒热，还刺寒府，寒府在附膝外解营①。取膝上外者使之拜，取足心者使之跪。

任脉者，起于中极之下，以上毛际，循腹里，上关元，至咽喉，上颐循面入目。冲脉者，起于气街，并少阴之经，侠脐上行，至胸中而散。任脉为病，男子内结七疝，女子带下瘕聚。冲脉为病，逆气里急。督脉为病，脊强反折。督脉者，起于少腹以下骨中央，女子入系廷孔，其孔溺孔之端也。其络循阴器合篡间，绕篡后，别绕臀，至少阴与巨阳中络者，合少阴上股内后廉，贯脊属肾，与太阳起于目内眦，上额交巅上，入络脑，还出别下项，循肩髆内，侠脊抵腰中，入循膂，络肾；其男子循茎下至篡，与女子等；其少腹直上者，贯脐中央，上贯心，入喉，上颐环唇，上系两目之下中央。此生病，从少腹上冲心而痛，不得前后，为冲疝；其女子不孕，癃痔遗溺嗌干。

---

① 附膝外解营：指膝关节外侧骨缝陷中。解，骨缝。营，窟也，穴也。

督脉生病治督脉，治在骨上[①]，甚者在脐下营[②]。

其上气有音者，治其喉中央，在缺盆中者。其病上冲喉者，治其渐，渐者上侠颐也[③]。蹇膝伸不屈，治其楗。坐而膝痛，治其机。起而引解[④]，治其骸关。膝痛，痛及拇指，治其腘。坐而膝痛如物隐者，治其关。膝痛不可屈伸，治其背内。连骺若折，治阳明中俞髎。若别[⑤]，治巨阳、少阴荥。淫泺胫酸，不能久立，治少阳之络[⑥]，在外踝[⑦]上五寸。辅骨上横骨下为楗，侠髋为机，膝解为骸关，侠膝之骨为连骸，骸下为辅，辅上为腘，

---

① 骨上：王冰注："谓腰横骨上毛际中曲骨穴，任脉、足阳明之会。"

② 脐下营：指脐下小腹部的阴交穴。营，窟也，亦穴也。

③ 治其渐渐者上侠颐也：王冰注："阳明之脉渐上颐而环唇，故以侠颐处为渐也，是为大迎。"

④ 起而引解：原作"立而暑解"。王冰注："一经云：起而引解。言膝痛起立，痛引膝骨解之中也。"《素问识》云："王引一经似是。"今据改。

⑤ 若别：谓膝痛与骨如别离。

⑥ 少阳之络：络，原作"维"，新校正云："按《甲乙经》外踝上五寸，乃足少阳之络，此云维者，字之误也。"为是，据改。

⑦ 外踝：原脱"踝"字，义不明，据《太素·骨空》补。

腘上为关①，头横骨为枕。

水俞五十七穴者，尻上五行，行五；伏菟上两行，行五，左右各一行，行五；踝上各一行，行六穴。髓空在脑后三分，在颅际锐骨之下，一在龈基下，一在项后中复骨下，一在脊骺骨上空，在风府上。脊骨下空，在尻骨下空。数髓空在面侠鼻，或骨空在口下当两肩。两髀骨空，在髀中之阳。臂骨空在臂阳，去踝四寸两骨空之间。股骨上空在股阳，出上膝四寸。骺骨空在辅骨之上端。股际骨空在毛中动脉②下。尻骨空在髀骨之后相去四寸。扁骨有渗理凑，无髓孔，易髓无空③。

灸寒热之法，先灸项大椎，以年为壮数；次灸橛骨④，以年为壮数。视背俞陷者灸之，举臂肩上

---

① 膝解为骸关……腘上为关：谓膝与胫骨相连的骨解称为骸关，侠膝两侧的高骨称为连骸，连骸下部的高骨称为辅骨，辅骨上部为腘窝，腘上关节活动处称为关。

② 动脉：原无"脉"字，据《太素·骨空》补。

③ 扁骨有渗理凑……易髓无空：指扁骨以渗灌气血于腠理而代替髓之功用，故无髓孔。易，代替也。理凑，即腠理。

④ 橛骨：即尾骶骨，此指长强穴。

陷者灸之，两季胁之间灸之，外踝上绝骨之端灸之，足小指次指间灸之，腨下陷脉灸之，外踝后灸之，缺盆骨上切之坚痛[1]如筋者灸之，膺中陷骨间灸之，掌束骨下[2]灸之，脐下关元三寸灸之，毛际动脉灸之，膝下三寸分间灸之，足阳明跗上动脉灸之，巅上一灸之。犬所啮之处[3]灸之三壮，即以犬伤病法灸之。凡当灸二十九处。伤食灸之，不已者，必视其经之过于阳者[4]，数刺其俞而药之。

水热穴论篇第六十一

黄帝问曰：少阴何以主肾？肾何以主水？岐伯对曰：肾者至阴也，至阴者盛水也，肺者太阴

---

[1] 痛：《甲乙经》卷八第一上、《太素·灸寒热法》均作"动"，义胜。

[2] 掌束骨下：高士宗注："束骨，横骨也。掌束骨下，犹言掌下束骨，谓横骨缝中大陵二穴。"又《太素·灸寒热法》"掌束骨"作"髃骭骨"。

[3] 犬所啮（niè聂）之处：即犬咬伤之处。啮，咬也。张介宾注："犬伤令人寒热者，古有灸法如此，故云然也。"

[4] 过于阳者：指阳邪过盛之经脉。

也，少阴者冬脉也，故其本在肾，其末在肺，皆积水也。

帝曰：肾何以能聚水而生病？岐伯曰：肾者胃之关也，关闭^①不利，故聚水而从其类也。上下溢于皮肤，故为胕肿^②。胕肿者，聚水而生病也。

帝曰：诸水皆生于肾乎？岐伯曰：肾者牝脏也，地气上者属于肾，而生水液也，故曰至阴。勇而劳甚则肾汗出，肾汗出逢于风，内不得入于脏腑，外不得越于皮肤，客于玄府，行于皮里，传为胕肿，本之于肾，名曰风水。所谓玄府者，汗空也。

帝曰：水俞五十七处者，是何主也？岐伯曰：肾俞五十七穴，积阴之所聚也，水所从出入也。尻上五行、行五者，此肾俞^③。故水病下为胕肿大腹，上为喘呼不得卧者，标本俱病，故肺为喘呼，

---

① 闭：原作"门"，据《太素·气穴》及王冰注改。

② 胕肿：即浮肿。胕，通"浮"。

③ 此肾俞：《太素·气穴》作"此皆肾俞也"。义较明。

肾为水肿，肺为逆不得卧，分为相输俱受者①，水气之所留也。伏菟上各二行、行五者，此肾之街也，三阴之所交结于脚②也。踝上各一行、行六者，此肾脉之下行也，名曰太冲。凡五十七穴者，皆脏之阴络，水之所客也。

帝曰：春取络脉分肉何也？岐伯曰：春者木始治，肝气始生，肝气急，其风疾，经脉常深，其气少，不能深入，故取络脉分肉间。

帝曰：夏取盛经分腠何也？岐伯曰：夏者火始治，心气始长，脉瘦气弱，阳气留③溢，热熏分腠，内至于经，故取盛经分腠，绝肤④而病去者，邪居浅也。所谓盛经者，阳脉也。

帝曰：秋取经俞何也？岐伯曰：秋者金始治，

---

① 分为相输俱受者：谓胕肿者水病，喘呼者气病，然气水同类，可相为应，故能俱受其病。

② 交结于脚：按"脚"与上文腹部腧穴义难合，似当作"交结于腹"。

③ 留：新校正云："按别本留一作流。"按：留、流二字古通。

④ 绝肤：透过皮肤。《荀子·劝学》："而绝江河。"注："绝，过也。"

肺将收杀，金将胜火，阳气在合，阴气初胜，湿气及体，阴气未盛，未能深入，故取俞以泻阴邪，取合以虚阳邪。阳气始衰，故取于合。

帝曰：冬取井荥何也？岐伯曰：冬者水始治，肾方闭，阳气衰少，阴气坚盛，巨阳伏沉，阳脉乃去，故取井以下阴逆，取荥以实①阳气。故曰：冬取井荥，春不鼽衄，此之谓也②。

帝曰：夫子言治热病五十九俞，余论其意，未能领别其处，愿闻其处，因闻其意。岐伯曰：头上五行行五者，以越诸阳之热逆也。大杼、膺俞、缺盆、背俞③，此八者，以泻胸中之热也。气街、三里、巨虚上下廉，此八者，以泻胃中之热

<hr/>

① 实：新校正云："按全元起本实作遭，《甲乙经》《千金方》作通。"今本《甲乙经》卷五第一上、《千金方》卷十九第一均同新校正。

② 帝曰：春取络脉分肉……此之谓也：《素问识》云："论四时刺法，本节最详……然与水热穴义不太涉，疑是他篇错简。"此说似是。

③ 背俞：王冰注："背俞即风门，热府俞也。"

也。云门、髃骨、委中、髓空①，此八者，以泻四肢之热也。五脏俞傍五，此十者，以泻五脏之热也。凡此五十九穴者，皆热之左右也。

帝曰：人伤于寒而传为热何也？岐伯曰：夫寒盛则生热也。

———————

① 髓空：王冰、杨上善均以为腰俞。然腰俞仅一穴，不足八数。张志聪以为横骨穴，或是。

调经论篇第六十二

黄帝问曰：余闻《刺法》言，有余泻之，不足补之，何谓有余？何谓不足？岐伯对曰：有余有五，不足亦有五，帝欲何问？帝曰：愿尽闻之。岐伯曰：神有①余有不足，气有余有不足，血有余有不足，形有余有不足，志有余有不足，凡此十者，其气不等也。

帝曰：人有精气津液，四肢九窍，五脏十六部②，三百六十五节，乃生百病，百病之生，皆有虚实。今夫子乃言有余有五，不足亦有五，何以生之乎？岐伯曰：皆生于五脏也。夫心藏神，肺

———————

① 有：《甲乙经》卷六第三重"有"字。后气、血、形、志同。义顺。

② 十六部：诸说不一。似指经脉之部，盖正经有十二，奇经则有任、督、冲、带四脉也。

藏气，肝藏血，脾藏肉，肾藏志，而此成形①。志意通②，内连骨髓，而成身形五脏③。五脏之道，皆出于经隧，以行血气，血气不和，百病乃变化而生，是故守经隧焉。

帝曰：神有余不足何如？岐伯曰：神有余则笑不休，神不足则悲④。血气未并，五脏安定，邪客于形，洒淅起于毫毛，未入于经络也，故命曰神之微。帝曰：补泻奈何？岐伯曰：神有余，则泻其小络之脉出血⑤，勿之深斥，无中其大经，神气乃平。神不足者，视其虚络，按而致之，刺而利之，无出其血，无泄其气，以通其经，神气乃

---

① 而此成形：《甲乙经》卷六第三无此4字，《素问释义》云："四字衍。"按后文有"而成身形"句，此不当重出。

② 通：此后《甲乙经》卷六第三有"达"字。义顺。

③ 而成身形五脏：《甲乙经》卷六第三作"而成形"。马莳、高士宗等均以为"五脏"二字为衍文。

④ 悲：新校正云："按《甲乙经》及《太素》并全元起注本并作忧。"今本《甲乙经》卷六第三、《太素·虚实补泻》均同新校正。

⑤ 小络之脉出血：小络之脉，原作"小络之血"，与后文"出血"义不相协，故据守山阁本、《素问发微》改。

平。帝曰：刺微奈何？岐伯曰：按摩勿释，著针勿斥，移气于不足，神气乃得复。

帝曰：善。气^①有余不足奈何？岐伯曰：气有余则喘咳上气，不足则息利少气。血气未并，五脏安定，皮肤微病，命曰白气微泄^②。帝曰：补泻奈何？岐伯曰：气有余，则泻其经隧，无伤其经，无出其血，无泄^③其气。不足，则补其经隧，无出其气。帝曰：刺微奈何？岐伯曰：按摩勿释，出针视之，曰我将深之，适人必革^④，精气自伏，邪气散乱，无所休息，气泄腠理，真气乃相得。

帝曰：善。血有余不足奈何？岐伯曰：血有余则怒，不足则恐。血气未并，五脏安定，孙络外溢，则络^⑤有留血。帝曰：补泻奈何？岐伯曰：

---

① 气：原脱，据金刻本、道藏本及《太素·虚实补泻》补。

② 白气微泄：指肺气微虚。肺色白，故以白气代指肺气。

③ 无泄：按气有余当泄，言无泄者，"无"字或"而"字之误也。

④ 适人必革：谓针至其人，必变革前说而浅刺。适，至也。革，变也。

⑤ 络：原作"经"，据《甲乙经》卷六第三改，以与后文"刺留血取血络"相协。

血有余，则泻其盛经，出其血。不足，则补^①其虚经，内针其脉中，久留而视，脉大^②，疾出其针，无令血泄。帝曰：刺留血奈何？岐伯曰：视其血络，刺出其血，无令恶血得入于经，以成其疾。

帝曰：善。形有余不足奈何？岐伯曰：形有余则腹胀泾溲不利，不足则四肢不用。血气未并，五脏安定，肌肉蠕动，命曰微风。帝曰：补泻奈何？岐伯曰：形有余则泻其阳经，不足则补其阳络。帝曰：刺微奈何？岐伯曰：取分肉间，无中其经，无伤其络，卫气得复，邪气乃索。

帝曰：善。志有余不足奈何？岐伯曰：志有余则腹胀飧泄，不足则厥。血气未并，五脏安定，骨节有动^③。帝曰：补泻奈何？岐伯曰：志有余则

---

① 补：原作"视"，据《太素·虚实补泻》改，以与前文"血有余泻其盛经"相为对文。

② 久留而视脉大：《甲乙经》卷六第三作"久留之，血至脉大"；《太素·虚实补泻》作"久留，血至脉大"。均较本经义胜。

③ 动：《甲乙经》卷六第三作"伤"。此后《素问吴注》补"则骨节有微风"六字。

泻然筋血者①，不足则补其复溜。帝曰：刺未并奈何？岐伯曰：即取之，无中其经，以去其邪②，乃能立虚。

帝曰：善。余已闻虚实之形，不知其何以生。岐伯曰：气血以并，阴阳相倾，气乱于卫，血逆于经，血气离居，一实一虚。血并于阴，气并于阳，故为惊狂。血并于阳，气并于阴，乃为炅中。血并于上，气并于下，心烦悗善怒。血并于下，气并于上，乱而喜忘。

帝曰：血并于阴，气并于阳，如是血气离居，何者为实？何者为虚？岐伯曰：血气者，喜温而恶寒，寒则泣不能流，温则消而去之③，是故气之所并为血虚，血之所并为气虚。帝曰：人之所有

---

① 泻然筋血者：新校正云："按《甲乙经》及《太素》云：泻然筋血者，出其血。杨上善云：然筋当是然谷下筋。再详诸处引然谷者，多云然骨之前血者，疑少骨之二字，前字误作筋字。"今本《甲乙经》卷六第三、《太素·虚实补泻》均同新校正。

② 以去其邪：原作"邪所"，义不明，据《甲乙经》卷六第三补改。

③ 消而去之：消散而流行。《广雅·释诂》："去，行也。"

者，血与气耳。今夫子乃言血并为虚，气并为虚，是无实乎？岐伯曰：有者为实，无者为虚，故气并则无血，血并则无气，今血与气相失，故为虚焉。络之与孙脉俱输于经，血与气并，则为实焉。血之与气并走于上，则为大厥，厥则暴死，气复反则生，不反则死。

帝曰：实者何道从来？虚者何道从去？虚实之要，愿闻其故。岐伯曰：夫阴与阳皆有俞会，阳注于阴，阴满之外，阴阳匀平，以充其形，九候若一，命曰平人。夫邪之生也，或生于阴，或生于阳。其生于阳者，得之风雨寒暑；其生于阴者，得之饮食居处，阴阳①喜怒。

帝曰：风雨之伤人奈何？岐伯曰：风雨之伤人也，先客于皮肤，传入于孙脉，孙脉满则传入于络脉，络脉满则输于大经脉，血气与邪并客于分腠之间，其脉坚大，故曰实。实者外坚充满，不可按之，按之则痛。帝曰：寒湿之伤人奈何？

---

① 阴阳：男为阳，女为阴，盖指男女房事也。

岐伯曰：寒湿之中人也，皮肤收[①]，肌肉坚紧[②]，荣血泣，卫气去，故曰虚。虚者聂辟气不足，按之则气足以温之，故快然而不痛。

帝曰：善。阴之生实奈何？岐伯曰：喜怒不节[③]则阴气上逆，上逆则下虚，下虚则阳气走之[④]，故曰实矣。帝曰：阴之生虚奈何？岐伯曰：喜则气下，悲则气消，消则脉虚空，因寒饮食，寒气熏满，则血泣气去，故曰虚矣。

帝曰：经言阳虚则外寒，阴虚则内热，阳盛则外热，阴盛则内寒，余已闻之矣，不知其所由然也。岐伯曰：阳受气于上焦，以温皮肤分肉之间。今寒气在外，则上焦不通，上焦不通，则寒

---

① 皮肤收：原作"皮肤不收"，与后"肌肉坚紧"不合，《甲乙经》卷六第三、《太素·虚实所生》均作"皮肤收"，为是，故据改。

② 紧：《太素·虚实所生》无此字。律以前后文例，或是。

③ 喜怒不节：新校正云："按经云喜怒不节则阴气上逆，疑剩喜字。"《素问识》云："下文云：喜则气下。则此喜字衍，新校正为是。"据下文例，疑衍"喜""不节"三字。

④ 阳气走之：指阳邪因阴虚而入客之，所谓"阴虚者阳必凑之"也。

气独留于外，故寒栗。帝曰：阴虚生内热奈何？岐伯曰：有所劳倦，形气衰少，谷气不盛，上焦不行，下脘不通，胃气热，热气熏胸中，故内热。帝曰：阳盛生外热奈何？岐伯曰：上焦不通利，则皮肤致密，腠理闭塞，玄府^①不通，卫气不得泄越，故外热。帝曰：阴盛生内寒奈何？岐伯曰：厥气上逆，寒气积于胸中而不泻，不泻则温气去，寒独留，则血凝泣，凝则脉不通^②，其脉盛大以涩，故中寒。

帝曰：阴与阳并，血气以并，病形以成，刺之奈何？岐伯曰：刺此者取之经隧，取血于营，取气于卫，用形哉，因四时多少高下^③。帝曰：血气以并，病形以成，阴阳相倾，补泻奈何？岐伯

---

① 玄府：《甲乙经》卷六第三、《太素·虚实所生》均无此二字。

② 脉不通：《甲乙经》卷六第三作"腠理不通"。

③ 用形哉因四时多少高下：吴崑注："用形哉，言因形之长短阔狭肥瘦而施刺法也。因四时多少高下者，如日以月生死为痏数，多少之谓也；春时俞在颈项，夏时俞在胸胁，秋时俞在肩背，冬时俞在腰股，高下之谓也。"

曰：泻实者气盛乃内针，针与气俱内，以开其门，如利其户，针与气俱出，精气不伤，邪气乃下，外门不闭，以出其疾，摇大其道，如利其路，是谓大泻，必切而出，大气乃屈。帝曰：补虚奈何？岐伯曰：持针勿置，以定其意，候呼内针，气出针入，针空四塞，精无从去，方实而疾出针，气入针出，热不得还，闭塞其门，邪气布散，精气乃得存，动气候时，近气不失，远气乃来，是谓追之。

帝曰：夫子言虚实者有十，生于五脏，五脏五脉耳。夫十二经脉皆生其病，今夫子独言五脏。夫十二经脉者，皆络三百六十五节，节有病必被经脉，经脉之病皆有虚实，何以合之？岐伯曰：五脏者，故得六腑与为表里，经络肢节，各生虚实，其病所居，随而调之。病在脉，调之血；病在血，调之络；病在气，调之卫；病在肉，调之分肉；病在筋，调之筋；病在骨，调之骨。燔针劫刺其下及与急者^①；病在骨，焠针药熨^②；病不知所痛，两跷为上^③；身形有痛，九候莫病，则缪刺之；痛在于左而右脉病者，巨刺之。必谨察其九候，针道备矣。

---

① 燔针劫刺其下及与急者：《内经评文》云："句当在调之筋下。"似是。又《素问吴注》于此前补"病在筋"三字，亦可。此指先将针刺入筋脉下陷及拘急之处，再用火烧针使暖，以劫散寒邪。张介宾注："燔针者，盖纳针之后，以火燔之使暖也。"

② 焠（cuì 翠）针药熨：焠针，即火针，指先用火烧针使赤然后刺之。药熨，指用辛热药物熨其患处。张介宾注："焠针者，用火先赤其针而后刺之，不但暖也，寒毒固结，非此不可。"

③ 病不知所痛两跷为上：张介宾注："两跷者，阳跷脉出足太阳之申脉，阴跷脉出足少阴之照海。俱当取之，故曰为上。"

缪刺论篇第六十三

黄帝问曰：余闻缪刺，未得其意，何谓缪刺？岐伯对曰：夫邪之客于形也，必先舍于皮毛，留而不去，入舍于孙脉，留而不去，入舍于络脉，留而不去，入舍于经脉，内连五脏，散于肠胃，阴阳俱感，五脏乃伤，此邪之从皮毛而入，极于五脏之次也，如此则治其经焉。今邪客于皮毛，入舍于孙络，留而不去，闭塞不通，不得入于经，流溢于大络，而生奇病也。夫邪客大络者，左注右，右注左，上下左右与经相干，而布于四末，其气无常处，不入于经俞，命曰缪刺。

帝曰：愿闻缪刺，以左取右，以右取左奈何？其与巨刺何以别之？岐伯曰：邪客于经，左盛则右病，右盛则左病，亦有移易者，左痛未已而右脉先病，如此者，必巨刺之，必中其经，非

络脉也。故络病者，其痛与经脉缪处，故命曰
缪刺。

帝曰：愿闻缪刺奈何？取之何如？岐伯曰：
邪客于足少阴之络，令人卒心痛暴胀，胸胁支满，
无积者，刺然骨之前出血，如食顷而已。不已[①]，
左取右，右取左。病新发者，取[②]五日已。

邪客于手少阳之络，令人喉痹舌卷，口干心
烦，臂外廉痛，手不及头，刺手小指[③]次指爪甲上
去端如韭叶各一痏，壮者立已，老者有顷已，左
取右，右取左，此新病，数日已。

邪客于足厥阴之络，令人卒疝暴痛，刺足大
指爪甲上与肉交者各一痏，男子立已，女子有顷
已，左取右，右取左。

---

① 不已：《甲乙经》卷五第三、《太素·量缪刺》均无此二字。
疑衍。

② 取：《甲乙经》卷五第三、《太素·量缪刺》均无此字。疑
衍。

③ 小指：原作"中指"，新校正云："按《甲乙经》关冲穴出
手小指次指之端，今言中指者误也。"《太素·量缪刺》亦作
"小指"，为是，据改。

邪客于足太阳之络，令人头项肩痛，刺足小指爪甲上与肉交者各一痏，立已；不已，刺外踝下三痏，左取右，右取左，如食顷已。

邪客于手阳明之络，令人气满胸中，喘息而支胠，胸中热，刺手大指次指爪甲上去端如韭叶各一痏，左取右，右取左，如食顷已。

邪客于臂掌之间，不可得屈，刺其踝后，先以指按之痛乃刺之，以月死生为数，月生一日一痏，二日二痏，十五日十五痏，十六日十四痏。

邪客于足阳跷[①]之脉，令人目痛从内眦始，刺外踝之下半寸所各二痏，左刺右，右刺左，如行十里顷而已。

人有所堕坠，恶血留内，腹中满胀，不得前后，先饮利药。此上伤厥阴之脉，下伤少阴之络，刺足内踝之下、然骨之前血脉出血[②]，刺足跗上动脉，不已，刺三毛上各一痏，见血立已，左刺右，

---

① 足阳跷：《太素·量缪刺》无"足"字，《素问发微》亦删之。按跷脉无手足之分，"足"字似衍。

② 血脉出血：新校正云："详血脉出血，脉字疑是络字。"似是。

右刺左。善悲惊不乐，刺如右方^①。

邪客于手阳明之络，令人耳聋，时不闻音，刺手大指次指爪甲上去端如韭叶各一痏，立闻；不已，刺中指爪甲上与肉交者，立闻。其不时闻者，不可刺也。耳中生风者，亦刺之如此数。左刺右，右刺左。

凡痹往来行无常处者，在分肉间痛而刺之，以月死生为数，用针者，随气盛衰以为痏数，针过其日数则脱气，不及日数则气不泻。左刺右，右刺左，病已止；不已，复刺之如法。月生一日一痏，二日二痏，渐多之；十五日十五痏，十六日十四痏，渐少之。

邪客于足阳明之络^②，令人鼽衄上齿寒，刺足

---

① 右方：即上方。古籍竖排，故云然。

② 阳明之络：原作"阳明之经"，新校正云："按全元起本与《甲乙经》，阳明之经作阳明之络。"今本《甲乙经》卷五第三、《太素·量缪刺》均同新校正，为是，故据改。

大指次指^①爪甲上与肉交者各一痏，左刺右，右刺左。

邪客于足少阳之络，令人胁痛不得息，咳而汗出，刺足小指次指爪甲上与肉交者各一痏，不得息立已，汗出立止，咳者温衣饮食，一日已。左刺右，右刺左，病立已；不已，复刺如法。

邪客于足少阴之络，令人嗌痛不可内食，无故善怒，气上走贲上，刺足下中央之脉各三痏，凡六刺，立已，左刺右，右刺左。嗌中肿，不能内唾，时不能出唾者，缪刺然骨之前，出血立已，左刺右，右刺左。

邪客于足太阴之络，令人腰痛，引少腹控䏚，不可以仰息，刺腰尻之解、两胂之上^②，以月死生

———————

① 足大指次指：原作"足中指次指"，王冰注："中当为大，亦传写中大之误也。据《灵枢经》《孔穴图经》中指次指爪甲上无穴，当盲刺大指次指爪甲上，乃厉兑穴，阳明之井。"为是，故从改。

② 腰尻之解两胂之上：指腰尻骨缝挟脊两傍下髎穴。又此后原衍"是腰俞"三字，新校正云："别按全元起本，旧无此三字。"《太素·量缪刺》亦无，为是，故据删。

为痏数，发针立已，左刺右，右刺左。

邪客于足太阳之络，令人拘挛背急，引胁而痛，内引心而痛①，刺之从项始数脊椎侠脊，疾按之应手如痛，刺之傍三痏，立已。

邪客于足少阳之络，令人留于枢中痛，髀不可举，刺枢中以毫针，寒则久留针，以月死生为数，立已。

治诸经刺之，所过者不病②，则缪刺之。

耳聋，刺手阳明，不已，刺其通脉出耳前者。齿龋，刺手阳明，不已，刺其脉入齿中，立已。

邪客于五脏之间，其病也，脉引而痛，时来时止，视其病③，缪刺之于手足爪甲上，视其脉，出其血，间日一刺，一刺不已，五刺已。

缪传引上齿，齿唇寒痛，视其手背脉血者去

---

① 内引心而痛：此五字原无，新校正云："按全元起本及《甲乙经》引胁而痛下，更云内引心而痛。"今本《甲乙经》卷五第三、《太素·量缪刺》均同新校正，为是，故据补。

② 所过者不病：言经脉无病而络脉病也。

③ 病：《甲乙经》卷五第三、《太素·量缪刺》均作"病脉"，义胜。

之，足阳明中指爪甲上一痏，手大指次指爪甲上各一痏，立已，左取右，右取左。

邪客于手足少阴、太阴、足阳明之络，此五络皆会于耳中，上络左角，五络俱竭，令人身脉皆动，而形无知也，其状若尸，或曰尸厥，刺其足大指内侧爪甲上去端如韭叶，后刺足心，后刺足中指爪甲上各一痏，后刺手大指内侧①去端如韭叶，后刺手②少阴锐骨之端各一痏，立已；不已，以竹管吹其两耳③，剃其左角之发方一寸燔治，饮以美酒一杯，不能饮者灌之，立已。

凡刺之数，先视其经脉，切而从之④，审其虚实而调之。不调者经刺之，有痛而经不病者缪刺之，因视其皮部有血络者尽取之。此缪刺之数也。

----

① 侧：此后《甲乙经》卷五第三有"爪甲"二字，义胜。

② 手：此后原有"心主"二字，新校正云："按《甲乙经》不刺手心主，详此五络之数，亦不及手心主。"今本《甲乙经》卷五第三无此二字，《太素·量缪刺》无"手心主"三字。今从《甲乙经》删"心主"二字。

③ 两耳：《甲乙经》卷五第三作"两耳中"，义较明。

④ 从：《甲乙经》卷五第三作"循"，《太素·量缪刺》作"顺"。按作"循"义胜。

四时刺逆从论篇第六十四

厥①阴有余病阴痹，不足病生热痹，滑则病狐疝风②，涩则病少腹积气。少阴有余病皮痹隐轸③，不足病肺痹，滑则病肺风疝，涩则病积溲血。太阴有余病肉痹寒中，不足病脾痹，滑则病脾风疝，涩则病积心腹时满。阳明有余病脉痹身时热，不足病心痹，滑则病心风疝，涩则病积时善惊。太阳有余病骨痹身重，不足病肾痹，滑则病肾风疝，涩则病积时善④巅疾。少阳有余病筋痹胁满，不足病肝痹，滑则病肝风疝，涩则病积时筋急目痛。

是故春气在经脉，夏气在孙络，长夏气在肌肉，秋气在皮肤，冬气在骨髓中。

---

① 厥：此前据文例似脱黄帝、岐伯问答之辞。

② 狐疝风：张介宾注："狐之昼伏夜出，阴兽也。疝在厥阴，其出入上下不常，与狐相类，故曰狐疝风。"

③ 隐轸：即隐疹，今谓之荨麻疹。轸，同"疹"。

④ 时善：原二字误倒，据《甲乙经》卷四第一中及上文例乙正。

帝曰：余愿闻其故。岐伯曰：春者天气始开，地气始泄，冻解冰释，水行经通，故人气在脉。夏者经满气溢，入孙络受血，皮肤充实。长夏者经络皆盛，内溢肌中。秋者天气始收，腠理闭塞，皮肤引急。冬者盖藏，血气在中，内著骨髓，通于五脏。是故邪气者，常随四时之气血而入客也，至其变化不可为度，然必从其经气辟除其邪，除其邪则乱气不生。

帝曰：逆四时而生乱气奈何？岐伯曰：春刺络脉，血气外溢，令人少气；春刺肌肉，血气环逆①，令人上气；春刺筋骨，血气内著，令人腹胀。夏刺经脉，血气乃竭，令人解㑊；夏刺肌肉，血气内却，令人善恐；夏刺筋骨，血气上逆，令人善怒。秋刺经脉，血气上逆，令人善忘；秋刺络脉，气不外行②，令人卧不欲动；秋刺筋骨，血气内散，令人寒栗。冬刺经脉，血气皆脱，令人目

---

① 环逆：环，"旋"之借字。旋逆者，谓即刻上逆也。

② 气不外行：新校正云："按别本作血气不行，全元起本作气不卫外。"

不明；冬刺络脉，内①气外泄，留为大痹；冬刺肌肉，阳气竭绝，令人善忘②。凡此四时刺者，大逆之病，不可不从也，反之则生乱气相淫病焉。故刺不知四时之经，病之所生，以从为逆，正气内乱，与精相薄，精气不转③。必审九候，正气不乱④。

帝曰：善。刺五脏，中心一日死，其动为噫。中肝五日死，其动为语。中肺三日死，其动为咳。中肾六日死，其动为嚏欠。中脾十日死，其动为吞。刺伤人五脏必死，其动则依其脏之所变候知其死也。

标本病传论篇第六十五

黄帝问曰：病有标本，刺有逆从奈何？岐伯

---

① 内：《诊要经终论》新校正引本文作"血"。

② 忘：《诊要经终论》新校正引本文作"渴"。

③ 精气不转：此四字原在下"必审九候，正气不乱"之后，文义不协，乃错简所致，今据文义移此。转，转运敷布也。

④ 乱：据前文例，此后疑脱"精气内转"四字。

对曰：凡刺之方，必别阴阳，前后相应，逆从得施，标本相移，故曰有其在标而求之于标，有其在本而求之于本，有其在本而求之于标，有其在标而求之于本。故治有取标而得者，有取本而得者，有逆取而得者，有从取而得者。故知逆与从，正行无问，知标本者，万举万当，不知标本，是谓妄行。

夫阴阳逆从标本之为道也，小而大，言一而知百病之害。少而多，浅而博，可以言一而知百也。以浅而知深，察近而知远，言标与本，易而勿及。治反为逆，治得为从。

先病而后逆者治其本，先逆而后病者治其本，先寒而后生病者治其本，先病而后生寒者治其本，先热而后生病者治其本①，先热②而后生中满者治其标，先病而后泄者治其本，先泄而后生他病者治其本，必且调之，乃治其他病。先病而后生中满

_____

① 本：此后《甲乙经》卷六第二有"先病而后生热者治其本"十字。

② 热：《灵枢·病本》《甲乙经》卷六第二均作"病"。

者治其标，先中满而后烦心者治其本。人有客气，有固气①。小大不利治其标，小大利治其本。病发而有余，本而标之，先治其本，后治其标；病发而不足，标而本之，先治其标，后治其本。谨察间甚，以意调之，间者并行，甚者独行。先小大不利而后生病者治其本②。

夫病传者，心病先心痛，一日而咳，三日胁支痛，五日闭塞不通，身痛体重，三日不已死，冬夜半，夏日中。肺病喘咳，三日而胁支满痛，一日身重体痛，五日而胀，十日不已死，冬日入，夏日出。肝病头目眩，胁支满，三日体重身痛，五日而胀，三日腰脊少腹痛，胫酸，三日不已死，冬日入，夏早食。脾病身痛体重，一日而胀，二日少腹腰脊痛，胫酸，三日背胪筋痛，小便闭，十日不已死，冬人定，夏晏食。肾病少腹腰脊痛，

①　人有客气有固气："固"原作"同"，新校正云："按全元起本同作固。"为是，据改。客气，外感客身之邪气。固气，体内固有之病邪。

②　先小大不利而后生病者治其本：《素问吴注》将此句移于上文"小大利治其本"句后，义顺。

胻酸，三日背筋痛，小便闭，三日腹胀，三日两胁
支痛，三日不已死，冬大晨，夏晏晡。胃病胀满，
五日少腹腰脊痛，胻酸，三日背膂筋痛，小便闭，
五日身体重，六日不已死，冬夜半后[1]，夏日昳。
膀胱病小便闭，五日少腹胀，腰脊痛，胻酸，一日
腹胀，一日身体痛，二日不已死，冬鸡鸣，夏下
晡。诸病以次相传，如是者，皆有死期，不可刺
间一脏止[2]，及至三四脏者，乃可刺也。

---

[1] 后：《灵枢·病传》《甲乙经》卷六第十均无此字，疑衍。

[2] 间一脏止：新校正云："按《甲乙经》无止字。"

卷第十九

天元纪大论篇第六十六

　　黄帝问曰：天有五行御五位，以生寒暑燥湿风；人有五脏化五气，以生喜怒思①忧恐。《论》言五运相袭而皆治之，终期之日②，周而复始，余已知之矣，愿闻其与三阴三阳之候奈何合之？鬼臾区稽首再拜对曰：昭乎哉问也！夫五运阴阳者，天地之道也，万物之纲纪，变化之父母，生杀之本始，神明之府也，可不通乎！故物生谓之化，物极谓之变，阴阳不测谓之神，神用无方谓之圣。夫变化之为用也，在天为玄，在人为道，在地为化，化生五味，道生智，玄生神。神在天为风，在地为木；在天为热，在地为火；在天为湿，在地为土；在天为

---

　① 思：《阴阳应象大论》作"悲"。

　② 终期（ㄐ基）之日：满一年的时候。期，一年。

燥，在地为金；在天为寒，在地为水。故在天为气，在地成形，形气相感而化生万物矣。然天地者，万物之上下也；左右者，阴阳之道路也；水火者，阴阳之征兆也；金木者，生成之终始也。气有多少，形有盛衰，上下相召，而损益彰矣。

帝曰：愿闻五运之主时也何如？鬼臾区曰：五气运行，各终期日，非独主时也。帝曰：请闻其所谓也。鬼臾区曰：臣积考《太始天元册》文曰：太虚寥廓，肇基化元，万物资始，五运终天，布气真灵，总统坤元，九星悬朗，七曜周旋，曰阴曰阳，曰柔曰刚，幽显既位，寒暑弛张，生生化化，品物咸章。臣斯十世，此之谓也。

帝曰：善。何谓气有多少，形有盛衰？鬼臾区曰：阴阳之气各有多少，故曰三阴三阳也。形有盛衰，谓五行之治，各有太过不及也。故其始也，有余而往，不足随之，不足而往，有余从之，知迎知随，气可与期。应天为天符，承岁为岁直，三合为治①。

---

① 三合为治：亦称"太乙天符"。指主岁的中运、司天之气、年支五行三者相合，共同治理天气的变化。

帝曰：上下相召奈何？鬼臾区曰：寒暑燥湿风火，天之阴阳也，三阴三阳上奉之。木火土金水火 ①，地之阴阳也，生长化收藏下应之。天以阳生阴长，地以阳杀阴藏。天有阴阳，地亦有阴阳 ②。故阳中有阴，阴中有阳。所以欲知天地之阴阳者，应天之气，动而不息，故五岁而右迁 ③；应地之气，静而守位，故六期而环会 ④。动静相召，上下相临，阴阳相错，而变由生也。

帝曰：上下周纪，其有数乎？鬼臾区曰：天以六为节，地以五为制。周天气者，六期为一备；终地纪者，五岁为一周。君火以名，相火以

---

① 火：《素问吴注》删此字。《素问释义》以为衍文。

② 阳：此后原有"木火土金水火，地之阴阳也，生长化收藏"十六字，与前文重，《素问吴注》《类经》均删之。为是，故从删。

③ 五岁而右迁：谓五运每五年当自东向西转换一次。五行应十天干为五运，即甲己年为土运，乙庚年为金运，丙辛年为水运，丁壬年为木运，戊癸年为火运。

④ 六期而环会：谓六气每六年环周一次。六气应十二支为三阴三阳，即子午年为少阴司天，丑未年为太阴司天，寅申年为少阳司天，卯酉年为阳明司天，辰戌年为太阳司天，巳亥年为厥阴司天。

位①，五六相合，而七百二十气为一纪，凡三十岁；千四百四十气，凡六十岁，而为一周，不及太过，斯皆见矣。

帝曰：夫子之言，上终天气，下毕地纪，可谓悉矣。余愿闻而藏之，上以治民，下以治身，使百姓昭著，上下和亲，德泽下流，子孙无忧，传之后世，无有终时，可得闻乎？鬼臾区曰：至数之机，迫迮以微②，其来可见，其往可追，敬之者昌，慢之者亡，无道行私，必得夭殃，谨奉天道，请言真要。帝曰：善言始者，必会于终，善言近者，必知其远，是则至数极而道不惑，所谓明矣。愿夫子推而次之，令有条理，简而不匮，久而不绝，易用难忘，为之纲纪，至数之要，愿尽闻之。鬼臾区曰：昭乎哉问！明乎哉道！如鼓之应桴，响之应声也。臣闻之：甲己

---

① 君火以名相火以位：名，原作"明"，据王冰注及《至真要大论》新校正引本文改。此言火有君相之分，君火但立其名，不主岁气，凡君火司岁之年，皆由相火代立其位，代行其令。

② 至数之机迫迮（zuò 坐）以微：至数之机，谓气运相合之理。迫、迮，皆近之意。张介宾注："谓天地之气数，其精微切近，无物不然也。"

之岁，土运统之；乙庚之岁，金运统之；丙辛之岁，水运统之；丁壬之岁，木运统之；戊癸之岁，火运统之。

帝曰：其于三阴三阳，合之奈何？鬼臾区曰：子午之岁，上见少阴①；丑未之岁，上见太阴；寅申之岁，上见少阳；卯酉之岁，上见阳明；辰戌之岁，上见太阳；巳亥之岁，上见厥阴。少阴所谓标也，厥阴所谓终也②。厥阴之上，风气主之；少阴之上，热气主之；太阴之上，湿气主之；少阳之上，相火主之；阳明之上，燥气主之；太阳之上，寒气主之。所谓本也，是谓六元③。帝曰：光乎哉道！明乎哉论！请著之玉版，藏之金匮，署曰《天元纪》。

---

① 子午之岁上见少阴：指子午年为少阴司天。后仿此。

② 少阴所谓标也厥阴所谓终也：张介宾注："标，首也。终，尽也。六十年阴阳之序，始于子午，故少阴谓标；尽于巳亥，故厥阴谓终。"

③ 六元：新校正云："按别本六元作天元也。"据后文"署曰《天元纪》"句，则作"天元"为是。六元、天元，皆指上文风、热、湿、火、燥、寒之气，因六气为气象变化之本元，故名。

五运行大论篇第六十七

黄帝坐明堂，始正天纲[1]，临观八极，考建五常，请天师而问之曰：《论》言天地之动静，神明为之纪，阴阳之升降，寒暑彰其兆。余闻五运之数于夫子，夫子之所言，正五气之各主岁尔，首甲定运，余因论之。鬼臾区曰：土主甲己，金主乙庚，水主丙辛，木主丁壬，火主戊癸。子午之上，少阴主之；丑未之上，太阴主之；寅申之上，少阳主之；卯酉之上，阳明主之；辰戌之上，太阳主之；巳亥之上，厥阴主之。不合阴阳[2]，其故何也？岐伯曰：是明道也，此天地之阴阳也。夫数之可数者，人中之阴阳也，然所合，数之可得者也。夫阴阳

---

① 天纲：天之纲纪。凡日月运行，斗纲月建，二十八宿，四时方位等均是。

② 不合阴阳：指五运六气干支的阴阳属性与方位干支的阴阳属性不相符合。如天干方位，甲乙属东方木，为阳；五运则甲化土运，乙化金运，为阴。地支方位，亥子为北方属水，为阴；六气则亥属风木，子属君火，为阳。又如太阳属阳，司气反为寒水属阴等。

者，数之可十，推之可百，数之可千，推之可万。天地阴阳者，不以数推，以象之谓也①。

帝曰：愿闻其所始也。岐伯曰：昭乎哉问也！臣览《太始天元册》文，丹天之气②经于牛女③戊分，黅天之气经于心尾己分，苍天之气经于危室柳鬼，素天之气经于亢氐昴毕，玄天之气经于张翼娄胃。所谓戊己分者，奎壁角轸，则天地之门户④也。夫候之所始，道之所生，不可不

---

① 以象之谓也：《素问吴注》改作"以象求之也"，于义较明。

② 丹天之气：丹与后文黅、苍、素、玄，乃代指赤、黄、青、白、黑五色。传说古人观天时，发现五色云气横于太空不同部位，以为乃是火、土、木、金、水五行之气所化，并由此作为五运之本，创立运气学说。

③ 牛女：星宿之名。古代天文学家将周天恒星分为二十八宿：东方青龙七宿为：角、亢、氐、房、心、尾、箕。北方玄武七宿为：斗、牛、女、虚、危、室、壁。西方白虎七宿为：奎、娄、胃、昴、毕、觜、参。南方朱雀七宿为：井、鬼、柳、星、张、翼、轸。当立春时，夜半柳、星二宿位于天空正中，此时角、亢诸星位于东方，觜、参诸星位于西方，牛、女诸星位于北方地下不可见。

④ 奎壁角轸则天地之门户：春分太阳入于奎壁之分，天渐长，时渐暖，万物发生；秋分太阳入于角轸之分，天渐短，时渐寒，万物收藏。故云奎壁、角轸犹天地门户之启闭也。

通也。

帝曰：善。《论》言天地者，万物之上下；左右者，阴阳之道路。未知其所谓也。岐伯曰：所谓上下者，岁上下见阴阳之所在也。左右者，诸上见厥阴，左少阴，右太阳；见少阴，左太阴，右厥阴；见太阴，左少阳，右少阴；见少阳，左阳明，右太阴；见阳明，左太阳，右少阳；见太阳，左厥阴，右阳明。所谓面北而命其位，言其见也。

帝曰：何谓下[①]？岐伯曰：厥阴在上则少阳在下，左阳明，右太阴；少阴在上则阳明在下，左太阳，右少阳；太阴在上则太阳在下，左厥阴，右阳明；少阳在上则厥阴在下，左少阴，右太阳；阳明在上则少阴在下，左太阴，右厥阴；太阳在上则太阴在下，左少阳，右少阴。所谓面南而命其位，言其见也。上下相遘，寒暑相临，气相得则和，不相得则病。帝曰：气相得而病者何也？岐伯曰：以下

---

① 下：据上节帝问之意及本节文义，"下"当作"上下"。

临上，不当位也 ①。

帝曰：动静何如？岐伯曰：上者右行，下者左行，左右周天，余而复会 ② 也。帝曰：余闻鬼臾区曰：应地者静。今夫子乃言下者左行，不知其所谓也。愿闻何以生之乎？岐伯曰：天地动静，五行迁复，虽鬼臾区其上候而已，犹不能遍明。夫变化之用，天垂象，地成形，七曜纬虚 ③，五行丽地。地者，所以载生成之形类也。虚者，所以列应天之精气也。形精之动，犹根本之与枝叶也，仰观其象，虽远可知也。

帝曰：地之为下否乎？岐伯曰：地为人之下，太虚之中者也。帝曰：冯 ④ 乎？岐伯曰：大气举

---

① 以下临上不当位也：指客主加临虽为相生，但主气生客气者，则属以下临上，仍是不当位。如土临火、火临木之类。

② 左右周天余而复会：此言天自东而西右行降于地，地自西而东左行升于天，一年周天一次，加余数而复会于始。余者，指一年为 365 日，而周天为 365.25 度，则多四分之一度，谓之气余。

③ 七曜纬虚：谓日月五星围绕于太空之中。纬，围也。虚，太虚，即天空也。

④ 冯：音义同"凭"，谓凭据、凭借也。

之也。燥以干之，暑以蒸之，风以动之，湿以润之，寒以坚之，火以温之。故风寒在下，燥热在上，湿气在中，火游行其间，寒暑六入，故令虚而生化^①也。故燥胜则地干，暑胜则地热，风胜则地动，湿胜则地泥，寒胜则地裂，火胜则地固矣。

帝曰：天地之气^②，何以候之？岐伯曰：天地之气，胜复之作，不形于诊也。《脉法》曰：天地之变，无以脉诊，此之谓也。帝曰：间气^③何如？岐伯曰：随气所在，期于左右。帝曰：期之奈何？岐伯曰：从其气则和^④，违其气则病，不当其位者

---

① 虚而生化：《素问吴注》《类经》"生化"作"化生"。张介宾注："非虚无以寓气，非气无以化生，故曰令虚化生也。"

② 天地之气：天气，指司天之气。地气，指在泉之气。

③ 间气：每年六气之中，三之气为司天，终之气为在泉。其二与四之气位于司天之左右间，初与五之气位于在泉之左右间，故称间气。

④ 从其气则和：此后乃言主令之气与脉气顺逆情况。若脉与主气相应则谓之和，和则不病。

病，迭移其位①者病，失守其位②者危，尺寸反者死，阴阳交③者死。先立其年，以知其气，左右应见，然后乃可以言死生之逆顺。

帝曰：寒暑燥湿风火，在人合之奈何？其于万物何以生化？岐伯曰：东方生风，风生木，木生酸，酸生肝，肝生筋，筋生心。其在天为玄，在人为道，在地为化。化生五味，道生智，玄生神，化生气。神在天为风，在地为木，在体为筋，在气为柔，在脏为肝。其性为暄，其德为和，其用为动，其色为苍，其化为荣，其虫毛，其政为散，其令宣发，其变摧拉，其眚为陨，其味为酸，其志为怒。怒伤肝，悲胜怒；风伤肝，燥胜风；酸伤筋，辛胜酸。

南方生热，热生火，火生苦，苦生心，心生血，血生脾。其在天为热，在地为火，在体为脉，

① 迭移其位：指当应脉位互相更移，如当应左反见右，当应右反见左。

② 失守其位：指不见当应之脉，反见克贼之脉。

③ 阴阳交：指左右之脉交错，当应左手反见右手，当应右手反见左手。

在气为息，在脏为心。其性为暑，其德为显，其
用为躁，其色为赤，其化为茂，其虫羽，其政为
明，其令郁蒸，其变炎烁，其眚燔焫，其味为苦，
其志为喜。喜伤心，恐胜喜；热伤气，寒胜热；
苦伤气，咸胜苦。

中央生湿，湿生土，土生甘，甘生脾，脾生
肉，肉生肺。其在天为湿，在地为土，在体为肉，
在气为充，在脏为脾。其性静兼，其德为濡，其
用为化，其色为黄，其化为盈，其虫倮，其政为
谧，其令云雨，其变动注，其眚淫溃，其味为甘，
其志为思。思伤脾，怒胜思；湿伤肉，风胜湿；
甘伤脾，酸胜甘。

西方生燥，燥生金，金生辛，辛生肺，肺生
皮毛，皮毛生肾。其在天为燥，在地为金，在体
为皮毛，在气为成，在脏为肺。其性为凉，其德
为清，其用为固，其色为白，其化为敛，其虫介，
其政为劲，其令雾露，其变肃杀，其眚苍落，其
味为辛，其志为忧。忧伤肺，喜胜忧；热伤皮毛，

寒胜热①；辛伤皮毛，苦胜辛。

北方生寒，寒生水，水生咸，咸生肾，肾生骨髓，髓生肝。其在天为寒，在地为水，在体为骨，在气为坚，在脏为肾。其性为凛，其德为寒，其用为藏②，其色为黑，其化为肃，其虫鳞，其政为静，其令霰雪③，其变凝冽，其眚冰雹，其味为咸，其志为恐。恐伤肾，思胜恐；寒伤血，燥胜寒；咸伤血，甘胜咸。五气更立，各有所先，非其位则邪，当其位则正。

帝曰：病生之变何如？岐伯曰：气相得则微，不相得则甚。帝曰：主岁何如？岐伯曰：气有余，则制己所胜而侮所不胜；其不及，则己所不胜侮而乘之，己所胜轻而侮之。侮反受邪，侮而受邪，寡于畏也④。帝曰：善。

———————

① 热伤皮毛寒胜热：新校正云："按《太素》作燥伤皮毛，热胜燥。"

② 藏：原阙，《素问吴注》《类经》均补之，今从补。

③ 霰雪：二字原阙，今据《素问吴注》补之。

④ 侮反受邪……寡于畏也：张介宾注："五行之气各有相制，畏其所制乃能守位，寡于畏则肆无忌惮，而势极必衰，所以反受其邪。"

六微旨大论篇第六十八

黄帝问曰：呜呼远哉天之道也！如迎浮云，若视深渊，视深渊尚可测，迎浮云莫知其极。夫子数言谨奉天道，余闻而藏之，心私异之，不知其所谓也。愿夫子溢志尽言其事，令终不灭，久而不绝。天之道可得闻乎？岐伯稽首再拜对曰：明乎哉问天之道也！此因天之序，盛衰之时也。

帝曰：愿闻天道六六之节盛衰何也？岐伯曰：上下有位，左右有纪。故少阳之右，阳明治之；阳明之右，太阳治之；太阳之右，厥阴治之；厥阴之右，少阴治之；少阴之右，太阴治之；太阴之右，少阳治之。此所谓气之标[①]，盖南面而待也。故曰：因天之序，盛衰之时，移光定位，正立而待之。此之谓也。少阳之上，火气治之，中

---

① 气之标：此指三阴三阳为六气之标，盖六气为三阴三阳之本。

见厥阴①；阳明之上，燥气治之，中见太阴；太阳
之上，寒气治之，中见少阴；厥阴之上，风气治
之，中见少阳；少阴之上，热气治之，中见太阳；
太阴之上，湿气治之，中见阳明。所②谓本也，本
之下，中之见也，见之下，气之标也③。本标不同，
气应异象。

帝曰：其有至而至④，有至而不至，有至而太
过，何也？岐伯曰：至而至者和；至而不至，来
气不及也；未至而至，来气有余也。帝曰：至而
不至、未至而至如何？岐伯曰：应则顺，否则逆，

① 中见厥阴：张介宾注："此以下言三阴三阳各有表里，其气
相通，故各有互根之中气也。少阳之本火，故气在上，与厥阴
相表里，故中见厥阴，是以相火而兼风木之化也。"下依此。

② 所：此前《素问吴注》补"诸上主治"四字，义较明。

③ 所谓本也……见之下气之标也：此言本、标、中见之义。
本指六气，标指三阴三阳，中见又称中气，指与三阴三阳互为
表里者。如子午年少阴司天，则热气为本，少阴为标，太阳为
中见。余仿此。

④ 至而至：前"至"指时至，后"至"指气至。如冬季至，
寒气亦至，即至而至。下依此。

逆则变生，变生①则病。帝曰：善。请言其应。岐
伯曰：物，生其应也。气，脉其应也。

帝曰：善。愿闻地理之应六节气位②何如？岐
伯曰：显明③之右，君火之位也；君火之右，退行
一步④，相火治之；复行一步，土气治之；复行一
步，金气治之；复行一步，水气治之；复行一步，
木气治之；复行一步，君火治之。相火之下，水
气承之；水位之下，土气承之；土位之下，风气
承之；风位之下，金气承之；金位之下，火气承
之；君火之下，阴精承之。帝曰：何也？岐伯曰：
亢则害，承乃制，制则生化，外列盛衰，害则败
乱，生化大病。

帝曰：盛衰何如？岐伯曰：非其位则邪，当
其位则正，邪则变甚，正则微。帝曰：何谓当

---

① 生：原脱，据元刻本、周对峰本、朝鲜本、四库本补。

② 六节气位：指主气六步的方位和时间。因主气六步为地气
所化，年年相同，故云"地理之应""静而守位"。

③ 显明：王冰注："日出谓之显明，则卯地，气春分也。"

④ 退行一步：六气分主一年，自右向左运转，每运行一气即
退行一步。

位？岐伯曰：木运临卯，火运临午，土运临四季，金运临酉，水运临子，所谓岁会①，气之平也。帝曰：非位何如？岐伯曰：岁不与会也。帝曰：土运之岁，上见太阴；火运之岁，上见少阳、少阴；金运之岁，上见阳明；木运之岁，上见厥阴；水运之岁，上见太阳，奈何？岐伯曰：天之与会也，故《天元册》曰天符②。帝曰③：天符岁会何如？岐伯曰：太一天符④之会也。帝曰：其贵贱何如？岐伯曰：天符为执法，岁位⑤为行令，太一天符为贵人。帝曰：邪之中也奈何？岐伯曰：中执法者，其病速而危；中行令者，其病徐而持；中贵人者，

---

① 岁会：指岁运与年支方位五行属性相会之年。如木运临卯，卯居东方属木，与木运五行相会，故为岁会。

② 天符：指岁运与司天之气五行属性相符之年。如土运之年上见太阴，太阴属湿土，则太阴司天之气与土运属性相符，故为天符。

③ 帝曰：二字原脱，文不相接，《素问发微》《素问直解》均补此2字，今从补。

④ 太一天符：指天符与岁会相合之年，即岁气、司天之气及年支方位的五行属性均相同之年，故亦称"三合"。

⑤ 岁位：《素问发微》《素问直解》均改为"岁会"。

其病暴而死。帝曰：位之易也何如？岐伯曰：君位臣则顺，臣位君则逆，逆则其病近，其害速；顺则其病远，其害微。所谓二火也①。

帝曰：善。愿闻其步何如？岐伯曰：所谓步者，六十度而有奇，故二十四步积盈百刻而成日②也。

帝曰：六气应五行之变何如？岐伯曰：位有终始，气有初中，上下不同，求之亦异也。帝曰：求之奈何？岐伯曰：天气始于甲，地气始③于子，子甲相合，命曰岁立，谨候其时，气可与期。

帝曰：愿闻其岁，六气始终，早晏何如？岐伯曰：明乎哉问也！甲子之岁，初之气，天数始于水下一刻，终于八十七刻半；二之气，始于八十七刻六分，终于七十五刻；三之气，始于七十六刻，终

---

① 所谓二火也：此言主客气位互易，乃是专指君、相二火而言。

② 二十四步积盈百刻而成日：即每四年多出一日。古代以铜壶滴漏法计时，每日分滴一百刻，每刻为十分。每年分六步，二十四步为四年。每年盈余二十五刻，四年计一百刻，则为一日也。

③ 始：原作"治"，据元刻本、道藏本、顾本、朝鲜本、四库本改。

于六十二刻半；四之气，始于六十二刻六分，终
于五十刻；五之气，始于五十一刻，终于三十七
刻半；六之气，始于三十七刻六分，终于二十五
刻。所谓初六①，天之数②也。乙丑岁，初之气，天
数始于二十六刻，终于一十二刻半；二之气，始于
一十二刻六分，终于水下百刻；三之气，始于一
刻，终于八十七刻半；四之气，始于八十七刻六
分，终于七十五刻；五之气，始于七十六刻，终
于六十二刻半；六之气，始于六十二刻六分，终
于五十刻。所谓六二，天之数也。丙寅岁，初之
气，天数始于五十一刻，终于三十七刻半；二之
气，始于三十七刻六分，终于二十五刻；三之气，
始于二十六刻，终于一十二刻半；四之气，始于
一十二刻六分，终于水下百刻；五之气，始于一
刻，终于八十七刻半；六之气，始于八十七刻六
分，终于七十五刻。所谓六三，天之数也。丁卯

① 初六：言上文所述为第一个六步，故云"初六"。后
"六二""六三""六四"同此义。

② 天之数：谓天时六气终始的刻数。

岁，初之气，天数始于七十六刻，终于六十二刻半；二之气，始于六十二刻六分，终于五十刻；三之气，始于五十一刻，终于三十七刻半；四之气，始于三十七刻六分，终于二十五刻；五之气，始于二十六刻，终于一十二刻半；六之气，始于一十二刻六分，终于水下百刻。所谓六四，天之数也。次戊辰岁，初之气，复始于一刻，常如是无已，周而复始。

帝曰：愿闻其岁候何如？岐伯曰：悉乎哉问也！日行一周①，天气始于一刻；日行再周，天气始于二十六刻；日行三周，天气始于五十一刻；日行四周，天气始于七十六刻；日行五周，天气复始于一刻。所谓一纪也。是故寅午戌岁气会同②，卯未亥岁气会同，辰申子岁气会同，巳酉丑岁气会同，终而复始。

帝曰：愿闻其用也。岐伯曰：言天者求之本，

---

① 日行一周：谓太阳运行一周的时间，实为地球绕太阳一周的时间，即一年。

② 岁气会同：指岁时与六气会同之时，即"初之气，天气始于水下一刻"之时。下仿此。

言地者求之位，言人者求之气交。帝曰：何谓气交？岐伯曰：上下之位，气交之中，人之居也。故曰：天枢之上，天气主之；天枢之下，地气主之；气交之分，人气从之，万物由之。此之谓也。

帝曰：何谓初中？岐伯曰：初凡三十度而有奇，中气同法。帝曰：初中何也？岐伯曰：所以分天地也。帝曰：愿卒闻之。岐伯曰：初者地气也，中者天气也①。帝曰：其升降何如？岐伯曰：气之升降，天地之更用也。帝曰：愿闻其用何如？岐伯曰：升已而降，降者谓天；降已而升，升者谓地。天气下降，气流于地；地气上升，气腾于天。故高下相召，升降相因，而变作矣。

帝曰：善。寒湿相遘，燥热相临，风火相值，其有间②乎？岐伯曰：气有胜复，胜复之作，有德有化，有用有变，变则邪气居之。帝曰：何谓邪乎？岐伯曰：夫物之生从于化，物之极由乎变，

① 初者地气也中者天气也：王冰注："气之初天用事，天用事则地气上腾于太虚之内。气之中地气主之，地气主则天气下降于有质之中。"

② 间：顾本、医统本、四库本均作"闻"。

变化之相薄，成败之所由也。故气有往复，用有
迟速，四者之有，而化而变，风之来也①。帝曰：
迟速往复，风所由生，而化而变，故因盛衰之变
耳。成败倚伏②游乎中何也？岐伯曰：成败倚伏
生乎动，动而不已则变作矣。帝曰：有期乎？岐
伯曰：不生不化，静之期也。帝曰：不生化乎？
岐伯曰：出入废则神机化灭，升降息则气立孤危。
故非出入，则无以生长壮老已；非升降，则无以
生长化收藏。是以升降出入，无器不有。故器者
生化之宇③，器散则分之，生化息矣。故无不出入，
无不升降。化有小大，期有近远，四者之有，而
贵常守，反常则灾害至矣。故曰：无形无患。此
之谓也。帝曰：善。有不生不化乎？岐伯曰：悉
乎哉问也！与道合同，惟真人也。帝曰：善。

---

① 风之来也：张介宾注："但从乎化，则为正风之来。从乎
变，则为邪风之来。"风，此指六气变化而言。

② 倚伏：谓互为因果。《老子》云："祸兮福之所倚，福兮祸
之所伏。"

③ 宇：器宇。王冰注："诸身者，小生化之器宇。太虚者，广
生化之器宇也。"

卷第二十

气交变大论篇第六十九

黄帝问曰：五运更治，上应天期，阴阳往复，寒暑迎随，真邪相薄，内外分离，六经波荡，五气倾移，太过不及，专胜兼并①，愿言其始，而有常名，可得闻乎？岐伯稽首再拜对曰：昭乎哉问也！是明道也。此上帝所贵，先师传之，臣虽不敏，往闻其旨。帝曰：余闻得其人不教，是谓失道，传非其人，慢泄天宝。余诚菲德，未足以受至道，然而众子哀其不终，愿夫子保于无穷，流于无极，余司其事，则而行之奈何？岐伯曰：请遂言之也。《上经》曰：夫道者，上知天文，下知地理，中知人事，可以长久。此之谓也。帝

---

① 专胜兼并：王冰注："专胜，谓五运主岁太过也。兼并，谓主岁之不及也。"

曰：何谓也？岐伯曰：本气位也①。位天者，天文
也。位地者，地理也。通于人气之变化者，人事
也。故太过者先天，不及者后天，所谓治化而人
应之也。

帝曰：五运之化，太过何如？岐伯曰：岁木
太过，风气流行，脾土受邪。民病飧泄食减，体
重烦冤，肠鸣腹支满，上应岁星。甚则忽忽善怒，
眩冒巅疾。化气不政，生气独治，云物飞动，草
木不宁，甚而摇落，反胁痛而吐甚，冲阳绝者死
不治，上应太白星。

岁火太过，炎暑流行，肺金受邪。民病疟，
少气咳喘，血溢血泄注下，嗌燥耳聋，中热肩背
热，上应荧惑星。甚则胸中痛，胁支满胁痛，膺
背肩胛间痛，两臂内痛，身热肤痛②而为浸淫。收

---

① 本气位：即以气位为本，根据五运六气以定其位。张志聪
注："气位者，五运六气各有司天纪地、主岁主时之定位也。"

② 肤痛：原作"骨痛"。新校正云："按《玉机真脏论》云：
心脉太过，则令人身热而肤痛，为浸淫。此云骨痛者，误也。"
为是，据改。

气不行，长气独明，雨冰①霜寒，上应辰星。上临少阴少阳，火燔焫，水泉涸，物焦槁，病反谵妄狂越，咳喘息鸣，下甚血溢泄不已，太渊绝者死不治，上应荧惑星。

岁土太过，雨湿流行，肾水受邪。民病腹痛，清厥意不乐，体重烦冤，上应镇星。甚则肌肉萎，足痿不收，行善瘛，脚下痛，饮发中满食减，四肢不举。变生得位，藏气伏，化气独治之，泉涌河衍，涸泽生鱼，风雨大至，土崩溃，鳞见于陆，病腹满溏泄肠鸣，反下甚，而太溪绝者死不治，上应岁星。

岁金太过，燥气流行，肝木受邪。民病两胁下少腹痛，目赤痛眦疡，耳无所闻。肃杀而甚，则体重烦冤，胸痛引背，两胁满且痛引少腹，上应太白星。甚则喘咳逆气，肩背痛，尻阴股膝髀腨胻足皆病，上应荧惑星。收气峻，生气下，草木敛，苍干雕陨，病反暴痛，胠胁不可反侧，咳逆，

---

① 雨冰：原作"雨水"。王冰注云："今详水字当作冰。"按岁火太过，胜极必衰，寒水乘之，则有雨冰之降，且下文岁水太过亦作"雨冰"，故以王说为是，据改。

甚而血溢，太冲绝者死不治，上应太白星。

岁水太过，寒气流行，邪害心火。民病身热烦心躁悸，阴厥上下中寒，谵妄心痛，寒气早至，上应辰星。甚则腹大胫肿，喘咳，寝汗出憎风①，大雨至，埃雾朦郁，上应镇星。上临太阳，则雨冰雪霜不时降，湿气变物，病反腹满肠鸣，溏泄食不化，渴而妄冒，神门绝者死不治，上应荧惑、辰星。

帝曰：善。其不及何如？岐伯曰：悉乎哉问也！岁木不及，燥乃大行，生气失应，草木晚荣，肃杀而甚，则刚木辟著②，柔萎苍干，上应太白星。民病中清，胠胁痛，少腹痛，肠鸣溏泄，凉雨时至，上应太白、岁星③，其谷苍。上临阳明，生

---

① 风：新校正云："详太过五化，木言化气不政，生气独治；火言收气不行，长气独明；土言藏气伏，化气独治；金言收气峻，生气下；水当言藏气乃盛，长气失政。今独亡者，阙文也。"按"风"后似有阙文。

② 辟著：王冰注："谓辟著枝茎，干而不落也。"

③ 太白岁星：原脱"岁"字。新校正云："按不及五化，民病证中上应之星，皆言运星失色，畏星加临宿属为灾，此独言畏星不言运星者，经文阙也，当云上应太白星、岁星。"此说是，故补"岁"字。

气失政，草木再荣，化气乃急，上应太白、镇星，其主苍早。复则炎暑流火，湿性燥①，柔脆草木焦槁，下体再生，华实齐化，病寒热疮疡、痱胗痈痤，上应荧惑、太白，其谷白坚。白露早降，收杀气行，寒雨害物，虫食甘黄，脾土受邪，赤气后化，心气晚治，上胜肺金，白气乃屈，其谷不成，咳而鼽，上应荧惑、太白星。

岁火不及，寒乃大行，长政不用，物荣而下，凝惨而甚，则阳气不化，乃折荣美，上应辰星。民病胸中痛，胁支满，两胁痛，膺背肩胛间及两臂内痛，郁冒朦昧，心痛暴喑，胸腹大，胁下与腰背相引而痛，甚则屈不能伸，髋髀如别，上应荧惑、辰星，其谷丹。复则埃郁，大雨且至，黑气乃辱，病鹜溏腹满，食饮不下，寒中肠鸣，泄注腹痛，暴挛痿痹，足不任身，上应镇星、辰星，玄谷不成。

岁土不及，风乃大行，化气不令，草木茂荣，

① 湿性燥：指湿性之物变为干燥。又"性"字疑为"化"字之误。

飘扬而甚，秀而不实，上应岁星。民病飧泄霍乱，体重腹痛，筋骨繇复①，肌肉瞤酸，善怒，藏气举事，蛰虫早附②，咸病寒中，上应岁星、镇星，其谷龄。复则收政严峻，名木苍雕，胸胁暴痛，下引少腹，善太息，虫食甘黄，气客于脾，龄谷乃减，民食少失味，苍谷乃损，上应太白、岁星。上临厥阴，流水不冰，蛰虫来见，藏气不用，白乃不复，上应岁星，民乃康。

岁金不及，炎火乃行，生气乃用，长气专胜，庶物以茂，燥烁以行，上应荧惑星。民病肩背瞀重，鼽嚏，血便注下，收气乃后，上应太白、荧惑③星，其谷坚芒。复则寒雨暴至，乃零冰雹霜雪杀物，阴厥且格，阳反上行，头脑户痛，延及囟

----

① 繇（yáo 摇）复：新校正云："按《至真要大论》云：筋骨繇并。疑此复字，并字之误也。"吴崑注："繇复，动摇反复也。"

② 附：《素问吴注》改作"伏"，义胜。

③ 荧惑：二字原无，新校正云："经云上应太白，以前后例相照，经脱荧惑二字。及详王注言荧惑逆守之事，益知经中之阙也。"为是，据补。

顶发热，上应辰星、荧惑①，丹谷不成，民病口疮，甚则心痛。

岁水不及，湿乃大行，长气反用，其化乃速，暑雨数至，上应镇星。民病腹满身重，濡泄，寒疡流水，腰股痛发，腘腨股膝不便，烦冤，足痿清厥，脚下痛，甚则跗肿，藏气不政，肾气不衡，上应镇星②、辰星，其谷秬。上临太阴，则大寒数举，蛰虫早藏，地积坚冰，阳光不治，民病寒疾于下，甚则腹满浮肿，上应镇星、荧惑③，其主黔谷。复则大风暴发，草偃木零，生长不鲜，面色时变，筋骨并辟④，肉𥆧瘛，目视𥇀𥇀，物疏璺⑤，

---

① 荧惑：二字原无，新校正云："此只言上应辰星，而不言荧惑者，阙文也。当云上应辰星、荧惑。"此说是，故据补。

② 镇星：二字原无，新校正云："详经云上应辰星，注言镇星，以前后例相校，此经阙镇星二字。"今据王冰注及新校正补。

③ 荧惑：二字原无，新校正云："详木不及上临阳明，上应太白、镇星，此独言镇星而不言荧惑者，文阙也。盖水不及而又上临太阴，则镇星明盛，以土气专盛。水既益弱，则荧惑无畏而明大。"此说是，故据补。

④ 并辟：张介宾注："并，拘挛也。辟，偏敧也。"

⑤ 疏璺（wèn 问）：分开破裂。疏，分开。璺，裂纹。

肌肉胗发，气并膈中，痛于心腹，黄气乃损，其谷不登①，上应岁星。

帝曰：善。愿闻其时也。岐伯曰：悉乎②哉问也！木不及，春有鸣条律畅之化，则秋有雾露清凉之政；春有惨凄残贼之胜，则夏有炎暑燔烁之复。其眚东，其脏肝，其病内舍胠胁，外在关节。

火不及，夏有炳明光显之化，则冬有严肃霜寒之政；夏有惨凄凝冽之胜，则不时有埃昏大雨之复。其眚南，其脏心，其病内舍膺胁，外在经络。

土不及，四维有埃云润泽之化，则春有鸣条鼓拆之政；四维发振拉飘腾之变，则秋有肃杀霖霆之复。其眚四维，其脏脾，其病内舍心腹，外在肌肉四肢。

金不及，夏有光显郁蒸之令，则冬有严凝整肃之应；夏有炎烁燔燎之变，则秋有冰雹霜雪之

---

① 其谷不登：据前文例，"其谷"当作"黅谷"。不登，谷物不能成熟。

② 乎：原无，《素问吴注》《素问直解》《内经评文》均补之。按前后文例当有此字，故从补。

复。其音西，其脏肺，其病内舍膺胁肩背，外在皮毛。

水不及，四维有湍润埃云之化，则不时有和风生发之应；四维发埃昏骤注之变，则不时有飘荡振拉之复。其音北，其脏肾，其病内舍腰脊骨髓，外在溪谷踹膝。

夫五运之政，犹权衡也，高者抑之，下者举之，化者应之，变者复之，此生长化①收藏之理，气之常也，失常则天地四塞矣。故曰：天地之动静，神明为之纪，阴阳之往复，寒暑彰其兆。此之谓也。

帝曰：夫子之言五气之变，四时之应，可谓悉矣。夫气之动乱，触遇而作，发无常会，卒然灾合，何以期之？岐伯曰：夫气之动变，固不常在，而德化政令灾变，不同其候也。帝曰：何谓也？岐伯曰：东方生风，风生木，其德敷和，其

---

① 化：此后原有"成"字，《读素问臆断》云："疑衍。"《天元纪大论》《六微旨大论》均作"生长化收藏"，而无"成"字。故据删。

化生荣，其政舒启，其令风，其变振发，其灾散落。南方生热，热生火，其德彰显，其化蕃茂，其政明曜，其令热，其变销烁，其灾燔焫。中央生湿，湿生土，其德溽蒸，其化丰备，其政安静，其令湿，其变骤注，其灾霖溃。西方生燥，燥生金，其德清洁，其化紧敛，其政劲切，其令燥，其变肃杀，其灾苍陨。北方生寒，寒生水，其德凄沧，其化清谧，其政凝肃，其令寒，其变栗冽，其灾冰雪霜雹。是以察其动也，有德有化，有政有令，有变有灾，而物由之，而人应之也。

帝曰：夫子之言岁候，其不及太过，而上应五星。今夫德化政令，灾眚变易，非常而有也，卒然而动，其亦为之变乎？岐伯曰：承天而行之，故无妄动，无不应也。卒然而动者，气之交变也，其不应焉。故曰：应常不应卒。此之谓也。帝曰：其应奈何？岐伯曰：各从其气化也①。

---

① 各从其气化也：王冰注："岁星之化，以风应之；荧惑之化，以热应之；镇星之化，以湿应之；太白之化，以燥应之；辰星之化，以寒应之。气变则应，故各从其气化也。"

帝曰：其行之徐疾逆顺[①]何如？岐伯曰：以道留久，逆守而小[②]，是谓省下[③]。以道而去，去而速来，曲而过之，是谓省遗过也。久留而环，或离或附，是谓议灾与其德也。应近则小，应远则大。芒而大，倍常之一，其化甚；大常之二，其眚即发也。小常之一，其化减；小常之二，是谓临视，省下之过与其德也。德者福之，过者伐之。是以象之见也，高而远则小，下而近则大。故大则喜怒迩，小则祸福远。岁运太过，则运星北越，运气相得，则各行以道。故岁运太过，畏星失色而兼其母；不及，则色兼其所不胜。肖者瞿瞿，莫知其妙，闵闵之当，孰者为良，妄行无征，示畏

---

① 其行之徐疾逆顺：五星运行较正常缓慢者谓之徐，较正常快速者谓之疾，自西向东谓之顺，自东向西谓之逆。此种星象的产生，是由于行星与地球围绕太阳运动的速度与位置不同，使人的视觉产生的错误认识。

② 以道留久逆守而小：以道，谓顺行。留久，谓停留不动超过正常日数。逆，谓逆行。守，亦谓留久也。小，谓小于平常也。

③ 省（xǐng 醒）下：王冰注："谓察天下人君之有德有过者也。"

候王。

帝曰：其灾应何如？岐伯曰：亦各从其化也。故时至有盛衰，凌犯有逆顺，留守有多少，形见有善恶，宿属有胜负，征应有吉凶矣。帝曰：其善恶何谓也？岐伯曰：有喜有怒，有忧有丧，有泽有燥，此象之常也，必谨察之。帝曰：六者高下异乎？岐伯曰：象见高下，其应一也，故人亦应之。

帝曰：善。其德化政令之动静损益皆何如？岐伯曰：夫德化政令灾变不能相加也，胜复盛衰不能相多也，往来小大不能相过也，用之升降不能相无也，各从其动而复之耳。帝曰：其病生何如？岐伯曰：德化者气之祥，政令者气之章，变易者复之纪，灾眚者伤之始，气相胜者和，不相胜者病，重感于邪则甚也。

帝曰：善。所谓精光之论，大圣之业，宣明大道，通于无穷，究于无极也。余闻之，善言天者必应于人，善言古者必验于今，善言气者必彰于物，善言应者同天地之化，善言化言变者通神明之理，非夫子孰能言至道欤！乃择良兆而藏之灵室，每旦读之，命曰《气交变》，非斋戒不敢发，慎传也。

五常政大论篇第七十

黄帝问曰：太虚寥廓，五运回薄①，衰盛不同，损益相从，愿闻平气何如而名？何如而纪也？岐伯对曰：昭乎哉问也！木曰敷和，火曰升明，土曰备化，金曰审平，水曰静顺。帝曰：其不及奈何？岐伯曰：木曰委和，火曰伏明，土曰卑监，金曰从革，水曰涸流。帝曰：太过何谓？岐伯曰：木曰发生，火曰赫曦，土曰敦阜，金曰坚成，水曰流衍。

帝曰：三气之纪，愿闻其候。岐伯曰：悉乎哉问也！敷和之纪，木德周行，阳舒阴布，五化宣平，其气端，其性随，其用曲直，其化生荣，其类草木，其政发散，其候温和，其令风，其脏肝，肝其畏清，其主目，其谷麻，其果李，其实核，其应

---

① 回薄：回环周流，相互制约。《易·说卦》："阴阳相薄。"

春，其虫毛，其畜犬，其色苍，其养筋，其病里急
支满，其味酸，其音角，其物中坚，其数八。

升明之纪，正阳而治，德施周普，五化均衡，
其气高，其性速，其用燔灼，其化蕃茂，其类火，
其政明曜，其候炎暑，其令热，其脏心，心其畏寒，
其主舌，其谷麦，其果杏，其实络，其应夏，其虫
羽，其畜马，其色赤，其养血，其病瞤瘛，其味苦，
其音徵，其物脉，其数七。

备化之纪，气协天休①，德流四政，五化齐修，
其气平，其性顺，其用高下，其化丰满，其类土，
其政安静，其候溽蒸，其令湿，其脏脾，脾其畏
风，其主口，其谷稷，其果枣，其实肉，其应长
夏，其虫倮，其畜牛，其色黄，其养肉，其病
否②，其味甘，其音宫，其物肤，其数五。

审平之纪，收而不争，杀而无犯，五化宣明，
其气洁，其性刚，其用散落，其化坚敛，其类金，
其政劲肃，其候清切，其令燥，其脏肺，肺其畏

---

① 气协天休：协，协和。休，善美。谓天气协和善美。
② 否：通"痞"，痞塞不通。

热，其主鼻，其谷稻，其果桃，其实壳，其应秋，其虫介，其畜鸡，其色白，其养皮毛，其病咳，其味辛，其音商，其物外坚，其数九。

静顺之纪，藏而勿害，治而善下，五化咸整，其气明，其性下，其用沃衍，其化凝坚，其类水，其政流演，其候凝肃，其令寒，其脏肾，肾其畏湿，其主二阴，其谷豆，其果栗，其实濡，其应冬，其虫鳞，其畜彘，其色黑，其养骨髓，其病厥，其味咸，其音羽，其物濡，其数六。

故生而勿杀，长而勿罚，化而勿制，收而勿害，藏而勿抑，是谓平气。

委和之纪，是谓胜生，生气不政，化气乃扬，长气自平，收令乃早，凉雨时降，风云并兴，草木晚荣，苍干雕落，物秀而实，肤肉内充，其气敛，其用聚，其动緛戾拘缓，其发惊骇，其脏肝，其果枣桃[1]，其实核壳，其谷稷稻，其味酸辛，其色白苍，其畜犬鸡，其虫毛介，其主雾露凄沧，其声角

---

[1] 桃：原作"李"，新校正云："详李，木实也，按火土金水不及之果，李当作桃。"为是，据改。

商，其病摇动注恐，从金化也。少角与判商同①，上角与正角同②，上商与正商同③。其病肢废，痈肿疮疡，其甘虫④，邪伤肝也。上宫与正宫同⑤。萧飂肃杀则炎赫沸腾，眚于三⑥，所谓复也。其主飞蠹蛆雉⑦，乃为雷霆。

———————————

① 少角与判商同：按五音代表五运，太、少、正代表太过、不及与正常。王冰注："少角木不及，故半与商金同化。判，半也。"

② 上角与正角同：上角为厥阴风木司天。此言木运不及，遇厥阴风木司天之年，则与木运正常年數和岁同。后依此。

③ 上商与正商同：此言木运不及，遇阳明燥金司天之年，则与金运正常年审平岁同。后依此。

④ 其甘虫：《素问吴注》云："三字衍文也。"《内经评文》云："甘，疑即疳。"若据文义，疑为"其目疳"之误，盖肝主目也。

⑤ 上宫与正宫同：此言木运不及，遇太阴湿土司天之年，则与土运正常年备化岁同。后依此。

⑥ 眚于三：灾在三数震宫。古人将八方结合八卦加中央称为九宫，并配以五行生成之数，即北方为坎宫，其数一；东北为艮宫，其数八；东方为震宫，其数三；东南为巽宫，其数四；南方为离宫，其数九；西南为坤宫，其数二；西方为兑宫，其数七；西北为乾宫，其数六；中央为中宫，其数五。后依此。

⑦ 飞蠹蛆雉：王冰注："飞，羽虫也。蠹，内生虫也。"张介宾注："蛆者，蝇之子。……雉，火禽也。凡此皆火复之气所化。"

伏明之纪，是谓胜长，长气不宣，藏气反布，收气自政，化令乃衡，寒清数举，暑令乃薄，承化物生，生而不长，成实而稚，遇化已老，阳气屈伏，蛰虫早藏，其气郁，其用暴，其动彰伏变易，其发痛，其脏心，其果栗桃，其实络濡，其谷豆稻，其味苦咸，其色玄丹，其畜马彘，其虫羽鳞，其主冰雪霜寒，其声徵羽，其病昏惑悲忘，从水化也。少徵与少羽同，上商与正商同，邪伤心也。凝惨凛冽则暴雨霖霪，眚于九。其主骤注雷霆震惊，沉阴淫雨。

卑监之纪，是谓减化，化气不令，生政独彰，长气整，雨乃愆，收气平，风寒并兴，草木荣美，秀而不实，成而秕也，其气散，其用静定，其动疡①溃痈肿，其发濡滞，其脏脾，其果李栗，其实肉核②，其谷豆麻，其味酸甘，其色苍黄，其畜牛犬，其虫倮毛，其主飘怒振发，其声宫角，其病

---

① 疡：此后原有"涌分"二字，《素问释义》云："二字衍。"按2字在此义费解，故据删。

② 肉核：原作"濡核"，新校正云："详前后濡实主水，此濡字当作肉。"为是，故据改。

留满否塞，从木化也。少宫与少角同，上宫与正宫同，上角与正角同。其病飧泄，邪伤脾也。振拉飘扬则苍干散落，其眚四维。其主败折虎狼，清气乃用，生政乃辱。

从革之纪，是谓折收，收气乃后，生气[1]乃扬，长化合德，火政乃宣，庶类以蕃，其气扬，其用躁切，其动铿禁瞀厥[2]，其发咳喘，其脏肺，其果李杏，其实壳络，其谷麻麦，其味苦辛，其色白丹，其畜鸡羊[3]，其虫介羽，其主明曜炎烁，其声商徵，其病嚏咳鼽衄，从火化也。少商与少徵同，上商与正商同，上角与正角同，邪伤肺也。炎光赫烈则冰雪霜雹，眚于七。其主鳞伏彘鼠，岁气早至，乃生大寒。

涸流之纪，是谓反阳，藏令不举，化气乃昌，长气宣布，蛰虫不藏，土润水泉减，草木条茂，荣秀满盛，其气滞，其用渗泄，其动坚止，其发

---

[1]　生气：《读素问臆断》云："生气当作长气。"似是。

[2]　铿禁瞀厥：铿禁，咳声有力而不爽也。瞀厥，胸闷气逆也。

[3]　羊：按前五畜无"羊"，疑"羊"为"马"之误。盖马为火畜也。

燥槁，其脏肾，其果枣杏，其实濡肉，其谷黍^①
稷，其味甘咸，其色黅玄，其畜彘牛，其虫鳞倮，
其主埃郁昏翳，其声羽宫，其病痿厥坚下，从土
化也。少羽与少宫同，上宫与正宫同，其病癃閟，
邪伤肾也。埃昏骤雨则振拉摧拔，眚于一。其主
毛显狐貉，变化不藏。

故乘危而行，不速而至，暴虐无德，灾反及
之，微者复微，甚者复甚，气之常也。

发生之纪，是谓启陈，土疏泄，苍气达，阳和
布化，阴气乃随，生气淳化，万物以荣，其化生，
其气美，其政散，其令条舒，其动掉眩巅疾，其德
鸣靡启坼，其变振拉摧拔，其谷麻稻，其畜鸡犬，
其果李桃，其色青黄白，其味酸甘辛，其象春，其
经足厥阴少阳，其脏肝脾，其虫毛介，其物中坚外

---

① 黍：新校正云："按本论上文麦为火之谷，今言黍者，疑麦
字误为黍也。"《素问校勘记》云："程瑶田《九谷考》云：经以
麦黍二谷赤色，可互取之。"按以本篇前后例之，仍以作"麦"
近是。

坚，其病怒，上^①徵则其气逆，其病吐利，不务其德则收气复，秋气劲切，甚则肃杀，清气大至，草木雕零，邪乃伤肝。

赫曦之纪，是谓蕃茂，阴气内化，阳气外荣，炎暑施化，物得以昌，其化长，其气高，其政动，其令鸣显，其动炎灼妄扰，其德暄暑郁蒸，其变炎烈沸腾，其谷麦豆，其畜羊彘^②，其果杏栗，其色赤白玄，其味苦辛咸，其象夏，其经手少阴太阳、手厥阴少阳，其脏心肺，其虫羽鳞，其物脉濡，其病笑疟，疮疡血流，狂妄目赤。上羽与正徵同，其收齐^③，其病痉，上徵而收气后也。暴烈其政，藏气乃复，时见凝惨，甚则雨水霜雹切寒，邪伤心也。

敦阜之纪，是谓广化，厚德清静，顺长以

----

① 上：此上原有"太角与上商同"6字，新校正云："按太过五运，独太角言与上商同，余四运并不言者，疑此文为衍。"为是，故据删。

② 羊彘：新校正云："按本论上文马为火之畜，今言羊者，疑马字误为羊。"此说似是。

③ 其收齐：指金之收气与平气之年齐等。盖太阳寒水司天，岁运之火被克，无力制金，故金之收气得以正常。

盈，至阴内实，物化充成，烟埃朦郁，见于厚
土，大雨时行，湿气乃用，燥政乃辟，其化圆，
其气丰，其政静，其令周备，其动濡积并稸，其
德柔润重淖，其变震惊飘骤崩溃，其谷稷麻，其
畜牛犬，其果枣李，其色黅玄苍，其味甘咸酸，
其象长夏，其经足太阴阳明，其脏脾肾，其虫倮
毛，其物肌核，其病腹满、四肢不举，大风迅
至，邪伤脾也。

坚成之纪，是谓收引，天气洁，地气明，阳
气随，阴治化，燥行其政，物以司成，收气繁布，
化洽不终[1]，其化成[2]，其气削，其政肃，其令锐切，
其动暴折疡疰，其德雾露萧飕，其变肃杀雕零，
其谷稻黍，其畜鸡马，其果桃杏，其色白青丹，
其味辛酸苦，其象秋，其经手太阴阳明，其脏肺
肝，其虫介羽，其物壳络，其病喘喝胸凭仰息[3]。
上徵与正商同，其生齐，其病咳。政暴变则名木

---

[1] 化洽不终：燥气太过，则湿土化润之气不得终尽也。洽，
润也。

[2] 成：《素问吴注》改为"减"。义胜。

[3] 胸凭仰息：胸满仰面呼吸。《广雅·释诂一》："凭，满也。"

不荣，柔脆焦首，长气斯救，大火流，炎烁且至，蔓将槁，邪伤肺也。

流衍之纪，是谓封藏，寒司物化，天地严凝，藏政以布，长令不扬，其化凛，其气坚，其政谧，其令流注，其动漂泄沃涌，其德凝惨寒氛，其变冰雪霜雹，其谷豆稷，其畜彘牛，其果栗枣，其色黑丹黅，其味咸苦甘，其象冬，其经足少阴太阳，其脏肾心，其虫鳞倮，其物濡满，其病胀，上羽而长气不化也。政过则化气大举，而埃昏气交，大雨时降，邪伤肾也。

故曰：不恒其德，则所胜来复，政恒其理，则所胜同化，此之谓也。

帝曰：天不足西北，左寒而右凉；地不满东南，右热而左温，其故何也？岐伯曰：阴阳之气，高下之理，太少之异也。东南方，阳也，阳者其精降于下，故右热而左温。西北方，阴也，阴者其精奉于上，故左寒而右凉。是以地有高下，气有温凉，高者气寒，下者气热，故适[1]寒凉者胀，

---

[1] 适：至也。如《诗·郑风·缁衣》："适子之馆兮。"

之①温热者疮，下之则胀已，汗之则疮已，此腠理开闭之常，太少之异耳。

帝曰：其于寿夭何如？岐伯曰：阴精所奉其人寿，阳精所降其人夭。帝曰：善。其病也，治之奈何？岐伯曰：西北之气散而寒之，东南之气收而温之，所谓同病异治也。故曰：气寒气凉，治以寒凉，行水渍之。气温气热，治以温热，强其内守。必同其气，可使平也。假者反之。

帝曰：善。一州之气，生化寿夭不同，其故何也？岐伯曰：高下之理，地势使然也。崇高则阴气治之，污下则阳气治之，阳胜者先天，阴胜者后天②，此地理之常，生化之道也。帝曰：其有寿夭乎？岐伯曰：高者其气寿，下者其气夭，地之小大异也，小者小异，大者大异。故治病者，必明天道地理，阴阳更胜，气之先后，人之寿夭，生化之期，乃可以知人之形气矣。

---

① 之：至也。如《国策·齐策》："驱而之薛。"

② 阳胜者先天阴胜者后天：指污下阳胜之处万物先天时荣枯，崇高阴胜之处万物后天时荣枯。

帝曰：善。其岁有不病，而脏气不应不用者
何也？岐伯曰：天气制之，气有所从也。帝曰：
愿卒闻之。岐伯曰：少阳司天，火气下临，肺气
上从，白起金用，草木眚；火见燔焫，革金且耗，
大暑以行，咳嚏鼽衄鼻窒，疮疡①寒热胕肿。风行
于地，尘沙飞扬，心痛胃脘痛，厥逆膈不通，其
主暴速。

阳明司天，燥气下临，肝气上从，苍起木用
而立，土乃眚；凄沧数至，木伐草萎，胁痛目赤，
掉振鼓栗，筋痿不能久立。暴热至，土乃暑，阳
气郁发，小便变，寒热如疟，甚则心痛，火行于
稿，流水不冰，蛰虫乃见。

太阳司天，寒气下临，心气上从，而火用丹
起②，金乃眚；寒清时举，胜则水冰。火气高明，
心热烦，嗌干善渴，鼽嚏，喜悲数欠。热气妄行，

---

① 疮疡：原作"日疡"，新校正云："详（王）注云故曰生疮。
疮，身疮也。疡，头疡也。今经只言曰疡，疑经脱一疮字。"
《素问吴注》《类经》均改作"疮疡"。为是，据改。

② 火用丹起：原作"火且明，丹起"，新校正云："详火且明
三字，当作火用二字。"参前后文例，此说是，故据改。

寒乃复，霜不时降，善忘，甚则心痛。土乃润，水丰衍，寒客至，沉阴化，湿气变物，水饮内稸，中满不食，皮瘴肉苛①，筋脉不利，甚则胕肿、身后痈。

厥阴司天，风气下临，脾气上从，而土且隆，黄起，水乃眚；土用革，体重肌肉萎，食减口爽；风行太虚，云物摇动，目转耳鸣。火纵其暴，地乃暑，大热消烁，赤沃下，蛰虫数见，流水不冰，其发机速②。

少阴司天，热气下临，肺气上从，白起金用，草木眚；喘呕寒热，嚏鼽衄鼻窒；大暑流行，甚则疮疡燔灼，金烁石流。地乃燥清，凄沧数至，胁痛善太息，肃杀行，草木变。

太阴司天，湿气下临，肾气上从，黑起水变，

---

① 皮瘴（wán 顽）肉苛：皮肤顽麻不仁，肌肉枯瘦。瘴，麻痹也。苛，枯瘦也。

② 其发机速：言其患病如发机之迅速。或云"机"为"急"之误。

火乃眚[1]；埃冒云雨，胸中不利，阴痿气大衰而不起；水用[2]当其时，反腰脽痛，动转不便也，厥逆。地乃藏阴，大寒且至，蛰虫早附，心下否痛，地裂冰坚，少腹痛，时害于食。乘金则止水增，味乃咸，行水减也。

帝曰：岁有胎孕不育，治之不全，何气使然？岐伯曰：六气五类，有相胜制也，同者盛之，异者衰之，此天地之道，生化之常也。故厥阴司天，毛虫静，羽虫育，介虫不成；在泉，毛虫育，倮虫耗，羽虫不育。少阴司天，羽虫静，介虫育，毛虫不成；在泉，羽虫育，介虫耗不育。太阴司天，倮虫静，鳞虫育，羽虫不成；在泉，倮虫育，鳞虫耗[3]不成。少阳司天，羽虫静，毛虫育，倮虫不成；在泉，羽虫育，介虫耗，毛虫不育。阳明司天，介虫静，羽虫育，介虫不成；在泉，介虫

---

① 火乃眚：此三字原无，新校正云："详前后文，此少火乃眚三字。"为是，据补。

② 水用：原作"不用"，新校正云："详不用二字，当作水用。"为是，据改。

③ 耗：原无，新校正云："详此少一耗字。"为是，据补。

育，毛虫耗，羽虫不成。太阳司天，鳞虫静，倮虫育；在泉，鳞虫育，羽虫耗，倮虫不育①。诸乘所不成之运则甚也②。故气主有所制③，岁立有所生④，地气制己胜，天气制胜己，天制色，地制形，五类衰盛，各随其气之所宜也。故有胎孕不育，治之不全，此气之常也，所谓中根⑤也。根于外者亦五⑥，故生化之别，有⑦五气五味五色五类五宜也。帝曰：何谓也？岐伯曰：根于中者，命

---

① 鳞虫育羽虫耗倮虫不育：原作"鳞虫耗，倮虫不育"，新校正云："详此当为鳞虫育，羽虫耗，倮虫不育。"今据补"育，羽虫"三字。

② 诸乘所不成之运则甚也：此言六气与五运属性相同之年，则相乘之运所应之虫类不成尤甚。如厥阴风木司天遇木运之年，所乘之运为土运，则所应之倮虫不成尤甚。余仿此。

③ 气主有所制：此言六气所主司天在泉各有盛衰相制。

④ 岁立有所生：此言天干与地支配合，运气流传，为万物生化之由来。《六微旨大论》云："天气始于甲，地气始于子，甲子相合，命曰岁立。"

⑤ 中根：指存在于事物内部的根由。王冰注："生气之根本，发自身形之中，中根也。"

⑥ 根于外者亦五：指麻麦稷稻豆之类，需借外气以为生之根本。

⑦ 有：《内经评文》云："有字上当加各字。"按加"各"字义胜。

曰神机，神去则机息。根于外者，命曰气立，气止则化绝。故各有制，各有胜，各有生，各有成。故曰：不知年之所加，气之同异，不足以言生化。此之谓也。

帝曰：气始而生化，气散而有形，气布而蕃育，气终而象变，其致一也。然而五味所资，生化有薄厚，成熟有少多，终始不同，其故何也？岐伯曰：地气制之也，非天不生、地不长也。帝曰：愿闻其道。岐伯曰：寒热燥湿，不同其化也。故少阳在泉，寒毒不生，其味辛，其治苦酸，其谷苍丹。阳明在泉，湿毒不生，其味酸，其气湿，其治辛苦甘，其谷丹素。太阳在泉，热毒不生，其味苦，其治淡咸，其谷黅秬。厥阴在泉，清毒不生，其味甘，其治酸苦，其谷苍赤，其气专，其味正。少阴在泉，寒毒不生，其味辛，其治辛苦甘，其谷白丹。太阴在泉，燥毒不生，其味咸，其气热，其治甘咸，其谷黅秬，化淳则咸守，气专则辛化而俱治。故曰：补上下者从之，治上下者逆之①，以所在寒热盛衰而调之。故曰：上取下取，内取外取，以求其过。能毒者以厚药，不胜毒者以薄药。此之谓也。气反者，病在上，取之下；病在下，取之上；病在中，傍取之。治热以寒，温而行之；治寒以热，凉而行之；治温以清，冷而行之；治清以温，热而行之。故消之削之，吐之下之，补之泻之，久新同法。

帝曰：病在中而不实不坚，且聚且散，奈何？岐伯曰：悉乎哉问也！无积者求其脏，虚则补之，药以祛之，食以随之，行水渍之，和其中外，可使毕已。

帝曰：有毒无毒，服有约乎？岐伯曰：病有久新，方有大小，有毒无毒，固宜常制矣。大毒治病十去其六，常毒治病十去其七，小毒治病十去其八，无毒治病十去其九，谷肉果菜食养尽之，无使过之伤其正也。不尽，行复如法。必先岁气，

---

① 补上下者从之治上下者逆之：王冰注："上，谓司天。下，谓在泉也。司天地气太过，则逆其味以治之；司天地气不及，则顺其味以和之。"

无伐天和，无盛盛，无虚虚，而遗人夭^①殃；无致邪，无失正，绝^②人长命。

帝曰：其久病者，有气从不康，病去而瘠奈何？岐伯曰：昭乎哉圣人之问也！化不可代，时不可违。夫经络以通，血气以从，复其不足，与众齐同，养之和之，静以待时，谨守其气，无使倾移，其形乃彰，生气以长，命曰圣王。故《大要》曰：无代化，无违时，必养必和，待其来复。此之谓也。帝曰：善。

----

① 夭：原作"天"，形近致误，据元刻本、朝鲜本、《素问吴注》改。

② 绝：此前据上文例当有"而"字。

卷第二十一

六元正纪大论篇第七十一

　　黄帝问曰：六化六变①，胜复淫治，甘苦辛咸酸淡先后，余知之矣。夫五运之化，或从天气②，或逆天气，或从天气而逆地气，或从地气而逆天气，或相得，或不相得③，余未能明其事。欲通天之纪，从地之理，和其运，调其化，使上下合德，无相夺伦，天地升降，不失其宜，五运宣行，勿乖其政，调之五④味，从逆奈何？岐伯稽首再拜对曰：昭乎哉问

---

　　① 六化六变：指六气的正常生化与异常变化。

　　② 天气：原作"五气"，新校正云："详五气疑作天气，则与下文相协。"《素问吴注》《素问发微》等均改为"天气"。为是，故从改。

　　③ 或相得或不相得：司天与岁运之气相生为相得，相制为不相得。

　　④ 五：原作"正"，《读素问臆断》云："正作五。"为是，据改。

也！此天地之纲纪，变化之渊源，非圣帝孰能穷其至理欤！臣虽不敏，请陈其道，令终不灭，久而不易。帝曰：愿夫子推而次之，从其类序，分其部主，别其宗司，昭其气数，明其正化，可得闻乎？岐伯曰：先立其年，以明其气，金木水火土运行之数，寒暑燥湿风火临御之化，则天道可见，民气可调，阴阳卷舒，近而无惑，数之可数者，请遂言之。

帝曰：太阳之政奈何？岐伯曰：辰戌之纪也。

太阳　太角　太阴　壬辰　壬戌　其运风，其化鸣紊启拆，其变振拉摧拔，其病眩掉目瞑。

太角初正　少徵　太宫　少商　太羽终

太阳　太徵　太阴　戊辰　戊戌同正徵　其运热，其化暄暑郁燠，其变炎烈沸腾，其病热郁。

太徵　少宫　太商　少羽终　少角初

太阳　太宫　太阴　甲辰岁会同天符　甲戌岁会同天符　其运阴雨[①]，其化柔润重泽，其变震惊飘骤，其病湿下重。

----

① 阴雨：原作"阴埃"，新校正云："详太宫三运，两曰阴雨，独此曰阴埃，埃疑作雨。"此说是，故据改。

太宫　少商　太羽终　太角初　少徵

太阳　太商　太阴　庚辰　庚戌　其运凉，其化雾露萧飚，其变肃杀雕零，其病燥，背瞀胸满。

太商　少羽终　少角初　太徵　少宫

太阳　太羽　太阴　丙辰天符　丙戌天符　其运寒肃[1]，其化凝惨栗冽，其变冰雪霜雹，其病大寒留于溪谷。

太羽终　太角初　少徵　太宫　少商

凡此太阳司天之政，气化运行先天[2]，天气肃，地气静，寒临太虚，阳气不令，水土合德，上应辰星、镇星。其谷玄黅，其政肃，其令徐。寒政大举，泽无阳焰，则火发待时。少阳[3]中治，时雨

---

[1] 寒肃：原无"肃"字。新校正云："详太羽三运，此为上羽，少阳少阴司天为上徵，而少阳司天运言寒肃，此与少阴司天运言其运寒者，疑此太阳司天运合太羽，当云其运寒肃，少阳少阴司天运当云其运寒也。"此说是，故据补"肃"字。

[2] 气化运行先天：指气化先天时而至，以其气太过也。

[3] 少阳：《素问吴注》改为"少阴"，吴崑注："所谓太阳之上，寒气治之，中见少阴也。旧作少阳非也。"

乃涯，止极雨散，还于太阴，云朝北极，湿化乃布，泽流万物，寒敷于上，雷动于下，寒湿之气，持于气交。民病寒湿，发肌肉萎，足痿不收，濡泻血溢。初之气，地气迁①，气乃大温，草乃早荣，民乃厉，温病乃作，身热头痛呕吐，肌腠疮疡。二之气，大凉反至，民乃惨，草乃遇寒，火气遂抑，民病气郁中满，寒乃始。三之气，天政布，寒气行，雨乃降，民病寒，反热中，痈疽注下，心热瞀闷，不治者死。四之气，风湿交争，风化为雨，乃长乃化乃成②，民病大热少气，肌肉萎，足痿，注下赤白。五之气，阳复化，草乃长，乃化乃成，民乃舒。终之气，地气正，湿令行，阴凝太虚，埃昏郊野，民乃惨凄，寒风以至，反者

---

① 初之气地气迁：此言客气。指本年初之气少阳相火，乃由上年在泉之气迁移至此。按每年岁气有主、客之别，均分为六步。主气六步每年固定不变，客气六步因年支不同而不断变化。每年客气加于主气之上，称客主加临，于是形成了复杂的气候变化。

② 乃长乃化乃成：《素问释义》以为六字衍。详后文已俱，此处似衍。

孕乃死。故岁宜苦以燥之温之①，必折其郁气，先资其化源，抑其运气，扶其不胜，无使暴过而生其疾，食岁谷以全其真，避虚邪以安其正。适气同异，多少制之，同寒湿者燥热化，异寒湿者燥湿化，故同者多之，异者少之，用寒远寒，用凉远凉，用温远温，用热远热，食宜同法。有假者反常，反是者病，所谓时也。

帝曰：善。阳明之政奈何？岐伯曰：卯酉之纪也。

阳明　少角　少阴　清热胜复同②，同正商。　丁卯岁会　丁酉　其运风清热③。

少角初正　太徵　少宫　太商　少羽终

阳明　少徵　少阴　寒雨胜复同，同正

---

①　故岁宜苦以燥之温之：新校正云："详故岁宜苦以燥之温之九字，当在避虚邪以安其正之下，错简在此。"似是。

②　清热胜复同：王冰注："清胜少角，热复清气，故曰清热胜复同也。余少运皆同也。"按岁运不及之年，必有胜气，胜气之后，必有复气。少角为丁年，木运不及；清为金气，必乘木为胜气；热为火气，金之清气胜后，火之热气必乘而复之。

③　其运风清热：王冰注："不及之运，常兼胜复之气言之。风，运气也。清，胜气也。热，复气也。余少运悉同。"

商。 癸卯同岁会 癸酉同岁会 其运热寒雨。

少徵 太宫 少商 太羽终 太角初

阳明 少宫 少阴 风凉胜复同。 己卯 己
酉 其运雨风凉。

少宫 太商 少羽终 少角初 太徵

阳明 少商 少阴 热寒胜复同,同正
商。 乙卯天符 乙酉岁会,太一天符 其运凉
热寒。

少商 太羽终 太角初 少徵 太宫

阳明 少羽 少阴 雨风胜复同,同少
宫。 辛卯 辛酉 其运寒雨风。

少羽终 少角初 太徵 太宫 太商

凡此阳明司天之政,气化运行后天[1],天气急,
地气明,阳专其令,炎暑大行,物燥以坚,淳风
乃治,风燥横运[2],流于气交,多阳少阴,云趋雨
府,湿化乃敷,燥极而泽。其谷白丹,间谷命太

---

[1] 气化运行后天:指气化后天时而至,以其气不及也。

[2] 运:原校云:"一作逆。"

者①，其耗白甲品羽②，金火合德，上应太白、荧惑。其政切，其令暴，蛰虫乃见，流水不冰，民病咳嗌塞，寒热发暴，振栗癃闷，清先而劲，毛虫乃死，热后而暴，介虫乃殃，其发暴③，胜复之作，扰而大乱，清热之气，持于气交。初之气，地气迁，阴始凝，气始肃，水乃冰④，寒雨化。其病中热胀，面目浮肿，善眠鼽衄，嚏欠呕，小便黄赤，甚则淋。二之气，阳乃布，民乃舒，物乃生荣，厉大至，民善暴死。三之气，天政布，凉乃行，燥热交合，燥极而泽，民病寒热。四之气，寒雨降，病暴仆，振栗谵妄，少气嗌干引饮，及为心痛、痈肿疮疡、疟寒之疾，骨痿血便。五之气，春令反行，草乃生荣，民气和。终之气，阳气布，

① 间谷命太者：谓间气所化之谷借太过有余之气而得以成熟。间谷，指除正化岁谷之外的四间所化之谷。命，禀赋。太，气太过有余也。

② 白甲品羽：指白色甲虫及多品羽类。

③ 暴：原作"躁"，义不明，据元刻本、道藏本、《素问吴注》《素问发微》《类经》改。

④ 气始肃水乃冰：新校正云："详气肃水冰，疑非太阴之化。"

候反温，蛰虫来见，流水不冰，民乃康平，其病温。故食岁谷以安其气，食间谷以去其邪，岁宜以咸以苦以辛，汗之清之散之，安其运气，无使受邪，折其郁气，资其化源。以寒热轻重少多其制，同热者多天化，同清者多地化，用凉远凉，用热远热，用寒远寒，用温远温，食宜同法。有假者反之，此其道也。反是者，乱天地之经，扰阴阳之纪也。

帝曰：善。少阳之政奈何？岐伯曰：寅申之纪也。

少阳　太角　厥阴　壬寅同天符　壬申同天符　其运风鼓，其化鸣紊启坼，其变振拉摧拔，其病掉眩支胁惊骇。

太角初正　少徵　太宫　少商　太羽终

少阳　太徵　厥阴　戊寅天符　戊申天符　其运暑，其化暄嚣郁燠，其变炎烈沸腾，其病上热郁，血溢血泄心痛。

太徵　少宫　太商　少羽终　少角初

少阳　太宫　厥阴　甲寅　甲申　其运阴雨，其化柔润重泽，其变震惊飘骤，其病体重胕肿痞饮。

太宫　少商　太羽终　太角初　少徵

少阳　太商　厥阴　庚寅　庚申　同正商。　其运凉，其化雾露清切，其变肃杀雕零，其病肩背胸中。

太商　少羽终　少角初　太徵　少宫

少阳　太羽　厥阴　丙寅　丙申　其运寒[①]，其化凝惨栗冽，其变冰雪霜雹，其病寒浮肿。

太羽终　太角初　少徵　太宫　少商

凡此少阳司天之政，气化运行先天，天气正，地气扰，风乃暴举，木偃沙飞，炎火乃流，阴行阳化，雨乃时应，火木同德，上应荧惑、岁星。其谷丹苍，其政严，其令扰。故风热参布，云物沸腾，太阴横流，寒乃时至，凉雨并起。民病寒中[②]，外发疮疡，内为泄满。故圣人遇之，和而不争。往复之作，民病寒热疟泄，聋瞑呕吐，上怫

---

① 寒：此下原有"肃"字，新校正云："详此运不当言寒肃，已注太阳司天太羽运中。"今据新校正删"肃"字。

② 寒中：《素问吴注》改为"热中"。

肿色变。初之气，地气迁，风胜乃摇，寒乃去，候乃大温，草木早荣，寒来不杀，温病乃起，其病气怫于上，血溢目赤，咳逆头痛，血崩胁满，肤腠中疮。二之气，火反郁，白埃四起，云趋雨府，风不胜湿，雨乃零，民乃康①。其病热郁于上，咳逆呕吐，疮发于中，胸嗌不利，头痛身热，昏愦脓疮。三之气，天政布，炎暑至，少阳临上，雨乃涯。民病热中聋瞑，血溢脓疮，咳呕鼽衄，渴嚏欠，喉痹目赤，善暴死。四之气，凉乃至，炎暑间化，白露降，民气和平，其病满身重。五之气，阳乃去，寒乃来，雨乃降，气门乃闭，刚木早雕，民避寒邪，君子周密。终之气，地气正，风乃至，万物反生，霿雾②以行。其病关闭不禁，心痛，阳气不藏而咳。抑其运气，赞所不胜，必折其郁气，先取化源，暴过不生，苛疾不起。故岁宜咸宜③辛宜酸，渗之泄之，渍之发之，观气寒

---

① 民乃康：《素问释义》以为三字衍。似是。

② 霿（mèng 梦）雾：雾气晦暗不明。《说文》："霿，晦也。"

③ 宜：原脱，据道藏本及前后文例补。

温以调其过，同风热者多寒化，异风热者少寒化，用热远热，用温远温，用寒远寒，用凉远凉，食宜同法，此其道也。有假者反之，反是者，病之阶也。

帝曰：善。太阴之政奈何？岐伯曰：丑未之纪也。

太阴　少角　太阳　清热胜复同，同正宫。丁丑　丁未　其运风清热。

少角初正　太徵　少宫　太商　少羽终

太阴　少徵　太阳　寒雨胜复同。癸丑　癸未　其运热寒雨。

少徵　太宫　少商　太羽终　太角初①

太阴　少宫　太阳　风清胜复同，同正宫。己丑太一天符　己未太一天符　其运雨风清。

少宫　太商　少羽终　少角初　太徵

太阴　少商　太阳　热寒胜复同。乙丑　乙未　其运凉热寒。

---

① 初：原脱，《素问吴注》《素问发微》《类经》均补之。今从补。

少商　太羽终　太角初　少徵　太宫

太阴　少羽　太阳　雨风胜复同，同正宫。

辛丑同岁会　辛未同岁会　其运寒雨风。

少羽终　少角初　太徵　少宫　太商

凡此太阴司天之政，气化运行后天，阴专其政，阳气退辟，大风时起，天气下降，地气上腾，原野昏霿，白埃四起，云奔南极，寒雨数至，物成于差夏①。民病寒湿腹满，身䐜愤，胕肿痞逆，寒厥拘急。湿寒合德，黄黑埃昏，流行气交，上应镇星、辰星。其政肃，其令寂，其谷黅玄。故阴凝于上，寒积于下，寒水胜火，则为冰雹，阳光不治，杀气乃行。故有余宜高，不及宜下，有余宜晚，不及宜早，土之利，气之化也，民气亦从之，间谷命其太也。初之气，地气迁，寒乃去，春气正，风乃来，生布②万物以荣，民气条舒，风湿相薄，雨乃后。民病血溢，筋络拘强，关节不

---

① 差夏：指夏末秋初。王冰注："谓立秋之后一十日也。"张介宾注："差，参差也。夏尽入秋，谓之差夏。"

② 生布：《内经评文》改为"生政乃布"，于义较明。

利，身重筋痿。二之气，大火正，物承化，民乃和①，其病温厉大行，远近咸若，湿蒸相薄，雨乃时降。三之气，天政布，湿气降，地气腾，雨乃时降，寒乃随之。感于寒湿，则民病身重胕肿，胸腹满。四之气，畏火临，溽蒸化，地气腾，天气否隔，寒风晓暮，蒸热相薄，草木凝烟，湿化不流，则白露阴布，以成秋令。民病腠理热，血暴溢，疟，心腹满热胪胀，甚则胕肿。五之气，惨②令已行，寒露下，霜乃早降，草木黄落，寒气及体，君子周密，民病皮腠。终之气，寒大举，湿大化③，霜乃积，阴乃凝，水坚冰，阳光不治。感于寒，则病人关节禁固，腰脽痛，寒湿持④于气交而为疾也。必折其郁气，而取化源，益其岁气，无使邪胜，食岁谷以全其真，食间谷以保其精。故岁宜以苦燥之温之，甚者发之泄之。不发不泄则湿气外溢，肉溃皮拆而水血交流。必赞其阳火，

① 民乃和：《素问释义》以为三字有误或衍。
② 惨：《素问释义》云："惨宜作燥。"或是。
③ 湿大化：《素问释义》以为三字衍。
④ 持：原作"推"，义晦，据元刻本、道藏本及前文例改。

令御甚寒，从气异同，少多其制①也，同寒者以热化，同湿者以燥化，异者少之，同者多之，用凉远凉，用寒远寒，用温远温，用热远热，食宜同法。假者反之，此其道也，反是者病也。

帝曰：善，少阴之政奈何？岐伯曰：子午之纪也。

少阴　太角　阳明　壬子　壬午　其运风鼓，其化鸣紊启拆，其变振拉摧拔，其病支满。

太角初正　少徵　太宫　少商　太羽终

少阴　太徵　阳明　戊子天符　戊午太一天符　其运炎暑，其化暄曜郁燠，其变炎烈沸腾，其病上热血溢。

太徵　少宫　太商　少羽终　少角初

少阴　太宫　阳明　甲子　甲午　其运阴雨，其化柔润重泽②，其变震惊飘骤，其病中满身重。

---

① 制：原作"判"，上文太阳、阳明司天之政均作"制"，《素问吴注》《内经评文》亦改为"制"，为是，故据改。

② 重泽：原作"时雨"，新校正云："按《五常政大论》云：柔润重淖。又太宫三运，两作柔润重泽，此时雨二字疑误。"此说是，故据改。

太宫　少商　太羽终　太角初　少徵

少阴　太商　阳明　庚子同天符　庚午同天符　同正商　其运凉劲，其化雾露萧飔，其变肃杀雕零，其病下清。

太商　少羽终　少角初　太徵　少宫

少阴　太羽　阳明　丙子岁会　丙午　其运寒，其化凝惨栗冽，其变冰雪霜雹，其病寒下。

太羽终　太角初　少徵　太宫　少商

凡此少阴司天之政，气化运行先天，地气肃，天气明，寒交暑，热加燥，云驰雨府，湿化乃行，时雨乃降，金火合德，上应荧惑、太白。其政明，其令切，其谷丹白。水火寒热持于气交而为病始也，热病生于上，清病生于下，寒热凌犯而争于中，民病咳喘，血溢血泄，鼽嚏，目赤眦疡，寒厥入胃心痛，腰痛腹大，嗌干肿上。初之气，地气迁，暑①将去，寒乃始，蛰复藏，水乃冰，霜复降，

———————

① 暑：原作"燥"，新校正云："按阳明在泉之前岁为少阳，少阳者暑，暑往而阳明在地。……此燥字乃是暑字之误也。"为是，故据改。

风乃洌 [1]，阳气郁，民反周密，关节禁固，腰脽痛，炎暑将起，中外疮疡。二之气，阳气布，风乃行，春气以正，万物应荣，寒气时至，民乃和。其病淋，目瞑目赤，气郁于上而热。三之气，天政布，大火行，庶类蕃鲜，寒气时至。民病气厥心痛，寒热更作，咳喘目赤。四之气，溽暑至，大雨时行，寒热互至。民病寒热嗌干，黄瘅，衄衊饮发。五之气，畏火临，暑反至，阳乃化，万物乃生乃长乃 [2] 荣，民乃康，其病温。终之气，燥令行，余火内格，肿于上，咳喘，甚则血溢。寒气数举，则霿雾翳，病生皮腠，内舍于胁，下连少腹而作寒中，地将易也 [3]。必抑其运气，资其岁胜，折其郁发，先取化源，无使暴过而生其病也。食岁谷以全真气，食

---

① 风乃洌：原作"风乃至"，新校正云："按王注《六微旨大论》云：太阳居木位，为寒风切洌。此风乃至当作风乃洌。"为是，故据改。

② 乃：原无，与前后文例不合，据《素问吴注》《类经》补之。

③ 地将易也：指在泉之气将要改易，而明年初之气将要开始。又《素问释义》以为四字为衍文。

间谷以辟虚邪。岁宜咸以㽞之，而调其上，甚则以苦发之；以酸收之，而安其下，甚则以苦泄之。适气同异而多少之，同天气者以寒清化，同地气者以温热化，用热远热，用凉远凉，用温远温，用寒远寒，食宜同法。有假则反，此其道也，反是者，病作矣。

帝曰：善。厥阴之政奈何？岐伯曰：巳亥之纪也。

厥阴　少角　少阳　清热胜复同，同正角。丁巳天符　丁亥天符　其运风清热。

少角初正　太徵　少宫　太商　少羽终

厥阴　少徵　少阳　寒雨胜复同。癸巳同岁会　癸亥同岁会　其运热寒雨。

少徵　太宫　少商　太羽终　太角初

厥阴　少宫　少阳　风清胜复同，同正角。己巳　己亥　其运雨风清。

少宫　太商　少羽终　少角初　太徵

厥阴　少商　少阳　热寒胜复同，同正角。乙巳　乙亥　其运凉热寒。

少商　太羽终　太角初　少徵　太宫

厥阴　少羽　少阳　雨风胜复同。辛巳　辛亥　其运寒雨风。

少羽终　少角初　太徵　少宫　太商

凡此厥阴司天之政，气化运行后天，诸同正岁，气化运行同天①，天气扰，地气正，风生高远，炎热从之，云趋雨府，湿化乃行，风火同德，上应岁星、荧惑。其政挠，其令速，其谷苍丹，间谷言太者，其耗文角品羽②。风燥火热，胜复更作，蛰虫来见，流水不冰，热病行于下，风病行于上，风燥胜复形于中。初之气，寒始肃，杀气方至，民病寒于右之下。二之气，寒不去，华雪③水冰，杀气施化，霜乃降，名草上焦，寒雨数至，阳复化，民病热于中。三之气，天政布，风乃时举，民病泣出，耳鸣掉眩。四之气，溽暑湿热相薄，

---

① 诸同正岁气化运行同天：指上文同正角之年，中运与司天之气相同，均为木运平气。

② 文角品羽：诸家不注或云义晦。据上文"风火同德"言之，文角当指毛虫，身纹而有角，风木之化也；品羽即多种羽虫，火热之化也。

③ 华雪：即雪花。华，同"花"。

争于左之上，民病黄疸而为胕肿。五之气，燥湿
更胜，沉阴乃布，寒气及体，风雨乃行。终之气，
畏火司令，阳乃大化，蛰虫出见，流水不冰，地
气大发，草乃生，人乃舒，其病温厉。必折其郁
气，资其化源，赞其运气，无使邪胜。岁宜以辛
调上，以咸调下，畏火之气，无妄犯之。用温远
温，用热远热，用凉远凉，用寒远寒，食宜同法。
有假反常，此之道也，反是者病。

　　帝曰：善。夫子之言可谓悉矣，然何以明其
应乎？岐伯曰：昭乎哉问也！夫六气者，行有次，
止有位，故常以正月朔日平旦视之，睹其位而知
其所在矣。运有余其至先，运不及其至后，此天
之道，气之常也。运非有余非不足，是谓正岁，
其至当其时也。帝曰：胜复之气，其常在也，灾
眚时至，候也奈何？岐伯曰：非气化者，是谓
灾也。

　　帝曰：天地之数，终始奈何？岐伯曰：悉乎
哉问也！是明道也。数之始，起于上而终于下，
岁半之前，天气主之；岁半之后，地气主之；上
下交互，气交主之。岁纪毕矣。故曰：位明气月

可知乎？所谓气也①。帝曰：余司其事，则而行之，不合其数何也？岐伯曰：气用有多少，化治有盛衰，衰盛多少，同其化也。帝曰：愿闻同化何如？岐伯曰：风温春化同，热曛昏火夏化同，胜与复同②，燥清烟露秋化同，云雨昏暝埃长夏化同，寒气霜雪冰冬化同，此天地五运六气之化，更用盛衰之常也。

帝曰：五运行同天化者，命曰天符，余知之矣。愿闻同地化者何谓也？岐伯曰：太过而同天化者三，不及而同天化者亦三，太过而同地化者三，不及而同地化者亦三，此凡二十四岁也。帝曰：愿闻其所谓也。岐伯曰：甲辰甲戌太宫下加太阴，壬寅壬申太角下加厥阴，庚子庚午太商下加阳明，如是者三。癸巳癸亥少徵下加少阳，辛丑辛未少羽下加太阳，癸卯癸酉少徵下加少阴，如是者三。戊子戊午太徵上临少阴，戊寅戊申太

---

① 故曰：位明气月可知乎？所谓气也：《素问释义》以为十三字有讹误。然据文义似当作"故曰：位明气月可知也"。气月，指六气应于十二月。

② 胜与复同：《素问释义》云："此句当在冬化同之下。"似是。

徵上临少阳，丙辰丙戌太羽上临太阳，如是者三。丁巳丁亥少角上临厥阴，乙卯乙酉少商上临阳明，己丑己未少宫上临太阴，如是者三。除此二十四岁，则不加不临也。帝曰：加者何谓？岐伯曰：太过而加同天符，不及而加同岁会也。帝曰：临者何谓？岐伯曰：太过不及，皆曰天符，而变行有多少，病形有微甚，生死有早晏耳。

帝曰：夫子言用寒远寒，用热远热，余未知其然也，愿闻何谓远？岐伯曰：热无犯热，寒无犯寒，从者和，逆者病，不可不敬畏而远之，所谓时与六位①也。帝曰：温凉何如？岐伯曰：司气以热，用热无犯，司气以寒，用寒无犯，司气以凉，用凉无犯，司气以温，用温无犯，间气同其主无犯，异其主则小犯之，是谓四畏，必谨察之。帝曰：善。其犯者何如？岐伯曰：天气反时②，则

---

① 时与六位："与"原作"兴"，《校讹》云："古抄本兴作与。"《素问吴注》《类经》均改作"与"。故从改。时与六位，即四时与六气的关系。

② 天气反时：张介宾注："天气即客气，时即主气。客不合主，是谓反时。"

可依时，及胜其主则可犯，以平为期，而不可过，是谓邪气反胜者。故曰：无失天信，无逆气宜，无翼其胜，无赞其复，是谓至治。

帝曰：善。五运气行主岁之纪，其有常数乎？岐伯曰：臣请次之。

甲子　甲午岁

上少阴火　中太宫土运　下阳明金　热化二，雨化五，燥化四，所谓正化日也。其化上咸寒，中苦热，下酸温①，所谓药食宜也。

乙丑　乙未岁

上太阴土　中少商金运　下太阳水　热化寒化胜复同，所谓邪气化日也。灾七宫②。湿化五，清化四，寒化六，所谓正化日也。其化上苦热，中酸和，下甘热，所谓药食宜也。

丙寅　丙申岁

---

① 下酸温：原作"下酸热"，新校正云："按《至真要大论》云：热淫所胜，平以咸寒。燥淫于内，治以苦温。此云下酸热，疑误也。"按后文阳明在泉各年，俱作"下酸温"，故据改。

② 灾七宫：灾害发生在七宫。七宫，西方金位。按不及之年均有灾宫，谓灾发九宫的位置，亦即本气所居的位置。

上少阳相火　中太羽水运　下厥阴木　火化二，寒化六，风化三，所谓正化日也。其化上咸寒，中咸温，下辛凉①，所谓药食宜也。

丁卯岁会　丁酉岁

上阳明金　中少角木运　下少阴火　清化热化胜复同，所谓邪气化日也。灾三宫。燥化九，风化三，热化七，所谓正化日也。其化上苦小温，中辛和，下咸寒，所谓药食宜也。

戊辰　戊戌岁

上太阳水　中太徵火运　下太阴土　寒化六，热化七，湿化五，所谓正化日也。其化上苦温，中甘和，下甘温，所谓药食宜也。

己巳　己亥岁

上厥阴木　中少宫土运　下少阳相火　风化清化胜复同，所谓邪气化日也。灾五宫。风化三，湿化五，火化七，所谓正化日也。其化上辛凉，

---

① 下辛凉：原作"下辛温"，新校正云："按《玄珠》云：下辛凉。又按《至真要大论》云：火淫所胜，平以咸冷。风淫于内，治以辛凉。"作"辛凉"为是，故据改。

中甘和，下咸寒，所谓药食宜也。

　　庚午同天符　庚子岁同天符

　　上少阴火　中太商金运　下阳明金　热化七，清化九①，燥化九，所谓正化日也。其化上咸寒，中辛温，下酸温②，所谓药食宜也。

　　辛未同岁会　辛丑岁同岁会

　　上太阴土　中少羽水运　下太阳水　雨化风化胜复同，所谓邪气化日也。灾一宫。雨化五，寒化一，所谓正化日也。其化上苦热，中苦和，下甘热③，所谓药食宜也。

　　壬申同天符　壬寅岁同天符

　　上少阳相火　中太角木运　下厥阴木　火化二，风化八，所谓正化日也。其化上咸寒，中酸

---

　　① 清化九：按上下文例，中运与在泉气同者，言一即可，今既言"清化九"，又言"燥化九"，疑此三字衍。

　　② 下酸温：新校正云："按《玄珠》云：下苦热。又按《至真要大论》云：燥淫于内，治以苦热。"然后文阳明在泉亦作"酸温"，故仍其旧。

　　③ 甘热：原作"苦热"，新校正云："按《至真要大论》云：湿淫所胜，平以苦热。寒淫于内，治以甘热。"此后太阳在泉均作"甘热"，故据改。

和，下辛凉，所谓药食宜也。

癸酉同岁会　癸卯岁同岁会

上阳明金　中少徵火运　下少阴火　寒化雨化胜复同，所谓邪气化日也。灾九宫。燥化九，热化二，所谓正化日也。其化上苦小温，中咸温，下咸寒，所谓药食宜也。

甲戌岁会 同天符　甲辰岁岁会 同天符

上太阳水　中太宫土运　下太阴土　寒化六，湿化五，正化日也。其化上苦热，中苦温，下苦温，药食宜也。

乙亥　乙巳岁

上厥阴木　中少商金运　下少阳相火　热化寒化胜复同，邪气化日也。灾七宫。风化八，清化四，火化二，正化度也。其化上辛凉，中酸和，下咸寒，药食宜也。

丙子岁会　丙午岁

上少阴火　中太羽水运　下阳明金　热化二，寒化六，清化四，正化度也。其化上咸寒，中咸温①，下酸温，药食宜也。

丁丑　丁未岁

上太阴土　中少角木运　下太阳水　清化热化胜复同，邪气化度也。灾三宫。雨化五，风化三，寒化一，正化度也。其化上苦温，中辛和②，下甘热，药食宜也。

戊寅天符③　戊申岁天符

上少阳相火　中太徵火运　下厥阴木　火化七，风化三，正化度也。其化上咸寒，中甘和，下辛凉，药食宜也。

己卯　己酉岁

上阳明金　中少宫土运　下少阴火　风化清化胜复同，邪气化度也。灾五宫。清化九，雨化五，热化七，正化度也。其化上苦小温，中甘和，

---

① 咸温：原作"咸热"，按本论太羽水运均作"咸温"，故据改。

② 辛和：原作"辛温"，按本论少角木运均作"辛和"，故据改。

③ 天符：此2字原脱，《校讹》云："古抄本此（戊寅）下有天符二字注文。"《素问发微》亦补此二字。为是，故据补。

下咸寒，药食宜也。

庚辰　庚戌岁

上太阳水　中太商金运　下太阴土　寒化一，清化九，雨化五，正化度也。其化上苦热，中辛温，下甘热，药食宜也。

辛巳　辛亥岁

上厥阴木　中少羽水运　下少阳相火　雨化风化胜复同，邪气化度也。灾一宫。风化三，寒化一，火化七，正化度也。其化上辛凉，中苦和，下咸寒，药食宜也。

壬午　壬子岁

上少阴火　中太角木运　下阳明金　热化二，风化八，清化四，正化度也。其化上咸寒，中酸和①，下酸温，药食宜也。

癸未　癸丑岁

上太阴土　中少徵火运　下太阳水　寒化雨化胜复同，邪气化度也。灾九宫。雨化五，火化二，寒化一，正化度也。其化上苦温，中咸温，

————————

① 酸和：原作"酸凉"，本论太角木运均作"酸和"，故据改。

下甘热，药食宜也。

甲申　甲寅岁

上少阳相火　中太宫土运　下厥阴木　火化
二，雨化五，风化八，正化度也。其化上咸寒，
中咸和，下辛凉，药食宜也。

乙酉太一天符　乙卯岁天符

上阳明金　中少商金运　下少阴火　热化寒
化胜复同，邪气化度也。灾七宫。燥化四，清化
四①，热化二，正化度也。其化上苦小温，中酸
和②，下咸寒，药食宜也。

丙戌天符　丙辰岁天符

上太阳水　中太羽水运　下太阴土　寒化六，
雨化五，正化度也。其化上苦热，中咸温，下甘
热，药食宜也。

丁亥天符　丁巳岁天符

上厥阴木　中少角木运　下少阳相火　清化

---

① 清化四：《内经评文》删此三字。按司天与中运气同者，言
一即可。

② 酸和：原作"苦和"，本论少商金运均作"酸和"，故据改。

热化胜复同，邪气化度也。灾三宫。风化三，火化七，正化度也。其化上辛凉，中辛和，下咸寒，药食宜也。

戊子天符　戊午岁太一天符

上少阴火　中太徵火运　下阳明金　热化七，清化九，正化度也。其化上咸寒，中甘和①，下酸温，药食宜也。

己丑太一天符　己未岁太一天符

上太阴土　中少宫土运　下太阳水　风化清化胜复同，邪气化度也。灾五宫。雨化五，寒化一，正化度也。其化上苦热，中甘和，下甘热，药食宜也。

庚寅　庚申岁

上少阳相火　中太商金运　下厥阴木　火化七，清化九，风化三，正化度也。其化上咸寒，中辛温，下辛凉，药食宜也。

辛卯　辛酉岁

上阳明金　中少羽水运　下少阴火　雨化风

———————

① 甘和：原作"甘寒"，本论太徵火运均作"甘和"，故据改。

化胜复同，邪气化度也。灾一宫。清化九，寒化一，热化七，正化度也。其化上苦小温，中苦和，下咸寒，药食宜也。

壬辰　壬戌岁

上太阳水　中太角木运　下太阴土　寒化六，风化八，雨化五，正化度也。其化上苦温，中酸和，下甘温，药食宜也。

癸巳同岁会　癸亥岁[①]同岁会

上厥阴木　中少徵火运　下少阳相火　寒化雨化胜复同，邪气化度也。灾九宫。风化八，火化二，正化度也。其化上辛凉，中咸温[②]，下咸寒，药食宜也。

凡此定期之纪[③]，胜复正化，皆有常数，不可不察。故知其要者，一言而终，不知其要，流散无穷。此之谓也。

---

① 岁：原脱，据前文例补。

② 咸温：原作"咸和"，本论少徵火运均作"咸温"，故据改。

③ 定期之纪：指五运六气定期值年。张志聪注："谓天干始于甲，地支始于子，子甲相合，三十岁而为一纪，六十岁而成一周。"

帝曰：善。五运之气，亦复岁①乎？岐伯曰：郁极乃发，待时而作者也。帝曰：请问其所谓也？岐伯曰：五常之气，太过不及，其发异也。帝曰：愿卒闻之。岐伯曰：太过者暴，不及者徐，暴者为病甚，徐者为病持。帝曰：太过不及，其数②何如？岐伯曰：太过者其数成，不及者其数生，土常以生也。

帝曰：其发也何如？岐伯曰：土郁之发，岩谷震惊，雷殷气交，埃昏黄黑，化为白气，飘骤高深，击石飞空，洪水乃从，川流漫衍，田牧土驹③。化气乃敷，善为时雨，始生始长，始化始成。故民病心腹胀，肠鸣而为数后，甚则心痛胁膜，呕吐霍乱，饮发注下，胕肿身重。云奔雨府，霞拥朝阳，

---

① 复岁：复气之年。王冰注："复，报也。先有胜制，则后必复也。"

② 数：王冰注："数，谓五常化生之数也。水数一，火数二，木数三，金数四，土数五。成数，谓水数六，火数七，木数八，金数九，土数五也。故曰土常以生也。"

③ 田牧土驹：吴崑注："谓洪水漫衍之余，田土荒芜，但牧养而已。"

山泽埃昏。其乃发也，以其四气。云横天山，浮游
生灭，怫之先兆也①。

金郁之发，天洁地明，风清气切，大凉乃举，
草树浮烟，燥气以行，霿雾数起，杀气来至，草
木苍干，金乃有声。故民病咳逆，心胁满引少腹，
善暴痛，不可反侧，嗌干面尘色恶。山泽焦枯，
土凝霜卤，怫乃发也，其气五。夜零白露，林莽
声凄，怫之兆也。

水郁之发，阳气乃辟，阴气暴举，大寒乃至，
川泽严凝，寒氛结为霜雪，甚则黄黑昏翳，流行
气交，乃为霜杀，水乃见祥。故民病寒客心痛，
腰脽痛，大关节不利，屈伸不便，善厥逆，痞坚
腹满。阳光不治，空积沉阴，白埃昏暝，而乃发
也，其气二火前后。太虚深玄，气犹麻散，微见
而隐，色黑微黄，怫之先兆也。

木郁之发，太虚埃昏，云物以扰，大风乃至，
屋发折木，木有变。故民病胃脘当心而痛，上支
两胁，膈咽不通，食饮不下，甚则耳鸣眩转，目

_____

① 也：原无，今据《内经评文》及后文例补。

不识人，善暴僵仆。太虚苍埃，天山一色，或为[①]浊色，黄黑郁若，横云不起雨，而乃发也，其气无常。长川草偃，柔叶呈阴，松吟高山，虎啸岩岫，佛之先兆也。

火郁之发，太虚曛[②]翳，大明[③]不彰，炎火行，大暑至，山泽燔燎，材木流津，广厦腾烟，土浮霜卤，止水乃减，蔓草焦黄，风行惑言[④]，湿化乃后。故民病少气，疮疡痈肿，胁腹胸背、面首四肢膜愤胪胀，疡痱呕逆，瘛疭骨痛，节乃有动，注下温疟，腹中暴痛，血溢流注，精液乃少，目赤心热，甚则瞀闷懊恢，善暴死。刻终大温，汗濡玄府，其乃发也，其气四。动复则静，阳极反阴，湿令乃化乃成。华发水凝，山川冰雪，焰阳午

---

① 为：原作"气"，据元刻本、道藏本及《素问吴注》改。

② 曛：原作"肿"，本论上文有"热曛昏火夏化同"句，后文有"火发而曛昧"句，则知"肿"乃"曛"之误，故据改。曛，黄赤色。

③ 大明：王冰注："大明，日也。"

④ 风行惑言：张介宾注："热极生风，风热交织，而人言惑乱也。"

泽，怫之先兆也。

有怫之应而后报也，皆观其极而乃发也。木发无时，水随火也。谨候其时，病可与期，失时反岁，五气不行，生化收藏，政无恒也。

帝曰：水发而雹雪，土发而飘骤，木发而毁折，金发而清明，火发而曛昧，何气使然？岐伯曰：气有多少，发有微甚，微者当其气，甚者兼其下，征其下气，而见可知也。帝曰：善。五气之发，不当位者何也？岐伯曰：命其差①。帝曰：差有数乎？岐伯曰：后皆三十度而有奇②也。

帝曰：气至而先后者何？岐伯曰：运太过则其至先，运不及则其至后，此候之常也。帝曰：当时而至者何也？岐伯曰：非太过非不及，则至当时，非是者眚也。

帝曰：善。气有非时而化者何也？岐伯曰：太

---

① 命其差：指属于时间上的差异。

② 后皆三十度而有奇：指三十日后而余四十三刻七分半。度，日也。奇，余数也。

过者当其时,不及者归其己胜①也。帝曰:四时之气,至有早晏,高下左右,其候何如?岐伯曰:行有逆顺,至有迟速,故太过者化先天,不及者化后天。帝曰:愿闻其行何谓也?岐伯曰:春气西行,夏气北行,秋气东行,冬气南行。故春气始于下,秋气始于上,夏气始于中,冬气始于标。春气始于左,秋气始于右,冬气始于后,夏气始于前。此四时正化之常。故至高之地,冬气常在,至下之地,春气常在,必谨察之。帝曰:善。

黄帝问曰:五运六气之应见,六化之正、六变之纪何如?岐伯对曰:夫六气正纪,有化有变,有胜有复,有用有病,不同其候,帝欲何乎?帝曰:愿尽闻之。岐伯曰:请遂言之。夫气之所至也,厥阴所至为和平,少阴所至为暄,太阴所至为埃溽,少阳所至为炎暑,阳明所至为清劲,太阳所至为寒氛,时化之常也。

---

① 归其己胜:指归于胜己之气。如夏为火,其气热,夏气不及,则水气胜之而化为寒。王冰注:"冬雨春凉秋热夏寒之类,皆为归己胜也。"

厥阴所至为风府，为璺启；少阴所至为火府①，为舒荣；太阴所至为雨府，为员盈；少阳所至为热府②，为行出；阳明所至为司杀府，为庚苍；太阳所至为寒府，为归藏。司化之常也。

厥阴所至为生，为风摇；少阴所至为荣，为形见；太阴所至为化，为云雨；少阳所至为长，为蕃鲜；阳明所至为收，为雾露；太阳所至为藏，为周密。气化之常也。

厥阴所至为风生，终为肃；少阴所至为热生，中为寒；太阴所至为湿生，终为注雨；少阳所至为火生，终为蒸溽；阳明所至为燥生，终为凉③；太阳所至为寒生，中为温。德化之常也。

---

① 火府：《六微旨大论》云："少阴之上，热气治之。"疑"火府"当作"热府"。

② 热府：《六微旨大论》云："少阳之上，火气治之。"疑"热府"当作"火府"。

③ 终为凉：新校正云："详此六气，俱先言本化，次言所反之气，而独阳明之化言燥生，终为凉，未见所反之气。再寻上下文义，当云阳明所至为凉生，终为燥，方与诸气之义同贯。盖以金位之下，火气承之，故阳明为清生而终为燥也。"然火承金位，则当言终为热，而不应为燥也。

厥阴所至为毛化，少阴所至为翮化^①，太阴所至为倮化，少阳所至为羽化^②，阳明所至为介化，太阳所至为鳞化。德化之常也。

厥阴所至为生化，少阴所至为荣化，太阴所至为濡化，少阳所至为茂化，阳明所至为坚化，太阳所至为藏化。布政之常也。

厥阴所至为飘怒、大凉；少阴所至为大暄、寒；太阴所至为雷霆骤注、烈风；少阳所至为飘风燔燎、霜凝；阳明所至为散落、温；太阳所至为寒雪冰雹、白埃。气变之常也。

厥阴所至为挠动，为迎随；少阴所至为高明焰，为曛；太阴所至为沉阴，为白埃，为晦暝；少阳所至为光显，为彤云，为曛；阳明所至为烟埃，为霜，为劲切，为凄鸣；太阳所至为刚固，

① 少阴所至为翮化：翮化，原作"羽化"。王冰云："热生翮形……火生羽形。"《素问释义》云："羽化疑本作翮化也。"《素问吴注》改为"翮化"，为是，故据改。翮（hé　河），羽根，引申为具有飞翼的鸟类。

② 少阳所至为羽化：王冰注："薄明羽翼，蜂蝉之类，非翎羽之羽也。"

为坚芒，为立。令行之常也。

厥阴所至为里急；少阴所至为疡胗身热；太阴所至为积饮否隔；少阳所至为嚏呕，为疮疡；阳明所至为浮虚；太阳所至为屈伸不利。病之常也。

厥阴所至为支痛；少阴所至为惊惑、恶寒战栗^①、谵妄；太阴所至为稸满；少阳所至为惊躁、瞀昧、暴病；阳明所至为鼽，尻阴股膝髀腨䯒足病；太阳所至为腰痛。病之常也。

厥阴所至为緛戾；少阴所至为悲妄、衄衊；太阴所至为中满、霍乱吐下；少阳所至为喉痹、耳鸣、呕涌；阳明所至为皴揭；太阳所至为寝汗、痉。病之常也。

厥阴所至为胁痛呕泄；少阴所至为语笑；太阴所至为重、胕肿；少阳所至为暴注、瞤瘛、暴死；阳明所至为鼽嚏；太阳所至为流泄、禁止。病之常也。

---

① 栗：原作"慄"，王冰注："今详慄字当作栗字。"《素问吴注》《素问发微》《类经》均改作"栗"，为是，故从改。

凡此十二变^①者，报德以德，报化以化，报政以政，报令以令，气高则高，气下则下，气后则后，气前则前，气中则中，气外则外，位之常也。故风胜则动，热胜则肿，燥胜则干，寒胜则浮，湿胜则濡泄，甚则水闭胕肿。随气所在，以言其变耳。

帝曰：愿闻其用也。岐伯曰：夫六气之用，各归不胜而为化。故太阴雨化，施于太阳；太阳寒化，施于少阴；少阴热化，施于阳明；阳明燥化，施于厥阴；厥阴风化，施于太阴。各命其所在以征之也。帝曰：自得其位何如？岐伯曰：自得其位，常化也。帝曰：愿闻所在也。岐伯曰：命其位而方月可知也^②。

帝曰：六位之气，盈虚何如？岐伯曰：太少

---

① 十二变：指六气正常与反常引起的时化、司化、气化、德化、布政、气变、令行、疾病等变化。

② 命其位而方月可知也：张介宾注："命，命其名也。位，即上下左右之位也。方，方隅也。月，月令也。命其位则名次立，名次立则所值之方，所主之月，各有其应，而常变可知矣。"

异也，太者之至徐而常，少者暴而亡①。帝曰：天地之气，盈虚何如？岐伯曰：天气不足，地气随之，地气不足，天气从之，运居其中而常先也。恶所不胜，归所同和②，随运归从而生其病也。故上胜则天气降而下，下胜则地气迁而上，胜③多少而差其分，微者小差，甚者大差，甚则位易气交，易则大变生而病作矣。《大要》曰：甚纪五分，微纪七分④，其差可见。此之谓也。

帝曰：善。《论》言热无犯热，寒无犯寒。余欲不远寒、不远热奈何？岐伯曰：悉乎哉问也！发表不远热，攻里不远寒。帝曰：不发不攻而犯寒犯热何如？岐伯曰：寒热内贼，其病益甚。帝

---

① 太者之至徐而常少者暴而亡：《素问校勘记》云："太过年无胜复，徐而常也。不及年有胜复，暴而无也。"暴而亡，谓气来急骤而易失。

② 恶所不胜归所同和：指中运之气不胜司天在泉则有所憎恶。中运之气与司天在泉相同则气必归之。

③ 胜：原无，文义不顺，故据周对峰本及《素问吴注》《类经》补之。

④ 甚纪五分微纪七分：朝鲜本作"甚纪七分，微纪五分"，义胜。

曰：愿闻无病者何如？岐伯曰：无者生之，有者
甚之。帝曰：生者何如？岐伯曰：不远热则热至，
不远寒则寒至。寒至则坚否腹满，痛急下利之病
生矣。热至则身热，吐下霍乱，痈疽疮疡，瞀郁
注下，䐜瘛肿胀，呕鼽衄，头痛骨节变，肉痛，血
溢血泄，淋闷之病生矣。帝曰：治之奈何？岐伯
曰：时必顺之，犯者治以胜也。

黄帝问曰：妇人重身，毒之何如？岐伯曰：
有故无殒，亦无殒也。帝曰：愿闻其故何谓也？
岐伯曰：大积大聚，其可犯也，衰其大半而止，
过者死①。

帝曰：善。郁之甚者治之奈何？岐伯曰：木
郁达之，火郁发之，土郁夺之，金郁泄之，水郁
折之。然调其气，过者折之，以其畏也，所谓泻
之。帝曰：假者何如？岐伯曰：有假其气，则无
禁也②。所谓主气不足，客气胜也。帝曰：至哉

────────

① 黄帝问曰：妇人重身……过者死：新校正云："详此妇人重
身一节，与上下文不接，疑他卷脱简于此。"此说似是。

② 则无禁也：王冰注："则可以热犯热，以寒犯寒，以温犯
温，以凉犯凉也。"

圣人之道！天地大化，运行之节，临御之纪，阴阳之政，寒暑之令，非夫子孰能通之！请藏之灵兰之室，署曰《六元正纪》，非斋戒不敢示，慎传也。

刺法论篇第七十二　亡
（补见书末）

本病论篇第七十三　亡
（补见书末）

卷第二十二

至真要大论篇第七十四

黄帝问曰：五气交合，盈虚更作，余知之矣。六气分治，司天地者，其至何如？岐伯再拜对曰：明乎哉问也！天地之大纪，人神之通应也。帝曰：愿闻上合昭昭，下合冥冥奈何？岐伯曰：此道之所主，工之所疑也。帝曰：愿闻其道也。岐伯曰：厥阴司天，其化以风；少阴司天，其化以热；太阴司天，其化以湿；少阳司天，其化以火；阳明司天，其化以燥；太阳司天，其化以寒。以所临脏位，命其病者也。帝曰：地化奈何？岐伯曰：司天同候，间气皆然。帝曰：间气何谓？岐伯曰：司左右者，是谓间气也。帝曰：何以异之？岐伯曰：主岁者纪岁，间气者纪步也。帝曰：善。岁主奈何？岐伯曰：厥阴司天为风化，在泉为酸化，司气为苍化，间气为动化。少阴司天为热化，在泉为苦化，不司气化，居气^①为灼化。太阴司天为湿化，在泉为甘化，司气为黅化，间气为柔化。少阳司天为火化，在泉为苦化，司气为丹化，间气为明化。阳明司天为燥化，在泉为辛化，司气为素化，间气为清化。太阳司天为寒化，在泉为咸化，司气为玄化，间气为藏化。故治病者，必明六化分治，五味五色所生，五脏所宜，乃可以言盈虚病生之绪也。

帝曰：厥阴在泉而酸化先，余知之矣。风化之行也何如？岐伯曰：风行于地，所谓本也，余气同法。本乎天者，天之气也，本乎地者，地之气也，天地合气，六节分而万物化生矣。故曰：谨候气宜，无失病机。此之谓也。帝曰：其主病何如？岐伯曰：司岁备物，则无遗主矣。帝曰：

---

① 居气：新校正云："详少阴不曰间气，而言居气者，盖遵君火无所不居，不当间之也。"

司岁①物何也？岐伯曰：天地之专精也。帝曰：司气者何如？岐伯曰：司气者主岁同，然有余不足也。帝曰：非司岁物何谓也？岐伯曰：散也，故质同而异等也。气味有薄厚，性用有躁静，治保有多少，力化有浅深，此之谓也。

帝曰：岁主脏害何谓？岐伯曰：以所不胜命之，则其要也。帝曰：治之奈何？岐伯曰：上淫于下，所胜平之；外淫于内②，所胜治之。帝曰：善。平气何如？岐伯曰：谨察阴阳所在而调之，以平为期，正者正治，反者反治。

帝曰：夫子言察阴阳所在而调之，论言人迎与寸口相应，若引绳小大齐等，命曰平。阴之所在寸口何如？岐伯曰：视岁南北③，可知之矣。帝

---

① 司岁：原作"先岁"，新校正云："详先岁疑作司岁。"按上文言"司岁备物"，下文言"非司岁物"，则此亦当作"司岁"，故据改。

② 外淫于内：王冰注："外淫于内，地之气也。"

③ 视岁南北：南北，南政北政也。古人以土运主岁之年为南政，木火金水主岁之年为北政。南政面南定其上下左右，北政面北定其上下左右。

曰：愿卒闻之。岐伯曰：北政之岁，少阴在泉，则寸口不应；厥阴在泉，则右不应；太阴在泉，则左不应。南政之岁，少阴司天，则寸口不应；厥阴司天，则右不应；太阴司天，则左不应。诸不应者，反其诊则见矣[①]。帝曰：尺候何如？岐伯曰：北政之岁，三阴在下，则寸不应；三阴在上，则尺不应。南政之岁，三阴在天，则寸不应；三阴在泉，则尺不应。左右同。故曰：知其要者，一言而终，不知其要，流散无穷。此之谓也。

帝曰：善。天地之气，内淫而病何如？岐伯曰：岁厥阴在泉，风淫所胜，则地气不明，平野昧，草乃早秀[②]。民病洒洒振寒，善伸数欠，心痛支满，两胁里急，饮食不下，膈咽不通，食则呕，腹胀善噫，得后与气则快然如衰，身体皆重。岁少阴在泉，热淫所胜，则焰浮川泽，阴处反明。

[①] 诸不应者反其诊则见矣：张介宾注："凡南政之应在寸者，则北政应在尺，北政之应在寸者，则南政应在尺，以南北相反而诊之，则或寸或尺不应者，皆可见矣。"

[②] 草乃早秀：《尔雅·释草》云："不荣而实者谓之秀。"据此，草乃早秀，则为草提早结实也。

民病腹中常鸣，气上冲胸，喘不能久立，寒热皮肤痛，目暝齿痛颐肿，恶寒发热如疟，少腹中痛，腹大，蛰虫不藏。岁太阴在泉，草乃早荣，湿淫所胜，则埃昏岩谷，黄反见黑，至阴之交。民病饮积心痛，耳聋浑浑焞焞，嗌肿喉痹，阴病血见，少腹痛肿，不得小便，病冲头痛，目似脱，项似拔，腰似折，髀不可以回，腘如结，腨如别。岁少阳在泉，火淫所胜，则焰明郊野，寒热更至。民病注泄赤白，少腹痛，溺赤，甚则血便。少阴同候。岁阳明在泉，燥淫所胜，则霿雾清暝。民病喜呕，呕有苦，善太息，心胁痛不能反侧，甚则嗌干面尘，身无膏泽，足外反热。岁太阳在泉，寒淫所胜，则凝肃惨栗。民病少腹控睾，引腰脊，上冲心痛，血见，嗌痛颔肿。

帝曰：善。治之奈何？岐伯曰：诸气在泉，风淫于内，治以辛凉，佐以苦甘①，以甘缓之，以辛散之。热淫于内，治以咸寒，佐以甘苦，以酸收之，

---

① 甘：原无，《素问吴注》《素问发微》《类经》等均补之，律以下文当有此字，故从补。

以苦发之。湿淫于内，治以苦热，佐以酸淡，以苦燥之，以淡泄之。火淫于内，治以咸冷，佐以苦辛，以酸收之，以苦发之。燥淫于内，治以苦温，佐以甘辛，以苦下之。寒淫于内，治以甘热，佐以苦辛，以咸泻之，以辛润之，以苦坚之。

帝曰：善。天气之变何如？岐伯曰：厥阴司天，风淫所胜，则太虚埃昏，云物以扰，寒生春气，流水不冰。民病胃脘当心而痛，上支两胁，膈咽不通，饮食不下，舌本强，食则呕，冷泄腹胀，溏泄瘕，水闭，蛰虫不去①，病本于脾。冲阳绝，死不治。

少阴司天，热淫所胜，怫热至，火行其政。民病胸中烦热，嗌干，右胠满，皮肤痛，寒热咳喘，大雨且至②，唾血血泄，鼽衄嚏呕，溺色变，甚则

---

① 蛰虫不去：道藏本、《素问吴注》《素问发微》均作"蛰虫不出"。《素问释义》以为衍文。《类经》将四字移于上文"流水不冰"后，似是。

② 大雨且至：《素问释义》以为四字衍文。《素问吴注》删"至"字，移于上文"怫热"后，作"怫热大雨且至"。《类经》将此移于上文"火行其政"后，似是。

疮疡胕肿，肩背臂臑及缺盆中痛，心痛肺䐜，腹大满，膨膨而喘咳，病本于肺。尺泽绝，死不治。

太阴司天，湿淫所胜，则沉阴且布，雨变枯槁。胕肿骨痛阴痹，阴痹者按之不得，腰脊头项痛，时眩，大便难，阴气不用^①，饥不欲食，咳唾则有血，心如悬，病本于肾。太溪绝，死不治。

少阳司天，火淫所胜，则温气流行，金政不平。民病头痛，发热恶寒而疟，热上皮肤痛，色变黄赤，传而为水，身面胕肿，腹满仰息，泄注赤白，疮疡，咳唾血，烦心胸中热，甚则䶃衄，病本于肺。天府绝，死不治。

阳明司天，燥淫所胜，大凉革候^②，则木乃晚荣，草乃晚生，名木敛，生菀于下，草焦上首^③，

---

① 阴气不用：指阴痿病。阴气，或作阴器，即生殖器。

② 大凉革候：此四字原在下文"感而疟"之后，《类经》移接于"筋骨内变"句下，似亦未妥，今据文义移此。此谓大凉之气改变气候。

③ 名木敛……草焦上首：此十一字原在下文"注泄鹜溏"之后，《类经》移接于"大凉革候"句下，似亦未妥，今据文义移此。

筋骨内变。民病左胠胁痛，寒清于中，感而疟，咳，腹中鸣，注泄鹜溏，心胁暴痛，不可反侧，嗌干面尘，腰痛，丈夫㿗疝，妇人少腹痛，目昧眦疡，疮痤痈，蛰虫来见，病本于肝。太冲绝，死不治。

太阳司天，寒淫所胜，则寒气反至，水且冰，运火炎烈，雨暴乃雹[①]。血变于中，发为痈疡，民病厥心痛，呕血血泄，鼽衄善悲，时眩仆，胸腹满，手热肘挛掖肿，心澹澹大动，胸胁胃脘不安，面赤目黄，善噫嗌干，甚则色炲，渴而欲饮，病本于心。神门绝，死不治。所谓动气[②]，知其脏也。

帝曰：善。治之奈何？岐伯曰：司天之气，风淫所胜，平以辛凉，佐以苦甘，以甘缓之，以酸泻之。热淫所胜，平以咸寒，佐以苦甘，以酸

---

① 运火炎烈雨暴乃雹：此八字原在下文"时眩仆"之后，今据《类经》移此。

② 动气：脉动之气。指前文冲阳、尺泽、太溪、天府、太冲、神门等。

收之。湿淫所胜，平以苦热，佐以酸辛①，以苦燥之，以淡泄之。湿上甚而热，治以苦温，佐以甘辛，以汗为故而止。火淫所胜，平以咸冷②，佐以苦甘，以酸收之，以苦发之，以酸复之，热淫同。燥淫所胜，平以苦温③，佐以酸辛，以苦下之。寒淫所胜，平以辛热，佐以甘苦④，以咸泻之。

帝曰：善。邪气反胜，治之奈何？岐伯曰：风司于地，清反胜之，治以酸温，佐以苦甘，以辛平之。热司于地，寒反胜之，治以甘热，佐以苦辛，以咸平之。湿司于地，热反胜之，治以苦冷，佐以咸甘，以苦平之。火司于地，寒反胜之，治以甘热，佐以苦辛，以咸平之。燥司于地，热

---

① 酸辛：新校正云："按湿淫于内，佐以酸淡。此云酸辛者，辛疑当作淡。"

② 咸冷：原作"酸冷"，元刻本、道藏本均作"咸冷"，《素问吴注》《类经》亦改之，为是，故据改。

③ 苦温：原作"苦湿"，乃形近致误，据《素问发微》《类经》改。

④ 平以辛热佐以甘苦：新校正云："按上文寒淫于内，治以甘热，佐以苦辛。此云平以辛热，佐以甘苦者，此文为误。"或是。

反胜之，治以平寒，佐以苦甘，以酸平之，以和为制①。寒司于地，热反胜之，治以咸冷，佐以甘辛，以苦平之。

帝曰：其司天邪胜何如？岐伯曰：风化于天，清反胜之，治以酸温，佐以甘苦。热化于天，寒反胜之，治以甘温，佐以苦酸辛。湿化于天，热反胜之，治以苦寒，佐以苦酸。火化于天，寒反胜之，治以甘热，佐以苦辛。燥化于天，热反胜之，治以辛寒，佐以苦甘。寒化于天，热反胜之，治以咸冷，佐以苦辛。

帝曰：六气相胜奈何？岐伯曰：厥阴之胜，耳鸣头眩，愦愦欲吐，胃膈如寒②；大风数举，倮虫不滋；胠胁气并，化而为热，小便黄赤，胃脘当心而痛，上支两胁，肠鸣飧泄，少腹痛，注下赤白，甚则呕吐，膈咽不通。少阴之胜，心下热，善饥，脐下反动，气游三焦；炎暑至，木乃津，

---

① 制：原作"利"，王冰注为"方制"，《内经评文》改为"制"。据此则"利"乃"制"形近致误，故据改。

② 寒：《内经评文》云："寒似当作塞。"按作"塞"义胜。

草乃萎；呕逆躁烦，腹满痛，溏泄，传为赤沃。
太阴之胜，火气内郁，疮疡于中，流散于外，病
在胠胁，甚则心痛热格，头痛喉痹项强，独胜则
湿气内郁，寒迫下焦，痛留顶，互引眉间，胃满；
雨数至，鳞见于陆[①]，燥化乃见[②]；少腹满，腰脽重
强，内不便，善注泄，足下温，头重，足胫胕肿，
饮发于中，胕肿于上。少阳之胜，热客于胃，烦
心心痛，目赤欲呕，呕酸善饥，耳痛溺赤，善惊
谵妄；暴热消烁，草萎水涸，介虫乃屈；少腹痛，
下沃赤白。阳明之胜，清发于中，左胠胁痛，溏
泄，内为嗌塞，外发㿗疝；大凉肃杀，华英改容，
毛虫乃殃；胸中不便，嗌塞而咳。太阳之胜，凝
栗且至，非时水冰，羽乃后化；痔疟发，寒厥入
胃，则内生心痛，阴中乃疡，隐曲不利，互引阴

---

    ① 鳞见于陆：四字原脱。王冰注云："水溢河渠，则鳞虫离水
也。"新校正云："王作此注，于经文无所解。又按太阴之复云：
大雨时行，鳞见于陆。则此文于雨数至下，脱少鳞见于陆四字，
不然则王注无因为解也。"此说是，故据补。

    ② 燥化乃见：燥，张介宾云："当作湿。"《素问直解》作"燥
化乃息"。

股，筋肉拘苛，血脉凝泣，络满色变，或为血泄，皮肤否肿，腹满食减，热反上行，头项囟顶脑户中痛，目如脱，寒入下焦，传为濡泻。

帝曰：治之奈何？岐伯曰：厥阴之胜，治以甘清，佐以苦辛，以酸泻之。少阴之胜，治以辛寒，佐以苦咸，以甘泻之。太阴之胜，治以咸热，佐以辛甘，以苦泻之。少阳之胜，治以辛寒，佐以甘咸，以甘泻之。阳明之胜，治以酸温，佐以辛甘，以苦泄之。太阳之胜，治以苦热[①]，佐以辛酸，以咸泻之。

帝曰：六气之复何如？岐伯曰：悉乎哉问也！厥阴之复，少腹坚满，里急暴痛；偃木飞沙，倮虫不荣；厥心痛，汗发呕吐，饮食不入，入而复出，筋骨繇并[②]，掉眩清厥，甚则入脾，食痹而

---

① 苦热：原作"甘热"，新校正云："详此为治，皆先泻其不胜，而后泻其来胜，独太阳之胜治以甘热为异，疑甘字，苦之误也。若云治以苦热，则六胜之治皆一贯也。"此说是，故据改。

② 筋骨繇并：原无"繇并"二字，"筋骨"与前后文不相续，考后厥阴在泉有"主胜则筋骨繇并"之文，则此脱"繇并"二字，故据补。

吐。冲阳绝,死不治。

少阴之复,燠热内作,烦躁鼽嚏,少腹绞痛,火见燔炳,嗌燥,分注①时止,气动于左,上行于右②,咳,皮肤痛,暴喑心痛,郁冒不知人,乃洒淅恶寒,振栗谵妄,寒已而热,渴而欲饮,少气骨痿,隔肠不便,外为浮肿,哕噫;赤气后化,流水不冰,热气大行,介虫不复;病痱胗疮疡,痈疽痤痔,甚则入肺,咳而鼻渊。天府绝,死不治。

太阴之复,湿变乃举,体重中满,食饮不化,阴气上厥,胸中不便,饮发于中,咳喘有声;大雨时行,鳞见于陆;头项③痛重,而掉瘛尤甚,呕而密默④,唾吐清液,甚则入肾,窍泻无度。太溪

---

① 分注:王冰注:"分注,谓大小便俱下也。"

② 气动于左上行于右:此言少阴君火为复气时,则心火过盛,火乘金位,肺脏受病。因心气左行,肺气右行,故言气动于左,上行于右。

③ 项:原作"顶",新校正云:"按上文太阴在泉,头痛项似拔。又太阴司天云头项痛。此云头顶痛,顶疑当作项。"为是,故据改。

④ 密默:张志聪注:"密默者,欲闭户牖独居。"

绝，死不治。

少阳之复，大热将至，枯燥燔爇，介虫乃耗；惊瘛咳衄，心热烦躁，便数憎风，厥气上行，面如浮埃，目乃瞤瘛，火气内发，上为口糜呕逆，血溢血泄，发而为疟，恶寒鼓栗，寒极反热，嗌络焦槁，渴引水浆，色变黄赤，少气脉萎，化而为水，传为胕肿，甚则入肺，咳而血泄。尺泽绝，死不治。

阳明之复，清气大举，森木苍干，毛虫乃厉；病生胠胁，气归于左[①]，善太息，甚则心痛否满，腹胀而泄，呕苦咳哕，烦心，病在膈中，头痛，甚则入肝，惊骇筋挛。太冲绝，死不治。

太阳之复，厥气上行，水凝雨冰，羽虫乃死；心胃生寒，胸膈不利，心痛否满，头痛善悲，时眩仆，食减，腰脽反痛，屈伸不便；地裂冰坚，阳光不治；少腹控睾，引腰脊，上冲心，唾出清水，及为哕噫，甚则入心，善忘善悲。神门绝，

---

① 气归于左：肺金克乘肝木之谓。肝居于左，肺居于右，阳明为燥金，主脏为肺，运气复则必乘肝木，故气归于左也。

死不治。

帝曰：善，治之奈何？岐伯曰：厥阴之复，治以酸寒①，佐以甘辛，以酸泻之，以甘缓之。少阴之复，治以咸寒，佐以苦辛，以甘泻之，以酸收之，辛苦发之，以咸耎之。太阴之复，治以苦热，佐以酸辛，以苦泻之、燥之、泄之。少阳之复，治以咸冷，佐以苦辛，以咸耎之，以酸收之，辛苦发之。发不远热，无犯温凉，少阴同法。阳明之复，治以辛温，佐以苦甘，以苦泄之，以苦下之，以酸补之。太阳之复，治以咸热，佐以甘辛，以苦坚之。治诸胜复，寒者热之，热者寒之，温者清之，清者温之，散者收之，抑者散之，燥者润之，急者缓之，坚者耎之，脆者坚之，衰者补之，强者泻之，各安其气，必清必静，则病气衰去，归其所宗，此治之大体也。

帝曰：善。气之上下何谓也？岐伯曰：身半以上，其气三矣，天之分也，天气主之。身半以下，其气三矣，地之分也，地气主之。以名命气，

---

① 治以酸寒：新校正云："按别本治以酸寒作治以辛寒也。"

以气命处，而言其病。半，所谓天枢也。故上胜
而下俱病者，以地名之；下胜而上俱病者，以天
名之。所谓胜至，报气①屈伏而未发也，复至则不
以天地异名，皆如复气为法也。

帝曰：胜复之动，时有常乎？气有必乎？岐
伯曰：时有常位，而气无必也。帝曰：愿闻其道
也。岐伯曰：初气终三气，天气主之，胜之常
也。四气尽终气，地气主之，复之常。有胜则
复，无胜则否。帝曰：善。复已而胜何如？岐伯
曰：胜至则复，无常数也，衰乃止耳。复已而胜，
不复则害，此伤生也。帝曰：复而反病何也？岐
伯曰：居非其位，不相得也。大复其胜则主胜之，
故反病也，所谓火燥热也②。帝曰：治之何如？岐
伯曰：夫气之胜也，微者随之，甚者制之。气之
复也，和者平之，暴者夺之。皆随胜气，安其屈

---

① 报气：报复之气，即复气。

② 所谓火燥热也：王冰注："少阳，火也。阳明，燥也。少
阴，热也。少阴少阳在泉，为火居水位；阳明司天，为金居火
位。金复其胜，则火主胜之。火复其胜，则水主胜之。余气胜
复，则无主胜之病气也。故又曰：所谓火燥热也。"

伏，无问其数，以平为期，此其道也。

帝曰：善。客主之胜复奈何？岐伯曰：客主之气，胜而无复也。帝曰：其逆从何如？岐伯曰：主胜逆，客胜从，天之道也。帝曰：其生病何如？岐伯曰：厥阴司天，客胜则耳鸣掉眩，甚则咳；主胜则胸胁痛，舌难以言。少阴司天，客胜则鼽嚏颈项强，肩背瞀热，头痛少气，发热，耳聋目瞑，甚则胕肿血溢，疮疡咳喘；主胜则心热烦躁，甚则胁痛支满。太阴司天，客胜则首面胕肿，呼吸气喘；主胜则胸腹满，食已而瞀。少阳司天，客胜则丹胗外发，及为丹熛疮疡，呕逆喉痹，头痛嗌肿，耳聋血溢，内为瘛疭；主胜则胸满咳仰息，甚而有血，手热。阳明司天，清复内余，则咳衄嗌塞，心鬲中热，咳不止而白血①出者死。太阳司天，客胜则胸中不利，出清涕，感寒则咳；主胜则喉嗌中鸣。

厥阴在泉，客胜则大关节不利，内为痉强拘瘛，外为不便；主胜则筋骨繇并，腰腹时痛。少

---

① 白血：诸说非一。按：白，古与"迫"通。迫血者，以燥热而咳不止，故逼迫血出也。

阴在泉，客胜则腰痛，尻股膝髀腨胻足病，瞀热以酸，胕肿不能久立，溲便变；主胜则厥气上行，心痛发热，隔中，众痹皆作，发于胠胁，魄汗不藏，四逆而起。太阴在泉，客胜则足痿下重，便溲不时，湿客下焦，发而濡泻，及为肿隐曲之疾；主胜则寒气逆满，食饮不下，甚则为疝。少阳在泉，客胜则腰腹痛而反恶寒，甚则下白溺白；主胜则热反上行而客于心，心痛发热，格中而呕。少阴同候。阳明在泉，客胜则清气动下，少腹坚满而数便泻；主胜则腰重腹痛，少腹生寒，下为鹜溏，则寒厥于肠，上冲胸中，甚则喘，不能久立。太阳在泉，寒复内余，则腰尻痛，屈伸不利，股胫足膝中痛。

帝曰：善，治之奈何？岐伯曰：高者抑之，下者举之，有余折之，不足补之，佐以所利，和以所宜，必安其主客，适其寒温，同者逆之，异者从之。帝曰：治寒以热，治热以寒，气相得者逆之，不相得者从之，余以知之矣。其于正味① 何

---

① 正味：张介宾注："五行气化，补泻之味各有专主，故曰正味。此不特客主之气为然，凡治诸胜复者皆同。"

如？岐伯曰：木位之主①，其泻以酸，其补以辛。火位之主，其泻以甘，其补以咸。土位之主，其泻以苦，其补以甘。金位之主，其泻以辛，其补以酸。水位之主，其泻以咸，其补以苦。厥阴之客，以辛补之，以酸泻之，以甘缓之。少阴之客，以咸补之，以甘泻之，以酸②收之。太阴之客，以甘补之，以苦泻之，以甘缓之。少阳之客，以咸补之，以甘泻之，以咸耎之。阳明之客，以酸补之，以辛泻之，以苦泄之。太阳之客，以苦补之，以咸泻之，以苦坚之，以辛润之。开发腠理，致津液，通气也。

帝曰：善。愿闻阴阳之三③也何谓？岐伯曰：气有多少，异用也。帝曰：阳明何谓也？岐伯曰：

---

① 木位之主：位主，指五行分司主气六步之时位。王冰注："木位，春分前六十一日，初之气也。"后仿此。

② 酸：原作"咸"，新校正云："按《脏气法时论》云：心苦缓，急食酸以收之。心欲耎，急食咸以耎之。此云以咸收之者，误也。"《素问吴注》改作"酸"，张介宾亦云"当作酸"，为是，故据改。

③ 阴阳之三：指阴阳各分为三。即阴有太阴、少阴、厥阴；阳有太阳、阳明、少阳。

两阳合明也。帝曰：厥阴何也？岐伯曰：两阴交尽也。

帝曰：气有多少，病有盛衰，治有缓急，方有大小，愿闻其约奈何？岐伯曰：气有高下，病有远近，证有中外，治有轻重，适其至所为故也。《大要》曰：君一臣二，奇之制也；君二臣四，偶之制也；君二臣三，奇之制也；君二臣六，偶之制也。故曰：近者奇之，远者偶之；汗者不以奇，下者不以偶[1]，补上治上制以缓，补下治下制以急，急则气味厚，缓则气味薄，适其至所，此之谓也。病所远，而中道气味乏[2]者，食而过之，无越其制度也。是故平气之道，近而奇偶，制小其服也；远而奇偶，制大其服也。大则数少，小则数多。多则九之，少则二之。奇之不去则偶之，是谓重方。偶之不去，则反佐以取之，所谓寒热温凉，反从其病也。

----

[1] 汗者不以奇下者不以偶：《素问吴注》《类经》均改为"汗者不以偶，下者不以奇"。《素问释义》亦疑"奇""偶"二字误倒。似是。

[2] 乏：原作"之"，刘衡如云："之，疑乏。"为是，故据改。

帝曰：善。病生于本，余知之矣。生于标者，治之奈何？岐伯曰：病反其本，得标之病；治反其本，得标之方。帝曰：善。六气之胜，何以候之？岐伯曰：乘其至①也。清气大来，燥之胜也，风木受邪，肝病生焉。热气大来，火之胜也，金燥受邪，肺病生焉。寒气大来，水之胜也，火热受邪，心病生焉。湿气大来，土之胜也，寒水受邪，肾病生焉。风气大来，木之胜也，土湿受邪，脾病生焉。所谓感邪而生病也。乘年之虚，则邪甚也。失时之和，亦邪甚也。遇月之空，亦邪甚也。重感于邪，则病危矣。有胜之气，其必来复也。

帝曰：其脉至何如？岐伯曰：厥阴之至其脉弦，少阴之至其脉钩，太阴之至其脉沉，少阳之至大而浮，阳明之至短而涩，太阳之至大而长。至而和则平，至而甚则病，至而反者病，至而不至者病，未至而至者病，阴阳易②者危。

---

① 至：《素问释义》云："至，当作虚。"似是。

② 阴阳易：王冰注："阴位见阳脉，阳位见阴脉，是易位而见也。"

帝曰：六气标本，所从不同奈何？岐伯曰：气有从本者，有从标本者，有不从标本者也。帝曰：愿卒闻之。岐伯曰：少阳太阴从本，少阴太阳从本从标，阳明厥阴不从标本从乎中也。故从本者化生于本，从标本者有标本之化，从中者以中气为化也。帝曰：脉从而病反者，其诊何如？岐伯曰：脉至而从，按之不鼓，诸阳皆然。帝曰：诸阴之反，其脉何如？岐伯曰：脉至而从，按之鼓甚而盛也。是故百病之起，有生于本者，有生于标者，有生于中气者。有取本而得者，有取标而得者，有取中气而得者，有取标本而得者，有逆取而得者，有从取而得者。逆，正顺也。若顺，逆也。故曰：知标与本，用之不殆，明知逆顺，正行无问。此之谓也。不知是者，不足以言诊，足以乱经。故《大要》曰：粗工嘻嘻，以为可知，言热未已，寒病复始，同气异形，迷诊乱经。此之谓也。夫标本之道，要而博，小而大，可以言一而知百病之害。言标与本，易而勿损，察本与标，气可令调，明知胜复，为万民式。天之道毕矣。

帝曰：胜复之变，早晏何如？岐伯曰：夫所胜者，胜至已病，病已愠愠，而复已萌也。夫所复者，胜尽而起，得位而甚。胜有微甚，复有少多，胜和而和，胜虚而虚，天之常也。帝曰：胜复之作，动不当位，或后时而至，其故何也？岐伯曰：夫气之生化，与其^①衰盛异也。寒暑温凉，盛衰之用，其在四维。故阳之动，始于温，盛于暑；阴之动，始于清，盛于寒。春夏秋冬，各差其分。故《大要》曰：彼春之暖，为夏之暑，彼秋之忿，为冬之怒。谨按四维，斥候皆归^②，其终可见，其始可知。此之谓也。帝曰：差有数乎？岐伯曰：又^③凡三十度也。帝曰：其脉应皆何如？岐伯曰：差同正法^④，待时而去也。《脉要》曰：春不沉，夏不弦，

---

① 生化与其：原作"生，与其化"，《六元正纪大论》王冰注作"生化，与其"，文通义顺，为是，据改。

② 斥候皆归：观察四季气候的往复回归。斥候，犹伺候，伺望观察也。

③ 又：《内经评文》云："又字无着，当是差字之讹也。"或作"大"。

④ 差同正法：指脉象之差与岁时之差相应，时差脉亦差，时应脉亦应。

冬不涩，秋不数，是谓四塞。沉甚曰病，弦甚曰病，涩甚曰病，数甚曰病，参见曰病，复见曰病，未去而去曰病，去而不去曰病，反者死。故曰：气之相守司也，如权衡之不得相失也。夫阴阳之气，清静则生化治，动则苛疾起，此之谓也。

帝曰：幽明何如？岐伯曰：两阴交尽故曰幽，两阳合明故曰明，幽明之配，寒暑之异也。帝曰：分至何如？岐伯曰：气至之谓至，气分之谓分，至则气同，分则气异，所谓天地之正纪也。帝曰：夫子言春秋气始于前，冬夏气始于后①，余已知之矣。然六气往复，主岁不常也，其补泻奈何？岐伯曰：上下所主，随其攸利，正其味，则其要也。左右同法。《大要》曰：少阳之主，先甘后咸②；

---

① 春秋气始于前冬夏气始于后：王冰注："以分、至明六气分位，则初气、四气始于立春、立秋前各一十五日为纪法；三气、六气始于立夏、立冬后各一十五日为纪法。由是四气前后之纪，则三气、六气之中，正当二至日也。故曰春秋气始于前，冬夏气始于后。"

② 先甘后咸：王冰注："先后之味，皆谓有病先泻之而后补之也。"

阳明之主，先辛后酸；太阳之主，先咸后苦；厥阴之主，先酸后辛；少阴之主，先甘后咸；太阴之主，先苦后甘。佐以所利，资以所生，是谓得气^①。

帝曰：善。夫百病之生也，皆生于风寒暑湿燥火，以之化之变也。经言盛者泻之，虚者补之。余锡^②以方士，而方士用之尚未能十全，余欲令要道必行，桴鼓相应，犹拔刺雪污，工巧神圣，可得闻乎？岐伯曰：审察病机，无失气宜，此之谓也。帝曰：愿闻病机何如？岐伯曰：诸风掉眩，皆属于肝。诸寒收引，皆属于肾。诸气膹郁，皆属于肺。诸湿肿满，皆属于脾。诸热瞀瘛，皆属于火。诸痛痒疮，皆属于心^③。诸厥固泄，皆属于下。诸痿喘呕，皆属于上。诸禁鼓栗，如丧神守，皆属于火。诸痉项强，皆属于湿。诸逆冲上，皆属于火。诸胀腹大，皆属于热。诸躁狂越，皆属于

---

① 得气：谓得运气之平和也。
② 锡：音义同"赐"。赏赐，给予。
③ 心：《素问直解》改作"火"。似是，疑与上句"火"字错写。

火。诸暴强直，皆属于风。诸病有声，鼓之如鼓，皆属于热。诸病胕肿，疼酸惊骇，皆属于火。诸转反戾，水液浑浊，皆属于热。诸病水液，澄澈清冷，皆属于寒。诸呕吐酸，暴注下迫，皆属于热。故《大要》曰：谨守病机，各司其属，有者求之，无者求之，盛者责之，虚者责之，必先五胜，疏其血气，令其调达，而致和平。此之谓也。

帝曰：善，五味阴阳之用何如？岐伯曰：辛甘发散为阳，酸苦涌泄为阴，咸味涌泄为阴，淡味渗泄为阳。六者或收或散，或缓或急，或燥或润，或软或坚，以所利而行之，调其气使其平也。

帝曰：非调气而得者，治之奈何？有毒无毒，何先何后？愿闻其道。岐伯曰：有毒无毒，所治为主，适大小为制也。帝曰：请言其制。岐伯曰：君一臣二，制之小也；君一臣三佐五，制之中也；君一臣三佐九，制之大也。寒者热之，热者寒之，微者逆之，甚者从之，坚者削之，客者除之，劳者温之，结者散之，留者攻之，燥者濡之，急者缓之，散者收之，损者温之，逸者行之，惊者平之，上之下之，摩之浴之，薄之劫之，开之发之，适事为故。

帝曰：何谓逆从？岐伯曰：逆者正治，从者反治，从少从多，观其事也。帝曰：反治何谓？岐伯曰：热因寒用，寒因热用①，塞因塞用，通因通用，必伏其所主，而先其所因。其始则同，其终则异，可使破积，可使溃坚，可使气和，可使必已。

帝曰：善。气调而得者何如？岐伯曰：逆之，从之，逆而从之，从而逆之，疏气令调，则其道也。

帝曰：善。病之中外何如？岐伯曰：从内之外者调其内；从外之内者治其外；从内之外而盛于外者，先调其内而后治其外；从外之内而盛于内者，先治其外而后调其内；中外不相及，则治主病。

帝曰：善。火热复，恶寒发热有如疟状，或一日发，或间数日发，其故何也？岐伯曰：胜复

---

① 热因寒用寒因热用：据下文"塞因塞用，通因通用"例之，似当作"热因热用，寒因寒用"。今《内经》教材多改之。

之气，会遇之时有多少也。阴气多而阳气少，则其发日远；阳气多而阴气少，则其发日近。此胜复相薄，盛衰之节，疟亦同法。

帝曰：论言治寒以热，治热以寒，而方士不能废绳墨而更其道也。有病热者寒之而热，有病寒者热之而寒，二者皆在，新病复起，奈何治？岐伯曰：诸寒之而热者取之阴，热之而寒者取之阳，所谓求其属^①也。

帝曰：善。服寒而反热，服热而反寒，其故何也？岐伯曰：治其王气，是以反也。帝曰：不治王而然者何也？岐伯曰：悉乎哉问也！不治，五味属也^②。夫五味入胃，各归所喜，故酸先入肝，苦先入心，甘先入脾，辛先入肺，咸先入肾。久而增气，物化之常也。气增而久，夭之由也。

---

① 求其属：王冰注："言益火之源，以消阴翳；壮水之主，以制阳光。"张介宾注："属者，根本之谓。水火之本，则皆在命门之中耳。"

② 不治五味属也：道藏本作"不味王，味属也"。《校诂》云："古抄本五味作王气。"然均未甚妥，据帝问及以下文义，似当作"不治王，五味属也"。

帝曰：善。方制君臣何谓也？岐伯曰：主病之谓君，佐君之谓臣，应臣之谓使，非上下三品①之谓也。帝曰：三品何谓？岐伯曰：所以明善恶之殊贯②也。

帝曰：善。病之中外何如？岐伯曰：调气之方，必别阴阳，定其中外，各守其乡。内者内治，外者外治，微者调之，其次平之，盛者夺之，汗之下之，寒热温凉，衰之以属，随其攸利，谨道如法，万举万全，气血正平，长有天命。帝曰：善。

---

① 上下三品：新校正云："按《神农》云：上药为君，主养命以应天；中药为臣，主养性以应人；下药为佐使，主治病以应地也。"

② 明善恶之殊贯：区别药性善恶的不同情况。贯，事也。

著至教论篇第七十五

黄帝坐明堂，召雷公而问之曰：子知医之道乎？雷公对曰：诵而未能解，解而未能别，别而未能明，明而未能彰，足以治群僚，不足治侯王。愿得受树天之度，四时阴阳合之，别星辰与日月光，以彰经术，后世益明，上通神农，著至教拟^①于二皇。帝曰：善！无失之，此皆阴阳表里上下雌雄相输应也，而^②道上知天文，下知地理，中知人事，可以长久，以教众庶，亦不疑殆。医道论篇，可传后世，可以为宝。

雷公曰：请受道，讽诵用解。帝曰：子不闻

---

① 拟：原作"疑"，新校正云："按全元起本及《太素》疑作拟。"今本《太素·脉论》同新校正。为是，据改。

② 而：《素问释义》疑此字有误。按后有"医道论篇"之文，则或为"医"字之误。

《阴阳传》乎！曰：不知。曰：夫三阳天为业，上下无常，合而病至，偏害阴阳。雷公曰：三阳莫当，请闻其解。帝曰：三阳独至者，是三阳并至，并至如风雨，上为巅疾，下为漏病。外无期，内无正，不中经纪，诊无上下，以书别①。雷公曰：臣治疏愈，说意而已。帝曰：三阳者，至阳也，积并则为惊，病起疾风，至如礔砺，九窍皆塞，阳气滂溢，干嗌喉塞，并于阴，则上下无常，薄为肠澼。此谓三阳直心②，坐不得起，卧者便身全③。三阳之病，且以知天下④，何以别阴阳，应四时，合之五行。

雷公曰：阳言不别，阴言不理，请起受解，以为至道。帝曰：子若受传，不知合至道以惑师教，语子至道之要。病伤五脏，筋骨以消，子言

---

①　别：此后《内经评文》补"之"字。

②　直心：张介宾注："谓邪气直冲心膈也。"

③　便身全：《甲乙经》卷四第一下作"身重"。王冰注："起则阳盛鼓，故常欲得卧，卧则经气均，故身安全。"

④　且已知天下：《素问释义》以为此句有误。按"天下"似当作"上下"，言已知手足太阳并至之病。

不明不别，是世主学尽矣。肾且绝，愧愧日暮①，从容不出，人事不殷。

示从容论篇第七十六

黄帝燕坐，召雷公而问之曰：汝受术诵书者，若能览观杂学，及于比类，通合道理，为余言子所长，五脏六腑，胆胃大小肠，脾胞膀胱，脑髓涕唾，哭泣悲哀，水所从行，此皆人之所生，治之过失，子务明之，可以十全，即不能知，为世所怨。雷公曰：臣请诵《脉经》上下篇甚众多矣，别异比类，犹未能以十全，又安足以明之？

帝曰：子别试②通五脏之过，六腑之所不和，针石之败，毒药所宜，汤液滋味，具言其状，悉言以对，请问不知。雷公曰：肝虚肾虚脾虚，皆令

---

① 肾且绝愧（mèn 闷）愧日暮：愧，同"闷"，郁闷不乐。新校正云："按《太素》作肾且绝死，死日暮也。"《素问吴注》云："此上必有诸经衰绝之候，盖阙之，今惟存肾绝一条尔。"

② 别试：《太素·脉论》作"试别"，义胜。

人体重烦冤，当^①投毒药、刺灸、砭石、汤液，或已或不已，愿闻其解。帝曰：公何年之长而问之少，余真问以自谬^②也。吾问子窈冥，子言《上下篇》以对何也？夫脾虚浮似肺，肾小浮似脾，肝急沉散似肾，此皆工之所时乱也，然从容得之。若夫三脏土木水参居，此童子之所知，问之何也？

雷公曰：于此有人，头痛筋挛骨重，怯然少气，哕噫腹满，时惊不嗜卧，此何脏之发也？脉浮而弦，切之石坚，不知其解，复问所以三脏者，以知其比类也。帝曰：夫从容之谓也。夫年长则求之于腑，年少则求之于经，年壮则求之于脏。今子所言皆失，八风菀热^③，五脏消烁，传邪相受。夫浮而弦者，是肾不足也。沉而石者，是肾气内著也。怯然少气者，是水道不行，形气消索也。咳嗽烦冤者，是肾气之逆也。一人之气，病在一

---

① 当：《素问吴注》改作"尝"，义胜。

② 问以自谬：因提问不确切招致的回答错误。

③ 热：原作"熟"，形误，据《素问吴注》《素问发微》《类经》改。

脏也。若言三脏俱行，不在法也。

雷公曰：于此有人，四肢解㑊，喘咳血泄，而愚诊之，以为伤肺，切脉浮大而紧[1]，愚不敢治，粗工下砭石，病愈多出血，血止身轻，此何物也？帝曰：子所能治，知亦众多，与此病失矣。譬以鸿飞，亦冲于天。夫圣人之治病，循法守度，援物比类，化之冥冥，循上及下，何必守经。今夫脉浮大虚者，是脾气之外绝，去胃[2]外归阳明也。夫二火不胜三水，是以脉乱而无常也[3]。四肢解㑊，此脾精之不行也。喘咳者，是水气并阳明也。血泄者，脉急血无所行也。若夫以为伤肺者，由失以狂也。不引《比类》，是知不明也。夫伤肺者，脾气不守，胃气不清，经气不为使，真脏坏决，

---

[1] 紧：《素问吴注》改作"虚"，按后文有"脉浮大虚者"，似是。

[2] 脾气之外绝去胃：《素问释义》以为"外绝，去"三字有误，或为衍文。据文义此句似当作"脾气去胃"。

[3] 夫二火不胜三水是以脉乱而无常也：吴崑注："二火，犹言二阳，谓胃也。三水，犹言三阴，谓脾也。言脾太阴之气外归阳明，阳明不胜太阴，是以脉乱而失其常，常脉浮缓，今失而为浮大虚矣。"

经脉傍绝，五脏漏泄，不衄则呕，此二者不相类也。譬如天之无形，地之无理，白与黑相去远矣。是失吾过矣，以子知之，故不告子，明引《比类》《从容》，是以名曰诊经①，是谓至道也。

疏五过论篇第七十七

黄帝曰：呜呼远哉！闵闵乎若视深渊，若迎浮云，视深渊尚可测，迎浮云莫知其际。圣人之术，为万民式，论裁志意，必有法则，循经守数，按循医事，为万民副，故事有五过四德，汝知之乎？雷公避席再拜曰：臣年幼小，蒙愚以惑，不闻五过与四德，比类形名，虚引其经，心无所对。

帝曰：凡未诊病者，必问尝贵后贱，虽不中邪，病从内生②，名曰脱营；尝富后贫，名曰失精，五气留连，病有所并。医工诊之，不在脏腑，不

---

① 诊经：原作"诊轻"，据《太素·脉论》《素问吴注》《类经》改。此言上文《比类》《从容》之书乃为诊法经典。

② 虽不中邪病从内生：《素问释义》疑此二句应在后文"名曰失精"之下。似是。

变躯形，诊之而疑，不知病名，身体日减，气虚无精，病深无气，洒洒然时惊。病深者，以其外耗于卫，内夺于荣。良工所失，不知病情，此亦①治之一过也。

凡欲诊病者，必问饮食居处，暴乐暴苦，始乐后苦，皆伤精气，精气竭绝，形体毁沮。暴怒伤阴，暴喜伤阳，厥气上行，满脉去形。愚医治之，不知补泻，不知病情，精华日脱，邪气乃并，此治之二过也。

善为脉者，必以《比类》《奇恒》《从容》知之，为工而不知道，此诊之不足贵，此治之三过也。

诊有三常，必问贵贱，封君败伤，及欲侯王。故贵脱势，虽不中邪，精神内伤，身必败亡。始富后贫，虽不伤邪，皮焦筋屈，痿躄为挛。医不能严，不能动神，外为柔弱，乱至失常，病不能移，则医事不行，此治之四过也。

---

① 亦：《素问吴注》《内经评文》均删此字。《素问识》云："据下文例，亦字衍。"

凡诊者必知终始，有知余绪①，切脉问名，当合男女。离绝菀结，忧恐喜怒，五脏空虚，血气离守，工不能知，何术之语。尝富大伤，斩筋绝脉，身体复行，令泽不息。故伤败结，留薄归阳，脓积寒炅②。粗工治之，亟刺阴阳，身体解散，四肢转筋，死日有期，医不能明，不问所发，唯言死日，亦为粗工，此治之五过也。

凡此五者，皆受术不通，人事不明也。故曰：圣人之治病也，必知天地阴阳，四时经纪，五脏六腑，雌雄表里，刺灸砭石，毒药所主，从容人事，以明经道，贵贱贫富，各异品理，问年少长，勇怯之理，审于分部，知病本始，八正九候，诊必副矣。治病之道，气内为宝，循求其理，求之不得，过在表里。守数据治，无失俞理，能行此

①　有知余绪：有，通"又"。余绪，端末也。张介宾注："谓察其本知其末也。"

②　故伤败结……脓积寒炅：指旧的损伤败坏筋脉气血，留结不散郁而化热，薄于阳分而为脓肿，则令人寒热交作。故，久也。炅，热也。

术，终身不殆。不知俞理，五脏菀热^①，痈发六腑。诊病不审，是谓失常。谨守此治，与经相明，《上经》《下经》，《揆度》《阴阳》，《奇恒》《五中》，决以明堂，审于终始，可以横行。

征四失论篇第七十八

黄帝在明堂，雷公侍坐，黄帝曰：夫子所通书受事众多矣，试言得失之意，所以得之，所以失之。雷公对曰：循经受业，皆言十全，其时有过失者，请闻其事解也。

帝曰：子年少智未及邪^②？将言以杂合耶？夫经脉十二，络脉三百六十五，此皆人之所明知，工之所循用也。所以不十全者，精神不专，志意不理，外内相失，故时疑殆。

诊不知阴阳逆从之理，此治之一失矣。受师不卒，妄作杂术，谬言为道，更名自功，妄用砭

---

① 热：原作"熟"，形误，据《素问吴注》《素问发微》改。

② 邪：同"耶"，疑辞。

石，后遗身咎，此治之二失也。不适贫富贵贱之居，坐之薄厚^①，形之寒温，不适饮食之宜，不别人之勇怯，不知比类，足以自乱，不足以自明，此治之三失也。诊病不问其始，忧患饮食之失节，起居之过度，或伤于毒，不先言此，卒持寸口，何病能中，妄言作名，为粗所穷，此治之四失也。

是以世人之语者，驰千里之外，不明尺寸之论，诊无人事。治数之道，从容之葆，坐持寸口，诊不中五脉，百病所起，始以自怨，遗师其咎。是故治不能循理，弃术于市，妄治时愈，愚心自得。呜呼！窈窈冥冥，孰^②知其道！道之大者，拟于天地，配于四海，汝不知道之谕，受以明为晦。

---

① 坐之薄厚：坐，居处也。《说文》段注："古谓坐为居为处。"此言居处环境有脊薄丰厚之殊。

② 孰：原作"熟"，王冰注："今详熟当作孰。"《素问吴注》《素问直解》均改作"孰"，为是，故从改。

阴阳类论篇第七十九

孟春始至，黄帝燕坐，临观八极，正八风之气，而问雷公曰：阴阳之类，经脉之道，五中所主，何脏最贵？雷公对曰：春甲乙青，中主肝，治七十二日，是脉之主时，臣以其脏最贵。帝曰：却念上下经，《阴阳》《从容》，子所言贵，最其下也。

雷公致斋七日，旦复侍坐。帝曰：三阳为经，二阳为维，一阳为游部。三阴[①]为表，二阴为里，一阴至绝作朔晦[②]。却具合以正其理，此知五脏终

---

① 三阴：原作"三阳"，张介宾云："三阳误也，当作三阴。"《素问悬解》改作"三阴"。为是，故从改。

② 一阴至绝作朔晦：王冰注："一阴，厥阴也。厥犹尽也。……夫阴尽为晦，阳生为朔。厥阴者，以阴尽为义也。"

始^①。雷公曰：受业未能明。帝曰：所谓三阳者，
太阳也^②，至手太阴弦浮而不沉，决以度，察以心，
合之阴阳之论^③。所谓二阳者，阳明也，至手太阴
弦而沉急不鼓，炅至以病皆死。一阳者，少阳也，
至手太阴上连人迎^④弦急悬不绝，此少阳之病也，
专阴则死。三阴者，六经之所主也，交于太阴伏
鼓不浮，上控志心^⑤。二阴至肺，其气归膀胱，外
连脾胃^⑥。一阴独至，经绝气浮，不鼓钩而滑。此

---

① 此知五脏终始：此六字原在上文"一阳为游部"句下，《素
问释义》以为应在"却具合以正其理"句下。细推文义，此说
为是，故移于此。

② 太阳也：原作"太阳为经，三阳脉"，文例与后不相合，义
亦不可训，故据《甲乙经》卷四第一下改。

③ 决以度……合之阴阳之论：此十二字与前后文不相协，疑
有误。或当在本节句末"后至为客"之下。

④ 上连人迎：此四字疑衍。

⑤ 上控至心：原作"上空志心"，《甲乙经》卷四第一上"志"
作"至"，《校讹》云："古抄本空作控。"王冰注"空"亦作
"控"。为是，故据改。此言太阴脉伏鼓不浮，乃阴盛阳衰，阴
气上逆而控于心也。

⑥ 二阴至肺……外连脾胃：《素问释义》云："二阴不言脉，缺
文可知。"

六脉者，乍阴乍阳，交属相并，缪通五脏，合于阴阳，先至为主，后至为客。

雷公曰：臣悉尽意，受传经脉，颂得从容之道，以合《从容》，不知阴阳，不知雌雄。帝曰：三阳为父，二阳为卫，一阳为纪。三阴为母，二阴为雌，一阴为独使。二阳一阴，阳明主病，不胜一阴，脉耎而动，九窍皆沉。三阳一阴，太阳脉胜，一阴不能止，内乱五脏，外为惊骇。二阴二阳 [①]，病在肺，少阴脉沉，胜肺伤脾，外伤四肢。二阴二阳皆交至，病在肾，骂詈妄行，巅疾 [②] 为狂。二阴一阳，病出于肾，阴气客游于心脘，下空窍，堤闭塞不通，四肢别离。一阴一阳代绝，此阴气至心，上下无常，出入不知，喉咽干燥，病在土脾。二阳三阴至阴皆在，阴不过阳，阳气不能止

---

① 二阴二阳：新校正云："全元起本及《甲乙经》《太素》等，并云二阴一阳。"今本《太素·脉论》同新校正，《甲乙经》卷四第一下同本经。《素问直解》改作"二阴三阳"。

② 巅疾：按巅，通"癫"，此作"癫疾"解。

阴，阴阳并绝，浮为血瘕，沉为脓胕①。阴阳皆壮，下至阴阳②。上合昭昭，下合冥冥，诊决生死之期，遂合岁首③。

雷公曰：请问短期。黄帝不应。雷公复问。黄帝曰：在经论中。雷公曰：请闻短期。黄帝曰：冬三月之病，病合于阳者，至春正月脉有死征，皆归出春。冬三月之病，在理已尽，草与柳叶皆杀春④，阴阳皆绝，期在孟春。春三月之病，曰阳杀，阴阳皆绝，期在草干。夏三月之病，至阴⑤不过十日，

---

① 浮为血瘕沉为脓胕：《素问吴注》改作"沉为血瘕，浮为脓胕"。

② 阴阳皆壮下至阴阳：张介宾注："阴阳皆壮，则亢而为害，或以孤阴，或以孤阳，病之所及，下至阴阳，盖男为阳道，女为阴器，隐曲不调，俱成大病也。"

③ 遂合岁首：《类经》"合"改作"至"。《素问识》云："阴阳皆壮以下文六句，与下文不相冒，且旨趣暧昧难晓，疑是他篇错简。"

④ 杀春：《太素·脉论》无"春"字。按"杀"字疑为"生"字之误。盖孟春之际草与柳叶皆萌生也。

⑤ 至阴：此指脾脏而言。

阴阳交①，期在濂水②。秋三月之病，三阳③俱起，不治自已；阴阳交合者，立不能坐，坐不能起；三阳独至，期在石水；二阴独至，期在盛水。

方盛衰论篇第八十

雷公请问：气之多少④，何者为逆？何者为从？黄帝答曰：阳从左，阴从右，老从上，少从下。是以春夏归阳为生，归秋冬⑤为死；反之，则归秋冬为生。是以气之⑥多少，逆皆为厥。

问曰：有余者厥耶？答曰：一上不下，寒厥到膝，少者秋冬死，老者秋冬生。气上不下，头

---

① 阴阳交：此指阴脉见于阳位，阳脉见于阴位，阴阳交易其位。

② 濂（lián 帘）水：指仲秋八月水静之时。濂，水平静貌。

③ 三阳：《素问释义》云："详王注义，三阳疑三阴之伪。"似是。

④ 气之多少：此言阴阳之气的盛衰，盖多则盛，少则衰也。

⑤ 秋冬：此代指"阴"，与前"归阳"为对文。

⑥ 之：原无，据《甲乙经》卷六第七及上雷公问语补。

痛巅疾，求阳不得，求阴不审①，五部隔无征，若居旷野，若伏空室，绵绵乎属不满日。

是以少气②之厥，令人妄梦，其极至迷。三阳绝，三阴微，是为少气。是以肺气虚，则使人梦见白物，见人斩血借借③，得其时则梦见兵战。肾气虚，则使人梦见舟船溺人，得其时则梦伏水中，若有畏恐。肝气虚，则梦见菌香生草，得其时则梦伏树下不敢起。心气虚，则梦救火阳物，得其时则梦燔灼。脾气虚，则梦饮食不足，得其时则梦筑垣盖屋。此皆五脏气虚，阳气有余，阴气不足。合之五诊，调之阴阳，以在《经脉》。

诊有十度，度人④脉度、脏度、肉度、筋度、俞度。阴阳气尽，人病自具⑤。脉动无常，散阴颇

———

① 求阴不审：《甲乙经》卷六第七作"求之于阴"。似是。

② 少气：《素问吴注》《素问发微》《类经》均改作"少阴"，似是。

③ 借借：借，通"藉"。藉藉者，杂乱众多也。

④ 度（duó夺）：揣度，推测。

⑤ 阴阳气尽人病自具：张介宾注："凡此十度者，人身阴阳之理尽之矣，故人之疾病，亦无不具见于此。"

阳^①。脉脱不具，诊无常行。诊必上下，度民君卿。受师不卒，使术不明。不察逆从，是为妄行。持雌失雄，弃阴附阳。不知并合，诊故不明。传之后世，反论自章^②。

至阴虚，天气绝；至阳盛，地气不足。阴阳并交，至人之所行。阴阳并交者，阳气先至，阴气后至。是以圣人持诊之道，先后阴阳而持之，《奇恒》之势乃六十首，诊合微之事，追阴阳之变，章五中之情，其中之论，取虚实之要，定五度之事，知此乃足以诊。是以切阴不得阳，诊消亡^③；得阳不得阴，守学不湛；知左不知右，知右不知左，知上不知下，知先不知后，故治不久。知丑知善，知病知不病，知高知下，知坐知起，知行知止，用之有纪，诊道乃具，万世不殆。起

---

① 散阴颇阳：指阴阳散乱而偏颇。颇，偏也。

② 反论自章：谬误之论自然显露。章，通"彰"，显也。

③ 诊消亡：按下文有"诊道乃具"之语，则此当作"诊道消亡"，疑脱"道"字。

所有余，知所不足，度事上下，脉事因格①。是以形弱气虚死；形气有余脉气不足死；脉气有余形气不足生。是以诊有大方，坐起有常，出入有行，以转神明，必清必净，上观下观，司八正邪，别五中部，按脉动静，循尺滑涩，寒温之意，视其大小②，合之病能③，逆从以得，复知病名，诊可十全，不失人情。故诊之或视息视意，故不失条理，道甚明察，故能长久。不知此道，失经绝理，亡言妄期④，此谓失道。

解精微论篇第八十一

黄帝在明堂，雷公请曰：臣授业传之，行教以经论，《从容》《形法》《阴阳》《刺灸》《汤液》

---

① 脉事因格：因穷究事理而获取脉象。格，格物致知，穷究事理也。

② 大小：指大小便。吴崑注："大小，二便也。"

③ 病能：即病态。能，音义同"态"。

④ 亡言妄期：《素问吴注》"亡"作"妄"。按文义，似亡、妄二字似互倒，谓妄言死生之期也。

《药滋》^①，行治有贤不肖，未必能十全。若先言悲
哀喜怒，燥湿寒暑，阴阳妇女，请问其所以然者。
卑贱富贵，人之形体所从，群下通使，临事以适
道术，谨闻命矣。请问有虇愚仆漏之问^②，不在
《经》者，欲闻其状。帝曰：大矣。

公^③请问：哭泣而泪不出者，若出而少涕，其
故何也？帝曰：在《经》有也。复问：不知水所
从生，涕所从出也。帝曰：若问此者，无益于治

---

① 汤液药滋：原作"汤药所滋"，据《太素·水论》改。刘衡
如云："从容、形法、阴阳、刺灸，皆古经篇名。《甲乙经·序》
云：伊尹以亚圣之才，撰用《神农本草》以为《汤液》。《汉
书·艺文志》载《汤液经法》三十二卷，未著撰人。《淮南·修
务训》言：神农尝百草之滋味，水泉之甘苦。药滋犹言药味。
此文《汤液》既是医经之一种，则《药滋》亦似是本草之一种，
如《雷公药对》《桐君药录》之类。"今从之。

② 虇（chán 谗）愚朴漏之问：朴，原作"仆"，新校正云：
"按全元起本仆作朴。"《素问吴注》亦改"朴"，故据改。此指
愚昧简陋之问题，乃雷公谦辞。虇，轻微，简单。愚，愚昧。
朴，朴拙。漏，通"陋"，浅陋。

③ 公：此前似脱"雷"字。

也，工之所知，道之所生^①也。夫心者，五脏之专精也，目者其窍也，华色者其荣也，是以人有德^②也，则气和于目；有亡，忧知于色。是以悲哀则泣下，泣下水所由生。水宗者积水也，积水者至阴也，至阴者肾之精也。宗精之水所以不出者，是精持之也，辅之裹之，故水不行也。夫水之精为志，火之精为神，水火相感，神志俱悲，是以目之水生也。故谚言曰：心悲名曰志悲，志与心精共凑于目也。是以俱悲，则神气传于心，精上不传于志而志独悲^③，故泣出也。泣涕^④者脑也，脑者阴^⑤也，髓者骨之充也，故脑渗为涕。志者骨之

---

① 生：《素问吴注》《素问发微》《素问直解》均改作"在"，义胜。

② 德：《太素·水论》作"得"，似是。

③ 则神气传于心……志独悲：《素问吴注》改作"则神气上传于心精，下传于肾志，心志俱悲"。《素问释义》以为十六字为衍文。

④ 泣涕：《素问吴注》作"泣而出涕"。《素问释义》以为"泣"字衍。

⑤ 阴：新校正云："按全元起本及《甲乙经》《太素》阴作阳。"今本《甲乙经》卷十二第一、《太素·水论》均同新校正。

主也，是以水流而涕从之者，其行类①也。夫涕之
与泣者，譬如人之兄弟，急则俱死，生则俱生②，
其志以早悲，是以涕泣俱出而横行也。夫人涕泣
俱出而相从者，所属之类也。

　　雷公曰：大矣。请问人哭泣而泪不出者，若
出而少，涕不从之何也？帝曰：夫泣不出者，哭
不悲也。不泣者，神不慈也。神不慈则志不悲，
阴阳相持，泣安能独来？夫志悲者惋，惋则冲
阴③，冲阴则志去目，志去目④则神不守精，精神
去目，涕泣出也。且子独不诵不念夫经言乎？厥
则目无所见。夫人厥则阳气并于上，阴气并于下。
阳并于上则火独光也；阴并于下则足寒，足寒则

----

　　①　行类：行类者，同类也。

　　②　生则俱生：《太素·水论》作"出则俱亡"。

　　③　志悲者惋（wǎn碗）惋则冲阴：吴崑注："惋，凄惨意气也。
冲阴，逆行于脑也。"

　　④　目：原脱，据《太素·水论》及前文例补。

胀也。夫一水不胜五火[①]，故目盲[②]。是以冲风，泣下而不止。夫风之中目也，阳气内守于精，是火气燔目，故见风则泣下也。有以比之，夫火疾风生乃能雨，此之类也。

　　家大人未供奉内药院时，见从德少喜医方术，为语曰：世无长桑君指授，不得饮上池水，尽见人五脏，必从黄帝之脉书、五色诊候，始知逆顺阴阳，按奇络活人，不然者，虽圣儒无所从精也。今世所传《内经素问》，即黄帝之脉书，广衍于秦越人、阳庆、淳于意诸长老，其文遂似汉人语，而旨意所从来远矣。客岁以试事北上，问视之暇，遂以宋刻善本见授曰：广其传非细事也，汝图之。从德窃惟吴儒者王光菴宾，尝学《内经素问》于戴元礼，可一年所，即治病辄验，晚岁以其学授盛启东、韩叔阳，后被荐文皇帝，召对称旨，俱留御药院供御，

————

　　① 五火：《太素·水论》作"两火"。张介宾注："一水，目之精也。五火，即五脏之厥阳并于上者也。"
　　② 目盲：原作"目眦盲"，"眦"字在此无义，故据《甲乙经》卷十二第一及《素问吴注》删之。

一日入见便殿，上语次偶及白沟之胜，为识长
蛇阵耳。启东以天命对，是不但慷慨敢言，抑
学术之正见于天人之际亦微矣。秦太医令所谓
上医医国，殆如此耶。故吴中多上医，实出原
礼，为上古自来之正派，以从授是书也。家大
人仰副今上仁寿天下之意甚切，亟欲广其佳本，
公暇校雠，至忘寝食，予小子敢遂翻刻以见承
训之私云。

嘉靖庚戌秋八月既望武陵顾从德谨识

附：黄帝内经素问遗篇

刺法论篇第七十二

　　黄帝问曰：升降①不前，气交有变，即成暴郁，余已知之。如何预救生灵，可得却乎？岐伯稽首再拜对曰：昭乎哉问！臣闻夫子言，既明天元②，须从《刺法》③，可以折郁扶运，补弱全真，泻盛蠲余，令除斯苦。帝曰：愿卒闻之。岐伯

---

　　① 升降：指运气中的六气，随年支的变化而变动，其左右间气有升有降。即旧岁在泉之右间，升为新岁司天之左间；旧岁司天之右间，降为新岁在泉之左间。

　　② 天元：指天地六元之气。义详《六元正纪大论》。

　　③ 刺法：原作"法刺"，《素问发微》《类经》均改为"《刺法》"，与篇名合，故从改。

曰：升之不前，即有甚凶也。木欲升而天柱①窒抑之，木欲发郁亦须待时，当刺足厥阴之井。火欲升而天蓬窒抑之，火欲发郁亦须待时，君火相火同刺包络之荥。土欲升而天冲窒抑之，土欲发郁亦须待时，当刺足太阴之俞。金欲升而天英窒抑之，金欲发郁亦须待时，当刺手太阴之经。水欲升而天芮窒抑之，水欲发郁亦须待时，当刺足少阴之合。

帝曰：升之不前，可以预备，愿闻其降，可以先防。岐伯曰：既明其升，必达其降也。升降之道，皆可先治也。木欲降而地晶窒抑之，降而不入，抑之郁发，散而可得位，降而郁发，暴如天间之待时也，降而不下，郁可速矣，降可折其所胜也，当刺手太阴之所出，刺手阳明之所入。火欲降

---

① 天柱：五星别名之一。《类经图翼·天地五星图》云："五星之在天地，名号各有不同。木星在天曰天冲，在地曰地苍。火星在天曰天英，在地曰地彤。土星在天曰天芮，在地曰地阜。金星在天曰天柱，在地曰地晶。水星在天曰天蓬，在地曰地玄。以分主东南西北中，而土则寄位西南也。"本文所说五星之名，有时分别代指五运之气。

而地玄窒抑之，降而不入，抑之郁发，散而可入①，当折其所胜，可散其郁，当刺足少阴之所出，刺足太阳之所入。土欲降而地苍窒抑之，降而不下，抑之郁发，散而可入，当折其胜，可散其郁，当刺足厥阴之所出，刺足少阳之所入。金欲降而地彤窒抑之，降而不下，抑之郁发，散而可入，当折其胜，可散其郁，当刺心包络所出，刺手少阳所入也。水欲降而地阜窒抑之，降而不下，抑之郁发，散而可入，当折其胜②，可散其郁，当刺足太阴之所出，刺足阳明之所入。

帝曰：五运之至有前后，与升降往来，有所承抑之，可得闻乎刺法？岐伯曰：当取其化源也。是故太过取之，不及资之。太过取之，次抑其郁，取其运之化源，令折郁气。不及资之③，以扶运气，以

---

① 入：原作"矣"，据金刻本及以下文例改。

② 胜：原作"土"，据以上文例改。

③ 资之：原作"扶资"，据上文例改。

避虚邪也①。

黄帝问曰：升降之刺，以知其要，愿闻司天未得迁正，使司化之失其常政，即万化之或其皆妄。然与民为病，可得先除，欲济群生，愿闻其说。岐伯稽首再拜曰：悉乎哉问！言其至理，圣念慈悯，欲济群生，臣乃尽陈斯道，可申洞微。太阳复布，即厥阴不迁正，不迁正气塞于上，当泻足厥阴之所流②。厥阴复布，少阴不迁正，不迁正即气塞于上，当刺心包络脉之所流。少阴复布，太阴不迁正，不迁正即气留于上，当刺足太阴之所流。太阴复布，少阳不迁正，不迁正则气塞未通，当刺手少阳之所流。少阳复布，则阳明不迁正，不迁正则气未通上，当刺手太阴之所流。阳明复布，太阳不迁正，不迁正则复塞其气，当刺足少阴之所流。

---

① 也：此后原有"资取之法令出《密语》"8字。《内经评文》以为衍文。按《密语》即《玄珠密语》，王冰所著，不应误入正文，故据删。

② 所流：流，通"溜"，即荥穴。《灵枢·九针十二原》云："所溜为荥。"

帝曰：迁正不前，以①通其要，愿闻不退，欲折其余，无令过失，可得明乎？岐伯曰：气过有余，复作布政，是名不退位也。使地气不得后化，新司天未可迁正，故复布化令如故也。巳亥之岁，天数有余，故厥阴不退位也，风行于上，木化布天，当刺足厥阴之所入。子午之岁，天数有余，故少阴不退位也，热行于上，火余化布天，当刺手厥阴之所入。丑未之岁，天数有余，故太阴不退位也，湿行于上，雨化布天，当刺足太阴之所入。寅申之岁，天数有余，故少阳不退位也，热行于上，火化布天，当刺手少阳之所入。卯酉之岁，天数有余，故阳明不退位也，金行于上，燥化布天，当刺手太阴之所入。辰戌之岁，天数有余，故太阳不退位也，寒行于上，凛水化布天，当刺足少阴之所入。故天地气逆，化成民病，以法刺之，预可平疴。

黄帝问曰：刚柔二干②，失守其位，使天运之

①　以：通"已"。
②　刚柔二干：在十天干中，单数者为阳，为刚干，即甲、丙、戊、庚、壬；双数者为阴，为柔干，即乙、丁、己、辛、癸。

气皆虚乎？与民为病可得平乎？岐伯曰：深乎哉问！明其奥旨，天地迭移，三年化疫，是谓根之可见，必有逃门。

假令甲子，刚柔失守，刚未正，柔孤而有亏 ①，时序不令，即音律非从 ②，如此三年，变大疫也。详其微甚，察其浅深，欲至而可刺，刺之当先补肾俞，次三日可刺足太阴之所注 ③。又有下位己卯不至，而甲子孤立者，次三年作土疠，其法补泻，一如甲子同法也。其刺以毕，又不须夜行及远行，令七日洁，清净斋戒。所有自来肾有久病者，可以寅时面向南，净神不乱思，闭气不息七遍，以引颈咽气顺之，如咽甚硬物，如此七遍后，饵舌下津令无数。

假令丙寅，刚柔失守，上刚干失守，下柔不可独主之，中水运非太过，不可执法而定之。布

----

① 刚未正柔孤而有亏：指上刚之甲子未正于司天之位，则下柔之己卯虽居在泉之位，亦必孤立而有所亏。

② 音律非从：此指运气刚柔失调，阴阳错乱。音律分阴阳，故以代指运气之阴阳。详见后"律吕"注。

③ 所注：即俞穴。《灵枢·九针十二原》云："所注为俞。"

天有余，而失守上正，天地不合，即律吕①音异，如此即天运失序，后三年变疫。详其微甚，差有大小，徐至即后三年，至甚即首三年，当先补心俞，次五日可刺肾之所入。又有下位地甲子，辛巳柔不附刚，亦名失守，即地运皆虚，后三年变水疠，即刺法皆如此矣。其刺如毕，慎其大喜欲情于中，如不忌，即其气复散也，令静七日，心欲实，令少思。

假令庚辰，刚柔失守，上位失守，下位无合，乙庚金运，故非相招，布天未退，中运胜来，上下相错，谓之失守，姑洗林钟，商音不应也，如此则天运化易，三年变大疫。详其天数，差有微

---

① 律吕：即声律。其分阴阳，阳者为律，阴者为吕。《类经附翼·律原》云："律乃天地之正气，人之中声也。律由声出，音以声生。《礼》曰：声成文谓之音，音之数五，律之数六。分阴分阳，则音以宫、商、角、徵、羽分为太少而为十，故音以应日。律以黄钟、太簇、姑洗、蕤宾、夷则、无射为阳，是为六律；林钟、南吕、应钟、大吕、夹钟、仲吕为阴，是为六吕。合而言之，是为十二律。"

甚，微即微，三①年至，甚即甚，三②年至，当先补肝俞，次三日可刺肺之所行③。刺毕，可静神七日，慎勿大怒，怒必真气却散之。又或在下地甲子乙未失守者，即乙柔干，即上庚独治之，亦名失守者，即天运孤主之，三年变疠，名曰金疠，其至待时也，详其地数之等差，亦推其微甚，可知迟速尔。诸位乙庚失守，刺法同。肝欲平，即勿怒。

假令壬午，刚柔失守，上壬未迁正，下丁独然，即虽阳年，亏及不同，上下失守，相招其有期，差之微甚，各有其数也，律吕二角，失而不和，同音有日，微甚如见，三年大疫，当刺脾之俞，次三日可刺肝之所出也。刺毕，静神七日，勿大醉歌乐，其气复散，又勿饱食，勿食生物，欲令脾实，气无滞饱，无久坐，食无太酸，无食一切生物，宜甘宜淡。又或地下甲子丁酉失守其位，未得

---

① 三：此前据文例疑脱"后"字。
② 三：此前据文例疑脱"首"字。
③ 所行：即经穴。《灵枢·九针十二原》云："所行为经。"

中司，即气不当位，下不与壬奉合者，亦名失守，非名合德，故柔不附刚，即地运不合，三年变疬，其刺法一如木疫之法。

假令戊申，刚柔失守，戊癸虽火运，阳年不太过也，上失其刚，柔地独主，其气不正，故有邪干，迭移其位，差有浅深，欲至将合，音律先同，如此天运失时，三年之中，火疫至矣，当刺肺之俞。刺毕，静神七日，勿大悲伤也，悲伤即肺动，而真气复散也，人欲实肺者，要在息气[①]也。又或地下甲子癸亥失守者，即柔失守位也，即上失其刚也，即亦名戊癸不相合德者也，即运与地虚，后三年变疬，即名火疬。

是故立地五年，以明失守，以穷刺法[②]，于是疫之与疬，即是上下刚柔之名也，穷归一体也，即刺疫法，只有五法，即总其诸位失守，故只归五行而统之也。

---

① 息气：张介宾注："肺主气，息气乃可以补肺，即闭气存神之道。"

② 刺法：原作"法刺"，据篇名及上下文例改。

黄帝曰：余闻五疫之至，皆相染易，无问大小，病状相似，不施救疗，如何可得不相移易者？岐伯曰：不相染者，正气存内，邪不可干，避其毒气。天牝[①]从来，复得其往，气出于脑，即不邪干。气出于脑，即室先想心如日。欲将入于疫室，先想青气自肝而出，左行于东，化作林木。次想白气自肺而出，右行于西，化作戈甲。次想赤气自心而出，南行于上，化作焰明。次想黑气自肾而出，北行于下，化作水。次想黄气自脾而出，存于中央，化作土。五气护身之毕，以想头上如北斗之煌煌，然后可入于疫室。

又一法，于春分之日，日未出而吐之[②]。又一法，于雨水日后，三浴以药泄汗。又一法，小金丹方：辰砂二两，水磨雄黄一两，叶子雌黄一两，紫金半两，同入合中，外固了，地一尺筑地

---

① 天牝：马莳注："天牝者，鼻也。"
② 吐之：原注："用远志去心，以水煎之，饮二盏吐之，不疫者也。"

实①，不用炉，不须药制，用火②二十斤煅之也，七日终，候冷七日取，次日出合子，埋药地中七日，取出顺日研之三日，炼白沙蜜为丸，如梧桐子大。每日望东吸日华气一口，冰水下一丸，和气咽之。服十粒，无疫干也。

黄帝问曰：人虚即神游失守位，使鬼神外干，是致夭亡，何以全真？愿闻刺法。岐伯稽首再拜曰：昭乎哉问！谓神移失守，虽在其体，然不致死，或有邪干，故令夭寿。只如厥阴失守，天以虚，人气肝虚，感天重虚，即魂游于上，邪干厥大气③，身温犹可刺之，刺其足少阳之所过④，次刺肝之俞。人病心虚，又遇君相二火司天失守，感而三

① 地实：《素问直解》等改作"地宾"。高士宗注："地宾，地穴也。"

② 火：此代指木炭。

③ 邪干厥大气：指邪气侵犯则大气厥逆。

④ 所过：即原穴，为脏腑原气经过和留止的部位。

虚^①，遇火不及，黑尸鬼^②犯之，令人暴亡，可刺手少阳之所过，复刺心俞。人脾病，又遇太阴司天失守，感而三虚，又遇土不及，青尸鬼邪犯之于人，令人暴亡，可刺足阳明之所过，复刺脾之俞。人肺病，遇阳明司天失守，感而三虚，又遇金不及，有赤尸鬼干人，令人暴亡，可刺手阳明之所过，复刺肺俞。人肾病，又遇太阳司天失守，感而三虚，又遇水运不及之年，有黄尸鬼干犯人正气，吸人神魂，致暴亡，可刺足太阳之所过，复刺肾俞。

黄帝问曰：十二脏之相使，神失位，使神彩之不圆，恐邪干犯，治之可刺，愿闻其要。岐伯稽首再拜曰：悉乎哉！问至理，道真宗，此非圣帝，焉究斯源。是谓气神合道^③，契符上天。心者，君

---

① 三虚：马莳注："此人气、天气同虚也，又遇惊而夺精，汗出于心，因而三虚。"

② 黑尸鬼：尸鬼，代指疫疠邪气。以患者死后其病气犹可传染他人，故名"尸鬼"。黑尸鬼即水疫之气。后仿此。

③ 气神合道：指人之气与神合于天地运行之理。原注云："人气动合司天，神气相合由乎盛衰也。"

主之官，神明出焉，可刺手少阴之源①。肺者，相傅之官，治节出焉，可刺手太阴之源。肝者，将军之官，谋虑出焉，可刺足厥阴之源。胆者，中正之官，决断出焉，可刺足少阳之源。膻中者，臣使之官，喜乐出焉，可刺心包络所流。脾为谏议之官，知周出焉②，可刺脾之源。胃为仓廪之官，五味出焉，可刺胃之源。大肠者，传道之官，变化出焉，可刺大肠之源。小肠者，受盛之官，化物出焉，可刺小肠之源。肾者，作强之官，伎巧出焉，刺其肾之源。三焦者，决渎之官，水道出焉，刺三焦之源。膀胱者，州都之官，精液③藏焉，气化则能出矣，刺膀胱之源。凡此十二官者，不得相失也。是故《刺法》有全神养真之旨，亦法有修真之道，非治疾也，故要修养和神也。道贵常存，补神固根，精气不散，神守不分，然即

---

① 源：源，通"原"。即前文所云"经脉之所过"。

② 脾为谏议之官，知周出焉：按本经《灵兰秘典论》无此条。

③ 精液：《灵兰秘典论》作"津液"。

神守而虽①不去，亦能全真。人神不守，非达至真。至真之要，在乎天玄②，神守天息③，复入本元，命曰归宗。

本病论篇第七十三

黄帝问曰：天元九窒，余已知之，愿闻气交，何名失守？岐伯曰：谓其上下升降，迁正退位，各有经论，上下各有不前，故名失守也。是故气交失易位，气交乃变，变易非常，即四时失序，万化不安，变民病也。

帝曰：升降不前，愿闻其故，气交有变，何

---

① 虽：通"惟"。《淮南子·精神训》："且惟无我而物不备者乎。"注："惟与虽同。"

② 天玄：原注："人在母腹，先通天玄之息，是谓玄牝，名曰谷神之门。"《老子》云："谷神不死，是谓玄牝，玄牝之门，是谓天地根。"河上公注："玄，天也。于人为鼻；牝，地也，于人为口。"据此，则天玄似指口鼻呼吸之精气。

③ 天息：胎息也。原注："人能忘嗜欲，定喜怒，又所动随天玄牝之息，绝其想念，如在母腹中之时，命曰返天息。"

以明知？岐伯曰：昭乎哉问①！明乎道矣。气交有变，是为天地机，但欲降而不得降者，地窒刑之。又有五运太过，而先天而至者，即交不前，但欲升而不得其升，中运抑之；但欲降而不得其降，中运抑之。于是有升之不前，降之不下者；有降之不下，升而至天者；有升降俱不前。作如此之分别，即气交之变，变之有异，常各各不同，灾有微甚者也。

帝曰：愿闻气交遇会胜抑之由，变成民病，轻重何如？岐伯曰：胜相会，抑伏使然。是故辰戌之岁，木气升之，主逢天柱，胜而不前。又遇庚戌，金运先天，中运胜之，忽然不前。木欲②升天，金乃抑之，升而不前，即清生风少，肃杀于春，露霜复降，草木乃萎，民病温疫早发，咽嗌乃干，两胁满③，肢节皆痛。久而化郁，即大风摧拉，折陨鸣紊，民病卒中偏痹，手足不仁。

---

① 哉问：原作"问哉"，据金刻本及前文例乙正。

② 欲：原作"运"，故据后文例改。

③ 两胁满：原作"四肢满"，据金刻本改。

是故巳亥之岁，君火升天，主室天蓬，胜之不前。又厥阴未迁正，则少阴未得升天，水运以至其中者。君火欲升，而中水运抑之，升之不前，即清寒复作，冷生旦暮。民病伏阳，而内生烦热，心神惊悸，寒热间作。日久成郁，即暴热乃至，赤风肿翳，化疫，温疠暖作①，赤气彰而化火疫，皆烦而躁渴，渴甚治之，以泄之可止。

是故子午之岁，太阴升天，主室天冲，胜之不前。又或遇壬子，木运先天而至者，中木运②抑之也。升天不前，即风埃四起，时举埃昏，雨湿不化。民病风厥涎潮，偏痹不随，胀满。久而伏郁，即黄埃化疫也，民病夭亡，脸肢胕③，黄疸满闭④，湿令弗布，雨化乃微。

是故丑未之年，少阳升天，主室天蓬，胜之

---

① 温疠暖作：指温疠在气候温暖时发生。原注："至天作左间日乃作。"

② 运：原作"遇"，形近致误，据金刻本、《素问发微》及前后文例改。

③ 胕：原作"府"，义晦，据《内经评文》改。胕，浮肿也。

④ 满闭：指腹部胀满，二便闭涩。

不前。又或遇太阴未迁正者，即少阳未升天也，水运以至者。升天不前，即寒氛反布，凛洌如冬，水复涸，冰再结，暄暖乍作，冷复布之，寒暄不时。民病伏阳在内，烦热生中，心神惊骇，寒热间争。以久成郁^①，即暴热乃生，赤风气肿翳^②，化成郁疠^③，乃化作伏热内烦，痹而生厥，甚则血溢。

是故寅申之年，阳明升天，主窒天英，胜之不前。又或遇戊申戊寅，火运先天而至。金欲升天，火运抑之，升之不前，即时雨不降，西风数举，咸卤燥生^④。民病上热，喘嗽血溢。久而化郁，即白埃翳雾，清生杀气，民病胁满悲伤，寒鼽嚏嗌干，手拆皮肤燥。

是故卯酉之年，太阳升天，主窒天芮，胜之不前。又遇阳明未迁正者，即太阳未升天也，土

---

① 以久成郁：原作"以成久郁"，据金刻本、道藏本改。以，通"已"。

② 肿翳：原作"瞳翳"，据《素问发微》及前"巳亥之岁"文例改。

③ 郁疠：《素问直解》改作"疫疠"。据前文例，似是。

④ 咸卤燥生：原注："地咸卤生，白见硝而燥生也。"

运以至。水欲升天，土运抑之，升之不前，即湿而热蒸，寒生两间①。民病厥逆而哕，热生于内，气痹于外，足胫酸疼，反生心悸懊热，暴烦而复厥。

黄帝曰：升之不前，余已尽知其旨，愿闻降之不下，可得明乎？岐伯曰：悉乎哉问！是之谓天地微旨，可以尽陈斯道，所谓升已必降也。至天三年，次岁必降，降而入地，始为左间也。如此升降往来，命之六纪者矣。是故丑未之岁，厥阴降地，主窒地晶，胜而不前。又或遇少阴未退位，即厥阴未降下，金运以至中。金运承之，降之未下，抑之变郁，木欲降下，金承之，降而不下，苍埃远见，白气承之，风举埃昏，清燥②行杀，霜露复下，肃杀布令。久而不降，抑之化郁，即作风燥相伏，暄而反清，草木萌动，杀霜乃下，蛰虫未见，惧清伤脏。

---

① 两间：此指天地之间。又道藏本及《素问发微》《素问直解》均作"雨间"。

② 燥：原作"躁"，《素问发微》《素问直解》均改作"燥"，为是，故从改。下"风躁"同改。

　　是故寅申之岁，少阴降地，主窒地玄，胜之不入。又或遇丙申丙寅，水运太过，先天而至。君火欲降，水运承之，降而①不下，即彤云才见，黑气反生，暄暖如舒，寒常布雪，凛冽复作，天云惨凄。久而不降，伏之化郁，寒胜复热，赤风化疫，民病面赤心烦，头痛目眩也，赤气彰而温病欲作也。

　　是故卯酉之岁，太阴降地，主窒地苍，胜之不入。又或少阳未退位者，即太阴未得降也，或木运以至。木运承之，降而不下，即黄云见而青霞彰，郁蒸作而大风，雾翳埃胜，折损乃作。久而不降也，伏之化郁，天埃黄气，地布湿蒸，民病四肢不举，昏眩肢节痛，腹满填臆。

　　是故辰戌之岁，少阳降地，主窒地玄，胜之不入。又或遇水运太过，先天而至也。水运承之，降而不下，即彤云才见，黑气反生，暄暖欲生，冷气卒至，甚即冰雹也。久而不降，伏之化郁，冷气复热，赤风化疫，民病面赤心烦，头痛目眩

———————

　　① 降而：原作"水降"，据金刻本及《素问发微》《类经》改。

也，赤气彰而热病欲作也。

是故巳亥之岁，阳明降地，主窒地肜，胜而不入。又或遇太阳①未退位，即阳明②未得降，即火运以至之。火运承之，降而③不下，即天清而肃，赤气乃彰，暄热反作，民皆昏倦，夜卧不安，咽干引饮，懊热内烦，大清朝暮，暄还复作④。久而不降，伏之化郁，天清薄寒，远生白气，民病掉眩，手足直而不仁，两胁作痛，满目晀晀。

是故子午之年，太阳降地，主窒地阜胜之，降而不入。又或遇土运太过，先天而至。土运承之，降而不下⑤，即天彰黑气，暝暗凄惨，才施黄埃而布湿，寒化令气，蒸湿复令。久而不降，伏之化郁，民病大厥，四肢重怠，阴萎少力，天布

----

① 太阳：原作"太阴"，于义不合，据《类经》改。

② 阳明：原作"少阳"，于义不合，据《素问发微》《类经》《素问直解》改。

③ 降而：此二字原无，据前后文例补。

④ 大清朝暮暄还复作：大，原作"天"，据金刻本、道藏本及《素问发微》《类经》改。此言大凉之气见于早晚，而温热之气又复发作。

⑤ 下：原作"入"，据金刻本及前后文例改。

沉阴，蒸湿间作。

帝曰：升降不前，晰知其宗，愿闻迁正，可得明乎？岐伯曰：正司中位，是谓迁正位。司天不得其迁正者，即前司天以过交司之日①，即遇司天太过有余日也，即仍旧治天数，新司天未得迁正也。厥阴不迁正，即风暄不时，花卉萎瘁，民病淋溲，目系转，转筋喜怒，小便赤。风欲令而寒由不去，温暄不正，春正失时。少阴不迁正，即冷气不退，春冷后②寒，暄暖不时，民病寒热，四肢烦痛，腰脊强直。木气虽有余，位不过于君火也。太阴不迁正，即云雨失令，万物枯焦，当生不发，民病手足肢节肿满，大腹水肿，填臆不食，飧泄胁满，四肢不举。雨化欲令，热犹治之，温煦于气，亢而不泽。少阳不迁正，即炎灼弗令，苗莠不荣，酷暑于秋，肃杀晚至，霜露不时，民病痎疟骨热，心悸惊骇，甚时血溢。阳明不迁正，则暑化于前，肃杀于后，草木反荣，民病寒热鼽嚏，皮毛折，爪甲枯

----

① 交司之日：张介宾注："新旧之交，大寒日也。"
② 后：金刻本作"复"。

焦，甚则喘嗽息高，悲伤不乐。热化乃布，燥化未令，即清劲未行，肺金复病。太阳不迁正，即冬清反寒，易令于春，杀霜在前，寒冰于后，阳光复治，凛冽不作，氛云待时，民病温疠至，喉闭嗌干，烦燥而渴，喘息而有音也。寒化待燥，犹治天气，过失序，与民作灾。

黄帝曰：迁正早晚，以命其旨，愿闻退位，可得明哉？岐伯曰：所谓不退者，即天数未终，即天数有余，名曰复布政，故名曰再治天也，即天令如故而不退位也。厥阴不退位，即大风早举，时雨不降，湿令不化，民病温疫，疵废①风生，皆②肢节痛，头目痛，伏热内烦，咽喉干引饮。少阴不退位，即温生春冬，蛰虫早至，草木发生，民病膈热咽干，血溢惊骇，小便赤涩，丹瘤疹疮疡留毒。太阴不退位，而且③寒暑不时，埃昏布作，湿令不去，民病四肢少力，食饮不下，泄注淋满，足胫寒，阴

---

① 疵废：张介宾注："疵，黑斑也。废，体偏废也。"

② 皆：此前原有"民病"二字，与前重出，今据《素问直解》删之。

③ 且：原作"取"，义晦，据《素问直解》改。

萎闭塞，失溺小便数。少阳不退位，即热生于春，暑乃后化，冬温不冻，流水不冰，蛰虫出见，民病少气，寒热更作，便血上热，小腹坚满，小便赤沃，甚则血溢。阳明不退位，即春生清冷，草木晚荣，寒热间作，民病呕吐暴注，食饮不下，大便干燥，四肢不举，目瞑掉眩。太阳不退位，即春寒复作，冰雹乃降，沉阴昏翳，二之气寒犹不去，民病痹厥，阴痿失溺，腰膝皆痛，温疠晚发①。

帝曰：天岁早晚，余以知之，愿闻地数，可得闻乎？岐伯曰：地下迁正升天②及退位不前之法，即地土产化，万物失时之化也。

帝曰：余闻天地二甲子③，十干十二支，上下经纬天地，数有迭移，失守其位，可得昭乎？岐

---

① 太阳不退位……温疠晚发：此四十一字原脱，据金刻本补。

② 地下迁正升天：金刻本、道藏本及《素问发微》《素问直解》均无"天"字。张介宾注："天气三，地气亦三。地之三者，左间当迁正，右间当升天，在泉当退位也。若地数不前而失其正，即应于地土之产化。"

③ 天地二甲子：张介宾注："言刚正于上，则柔合于下，柔正于上，则刚合于下。如上甲则下己，上己则下甲，故曰二甲子。"

伯曰：失之迭位者，谓虽得岁正，未得正位之司，
即四时不节，即生大疫①。

假令甲子阳年，土运太窒，如癸亥天数有余
者，年虽交得甲子，厥阴犹尚治天，地已迁正，
阳明在泉，去岁少阳以作右间，即厥阴之地阳明，
故不相和奉者也。癸己相会，土运太过②，虚反受
木胜，故非太过也，何以言土运太过③，况黄钟不
应太窒④，木既胜而金还复，金既复而少阴如至，
即木胜如火而金复微，如此则甲己失守，后三年
化成土疫，晚至丁卯，早至丙寅，土疫至也。大

---

① 疫：此后原有"注：《玄珠密语》云：阳年三十年，除六
年天刑，计有太过二十四年，除此六年，皆作太过之用，令不
然之旨。今言迭支迭位，皆可作其不及也"五十二字，文义与
正文难合，今本《玄珠密语》亦无此文，当为后人注语混入正
文。《内经评文》云："此数语上明有注字以冠之，即前篇资取
之法，今出《密语》，亦注文也。《玄珠密语》乃王冰所撰，二
篇固伪托，亦何至以此语入黄帝口中，是可知注者之陋极矣。"
今据删。

② 土运太过：《素问直解》删"过"字，连下句读，义胜。

③ 何以言土运太过：《素问直解》删此七字，文义顺承，似
是。

④ 太窒：《素问直解》改作"太宫"。

小善恶，推其天地，详乎太一①。又只如甲子年，如甲至子而合，应交司而治天，即下己卯未迁正，而戊寅少阳未退位者，亦甲己未合德也②，即土运非太过，而木乃乘虚而胜土也，金次又行复胜之，即反邪化也。阴阳天地殊异尔，故其大小善恶，一如天地之法旨也。

假令丙寅阳年太过，如乙丑天数有余者，虽交得丙寅，太阴尚治天也，地已迁正，厥阴司地，去岁太阳以作右间，即天太阴而地厥阴，故地不奉天化也。乙辛相会，水运太虚，反受土胜，故非太过，即太簇之管太羽不应。土胜而雨化，木③复即风，此者丙辛失守其会，后三年化成水疫，晚至己巳，早至戊辰，甚即速，微即徐，水疫至也，大小善恶，推其天地数及④太乙游宫。又只如

---

① 详乎太一：按《灵枢·九宫八风》中有"太一游宫"说。太一，亦作"太乙"。

② 未合德也：原作"下有合也"，与前文义相背，今据后文例改。

③ 木：原作"水"，形近致误，据金刻本、《类经》改。

④ 及：原作"乃"，形近致误，据金刻本及后文例改。

丙寅年，丙至寅且合，应交司而治天，即辛巳未
得迁正，而庚辰太阳未退位者，亦丙辛不合德也，
即水运亦小虚而小胜，或有复，后三年化疬，名
曰水疬，其状如水疫，治法如前①。

　　假令庚辰阳年太过，如己卯天数有余者，虽
交得庚辰年也，阳明犹尚治天，地已迁正，太阴
司地，去岁少阴以作右间，即天阳明而地太阴也，
故地不②奉天也。乙己相会，金运太虚，反受火
胜，故非太过也，即姑洗之管太商不应。火胜热
化，水复寒刑，此乙庚失守，其后三年化成金疫
也，速至壬午，徐至癸未，金疫至也，大小善恶，
推本年天数及太一也。又只如庚辰，如庚至辰，
且应交司而治天，即下乙未未得迁正者，即地甲
午少阴未退位者，且乙庚不合德也，即下乙未柔③
干失刚，亦金运小虚也，有小胜或无复，后三年
化疬，名曰金疬，其状如金疫也，治法如前。

---

　　①　治法如前：指前篇《刺法论》中所举治法。后同。

　　②　不：原作"下"，形近致误，据金刻本、《类经》改。

　　③　柔：原无，义不相协，据后文例补。

假令壬午阳年太过，如辛巳天数有余者，虽交得^①壬午年也，厥阴犹尚治天，地已迁正，阳明在泉，去岁丙申少阳以作右间，即天厥阴而地阳明，故地不奉天者也。丁辛相合会，木运太虚，反受金胜，故非太过也，即蕤宾之管太角不应。金行燥胜，火化热复^②，甚即速，微即徐。疫至大小善恶，推疫至之年天数及太一。又只如壬午，如^③壬至午，且应交司而治天^④，即下丁酉未得迁正者，即地下丙申少阳未得退位者，见丁壬不合德也。即丁柔干失刚，亦木运小虚也，有小胜小复，后三年化疠，名曰木疠，其状如风疫，治法如前。

假令戊申阳年太过，如丁未天数太过者，虽交得戊申年也，太阴犹尚治天，地已迁正，厥阴在泉，去岁壬戌太阳以退位作右间，即天丁未，地癸亥，故地不奉天化也。丁癸相会，火运太虚，

---

① 得：原作"后"，据金刻本及前后文例改。

② 复：此后疑脱"此丁壬不合德也，其后三年化成木疫也"二句。

③ 壬午如：此三字原脱，据金刻本及前后文例补。

④ 天：原作"之"，据前后文例改。

反受水胜，故非太过也，即夷则之管上太徵不应，此戊癸失守其会，后三年化疫也，速至庚戌，大小善恶，推疫至之年天数及太一。又只如戊申，如戊至申，且应交司而治天，即下癸亥未得迁正者，即地下壬戌太阳未退位者，见戊癸未合德也，即下癸柔干失刚，见火运小虚也，有小胜或无复也，后三年化疬，名曰火疬也，治法如前，治之法可寒之泄之。

黄帝曰：人气不足，天气如虚，人神失守，神光①不聚，邪鬼干人，致有夭亡，可得闻乎？岐伯曰：人之五脏，一脏不足，又会天虚，感邪之至也。人忧愁思虑即伤心，又或遇少阴司天，天数不及，太阴作接间至②，即谓天虚也，此即人气天气同虚也。又遇惊而夺精，汗出于心，因而三虚，神明失守。心为君主之官，神明出焉，神

---

① 神光：原注："神光，飞圆光也。"张介宾注："神光，神明也。"

② 太阴作接间至：张介宾注："少阴司天之年，太阴尚在左间，若少阴不足，则太阴作接者，未当至而至矣。"

失守位，即神游上丹田，在帝太一帝君泥丸宫^①下，神既失守，神光不聚，却遇火不及之岁，有黑尸鬼见之，令人暴亡。人饮食劳倦即伤脾，又或遇太阴司天，天数不及，即少阳作接间至，即谓天^②虚也，此即人气虚而天气虚也。又遇饮食饱甚，汗出于胃，醉饱行房，汗出于脾，因而三虚，脾神失守。脾为谏议之官，智周出焉，神既失守，神光失位而不聚也，却遇土不及之年，或己年或甲年失守，或太阴天虚，青尸鬼见之，令人卒亡^③。人久坐湿地，强力入水即伤肾^④，肾为作强之官，伎巧出焉，因而三虚，肾神失守，神志失位，神光不聚，却遇水不及之年，或辛不会符，或丙

---

① 太一帝君泥丸宫：金刻本、道藏本、《类经》"泥丸宫"均作"泥丸君"。原注："太一帝君在头曰泥丸君，总众神也。"按泥丸宫指脑言，以太一帝君居此，故称泥丸君。

② 天：原作"之"，据前后文例改。

③ 亡：此后当脱伤肺一条。张介宾云："独缺金虚伤肺赤尸鬼一证，必脱简也。"

④ 肾：此后按上下文例似脱人虚天虚等文，否则与下文三虚不合。张介宾云："诸脏皆言作接间至及汗出之由，惟此不言，必脱失也。"

年失守，或太阳司天虚，有黄尸鬼至见之，令人暴亡。人或恚怒，气逆上而不下，即伤肝也。又遇厥阴司天，天数不及，即少阴作接间至，是谓天虚也，此谓天虚人虚也。又遇疾走恐惧，汗出于肝，肝为将军之官，谋虑出焉，神位失守，神光不聚，又遇木不及年，或丁年不符，或壬年失守，或厥阴司天虚也，有白尸鬼见之，令人暴亡也。已上五失守者，天虚而人虚也，神游失守其位，即有五尸鬼干人，令人暴亡也，谓之曰尸厥。人犯五神易位，即神光不圆也，非但尸鬼，即一切邪犯者，皆是神失守位故也。此谓得守者生，失守者死，得神者昌，失神者亡。